Guide familial de l'homéopathie

Du même auteur

- *101 Conseils pour vous soigner par l'homéopathie* (guides Santé/Hachette ; Livre de poche)
- *L'homéopathie pour mes enfants* (Hachette ; Livre de poche)
- *Idées reçues sur l'homéopathie* (Hachette)
- *Le Grand Livre de l'homéopathie* (Les Créations du Pélican)
- CD-ROM, *Homéopathie,* Encyclopédie Hachette multimédia (Grolier Interactif, édition Pierre Winicki)

Conception graphique : François Lemaire

Photo de couverture : © Marjorie Lemaire/Option Photo

Relecture-correction : Chloé Chauveau

Mise en page : Créapass Paris

Dr ALAIN HORVILLEUR

Guide familial de l'homéopathie

HACHETTE

SOMMAIRE

PRÉFACE

Vingt ans après...

La première édition du *Guide familial de l'homéopathie* est parue en 1981. Qui aurait pu dire, à l'époque, que ce livre commençait une longue carrière ? Surtout pas l'auteur, malgré le soin apporté à sa rédaction. Sans doute pas l'éditeur pour qui c'était, après tout, un ouvrage parmi d'autres.

Ce sont les lecteurs qui en ont fait ce qu'il est : un succès de libraire, qui, d'édition en édition, évolue vers une présentation de plus en plus claire. Ce sont les lecteurs qui ont poussé l'éditeur à sans cesse le renouveler, afin qu'il reste au goût du jour. Il est impossible de dire s'il se vend à cause de la nécessité de mieux comprendre l'homéopathie, ou si c'est lui qui a créé, chez de nombreuses personnes, le besoin d'utiliser cette thérapeutique naturelle. Il est prudent et logique de penser que la poule et l'œuf sont nés en même temps...

Voici, en ce début du XXIe siècle, le *Guide familial de l'homéopathie* sous un nouvel habillage, avec quelques suppléments d'information et les indispensables corrections.

Il est conforme à l'éthique contemporaine qui veut que le patient soit responsable de sa santé, du moins dans son domaine de compétence. Nulle autre personne n'est à même d'appréhender ses symptômes « de l'intérieur ». Aucun professionnel de la santé ne peut connaître, par expérience directe, les médicaments homéopathiques qui répondent régulièrement à sa toux, à son mal de tête ou à des boutons récalcitrants. C'est ainsi qu'il est possible de traiter soi-même, sans risque, les petits maux de la vie de tous les jours.

D'un autre côté, c'est au médecin à prendre en charge, par la voie qui lui semble la plus appropriée, la maladie déclarée, la maladie chronique ou répétitive, le symptôme dans ses rapports avec la science médicale. Nul autre que le médecin ne peut avoir une connaissance extensive des médicaments à usage homéopathique, de leur mode d'action et de réaction, ainsi que des finesses de prescription liées à leur domaine propre.

La conjonction des deux compétences ne peut se faire qu'au sein d'une consultation. Je souhaite qu'au-delà des résultats qu'il peut engendrer, ce livre aide ses lecteurs à mieux préparer leur rencontre avec leur médecin et à amorcer avec lui un dialogue confiant et personnel.

Dr Alain Horvilleur, Octobre 2001.

COMMENT SE SERVIR DE CE LIVRE ?

J'ai rassemblé ici les renseignements indispensables au lecteur qui désire utiliser l'homéopathie avec un maximum de sécurité et d'efficacité.
Le *Guide familial de l'homéopathie* possède 1 000 rubriques ou entrées de rubriques, à consulter en fonction des besoins : quotidiens ou rares, personnels ou familiaux, par nécessité pratique ou curiosité intellectuelle.

COMMENT S'INITIER À L'HOMÉOPATHIE ?

Pour s'initier, lire d'abord les rubriques :
• Théorie homéopathique (p. 209)
• Médicament homéopathique (p. 140)
• Puis, éventuellement : Consultation homéopathique (p. 63), Histoire de l'homéopathie (p. 114), Maladie (p. 138), Ordonnance (p. 157), Symptôme (p. 201), Terrain (p. 205), Urgence en homéopathie (p. 220).
On pourra ensuite entrer dans une phase plus active, thérapeutique ou de réflexion.
Car ce « dictionnaire » permet non seulement de comprendre les principes généraux de l'homéopathie, mais également de savoir si une maladie donnée est, ou non, du ressort de l'homéopathie ; de déterminer si on peut la soigner soi-même ou s'il vaut mieux consulter ; enfin, on peut y apprendre les indications des principaux médicaments que l'on trouve sur les ordonnances des homéopathes.
Les médicaments homéopathiques
Ils sont indiqués en lettres majuscules.
Exemple : ABIES CANADENSIS
• Seuls les médicaments les plus courants (environ 200) sont étudiés ici.
• Si l'on hésite entre plusieurs médicaments, il est possible de les essayer successivement ou simultanément car il n'y a pas, en homéopathie, de médicament dangereux.
Le plus souvent on aura à exercer un choix en fonction des symptômes éprouvés. Les médicaments sont recommandés à une dilution (voir ce mot) moyenne, en principe la neuvième centésimale hahnemannienne, ou « 9 CH ».
Ces médicaments sont abordés selon un plan toujours identique.
D'abord la « ***substance de base*** », qui est désignée en clair.
Puis vient le paragraphe « ***Convient de préférence*** », qui donne les circonstances dans lesquelles on rencontre le plus souvent l'indication du médicament en question, ou le genre de personne qui y est sensible.
Les « ***symptômes les plus caractéristiques*** » sont ceux qui permettent au médecin homéopathe de penser au bon médicament.
Enfin, les « ***principaux usages***

cliniques » représentent une sorte de synthèse des cas rencontrés, une liste (non limitative) des maladies dans lesquelles le médicament est actif.
La quantité de médicament à prendre (généralement trois granules) et sa répétition sont toujours précisées.

PRINCIPES GÉNÉRAUX DE LA PRISE DES MÉDICAMENTS

• Verser les granules dans le bouchon-doseur puis les mettre dans la bouche, sans les toucher avec les doigts.
• Les laisser fondre sous la langue.
• Le dosage est le même pour le nourrisson, le grand enfant et l'adulte.
La durée du traitement est précisée dans la plupart des rubriques. Sinon, il y a lieu de cesser dès que la guérison est obtenue.
Si la guérison n'est pas rapide, il sera prudent de prendre l'avis d'un médecin homéopathe, spécialement lorsque la consultation est recommandée dans la rubrique.
Pour certaines maladies, il est même préférable de consulter d'emblée. On ne peut pas tout soigner soi-même. Le texte le spécifie alors nettement.
Même les maladies qui ne sont pas du domaine de l'homéopathie sont citées en tant que telles. Ainsi, le lecteur trouvera toujours une définition claire de l'attitude qu'il devra avoir.
Le présent guide est un conseiller à consulter systématiquement en cas d'ennui de santé. On acquerra ainsi des connaissances de base, une prudence dans la manière de se soigner, une indéfectible conviction de l'efficacité de la médecine homéopathique pour les maladies courantes. On saura réserver l'usage de la médecine classique et de la chirurgie aux cas où elles sont inégalables.
L'homéopathie est plus qu'une thérapeutique : c'est aussi un mode de penser qui nous rapproche de la nature — de notre nature.

Dr A.H.

Dictionnaire homéopathique familial

A

Abcès, furoncle

Bien qu'il y ait une différence entre un abcès (collection de pus dans une cavité naturelle ou provoquée) et un furoncle (cas particulier d'abcès de la peau dû au microbe « staphylocoque »), le traitement homéopathique sera le même.

Traitement général

Début d'abcès

- si la peau est rosée,
  APIS MELLIFICA 9 CH,
  trois granules trois fois par jour.
- si la peau est rouge,
  BELLADONNA 9 CH,
  trois granules trois fois par jour.

Abcès constitué

HEPAR SULFURIS CALCAREUM
3 DH TRITURATION,
une mesurette de poudre trois fois par jour.

Abcès traînant

SILICEA 9 CH,
trois granules trois fois par jour
jusqu'à guérison.

Traitement local

CALENDULA TM,
vingt-cinq gouttes sur une compresse laissée en permanence et fréquemment renouvelée (que l'abcès soit fermé ou ouvert).

➲ VOIR ÉGALEMENT **Anthrax, Dents (abcès dentaire), Orgelet, Phlegmon (abcès de la gorge).**

Abdomen

➲ VOIR **Ventre.**

Abeille (piqûre d')

➲ VOIR **Insectes.**

Abies canadensis

Substance de base : le sapin du Canada.

***Symptômes les plus caractéristiques traités par* Abies canadensis :**
Douleurs à l'estomac avec faim constante ; ballonnement de l'estomac ; sensation de froid entre les épaules.

Principaux usages cliniques :
Gastrite, atonie de l'estomac.

Abies nigra

Substance de base : le sapin noir.

***Symptômes les plus caractéristiques traités par* Abies nigra :**
Sensation d'œuf coincé au creux de l'estomac, avec douleurs à l'estomac après le repas et éventuellement toux.

Principal usage clinique :
Mauvaise digestion.

Aboulie

Maladie consistant essentiellement en une diminution de la volonté. Le sujet n'a plus rien envie de faire, et il n'a surtout pas la force de sortir par lui-même de son désœuvrement. Cette affection est difficile à soigner car elle demande, outre un traitement médical, la participation active (difficile à obtenir) du malade.

Traitement

On essaiera **AURUM 9 CH**, trois granules trois fois par jour pendant quelque temps. De toute façon, il faudra consulter un médecin homéopathe.

Abrotanum

Substance de base : la citronnelle.

Convient de préférence :
À l'enfant amaigri, d'aspect « vieillot », irritable.

***Symptômes les plus caractéristiques traités par* Abrotanum :**
Amaigrissement du nourrisson, remontant de bas en haut le long du corps ; alternance de diarrhées et de constipations ; l'appétit (vorace) est conservé.

Principaux usages cliniques :
Troubles digestifs du nourrisson avec amaigrissement.

Accident

➲ VOIR **Asphyxie, Blessure, Entorse, Fracture, Traumatisme.**

Accident vasculaire cérébral

➲ VOIR **Attaque.**

Accouchement

Grâce à l'homéopathie, l'accouchement peut se faire avec un minimum de douleur et dans les meilleures conditions possibles sur le plan psychologique.

Préparation à l'accouchement

- pour supprimer la peur de l'accouchement,

  ACTEA RACEMOSA 12 CH,
  une dose toutes les semaines pendant le neuvième mois.
- pour avoir des contractions efficaces et un accouchement rapide,

  CAULOPHYLLUM 12 CH,
  une dose toutes les semaines pendant le neuvième mois.
- pour éviter le traumatisme physique que pourrait représenter l'accouchement et avoir la force physique, le moment venu, d'aider le bébé à naître,

  ARNICA 12 CH,
  une dose toutes les semaines pendant le neuvième mois.

Il est recommandé de prendre une dose par semaine de chacun des trois médicaments énoncés ci-dessus pendant le dernier mois de grossesse, en les espaçant. Par exemple :

ACTEA RACEMOSA,
le lundi,
CAULOPHYLLUM,
le mercredi,
ARNICA,
le vendredi.

Pendant l'accouchement

- en cas de douleurs violentes et inefficaces,

  NUX VOMICA 5 CH,
  BELLADONNA 5 CH,
  trois granules de chaque en alternance de cinq en cinq minutes.
- en cas d'hémorragie (jusqu'à cessation),

  SABINA 5 CH,
  trois granules de cinq en cinq minutes.
- en cas de retard de l'accouchement (celui-ci n'arrive pas à se déclencher bien que la date normale soit déjà passée),

  GELSEMIUM 5 CH,
  trois granules d'heure en heure.
- en cas de fatigue, d'épuisement,

  ARNICA 9 CH,
  trois granules toutes les heures (si on ne l'a pas pris préventivement).

Après l'accouchement

- en cas de dépression nerveuse,

  SEPIA 9 CH,
  trois granules trois fois par jour.

- en cas de fatigue ou de douleurs lombaires,

  KALIUM CARBONICUM 9 CH,
  trois granules trois fois par jour.
- en cas de douleurs séquellaires dans le ventre,

  ARNICA 9 CH,
  trois granules trois fois par jour.
- en cas d'hémorragie vaginale persistante,

  HAMAMELIS VIRGINICUS 9 CH,
  trois granules trois fois par jour.
- en cas de pertes blanches mêlées de sang,

  KREOSOTUM 9 CH,
  trois granules trois fois par jour.
- en cas d'impossibilité d'uriner,

  OPIUM 9 CH,
  trois granules trois fois par jour.

➲ VOIR ÉGALEMENT **Allaitement, Grossesse.**

Acétone

L'acétone apparaît dans les urines (où on peut l'identifier par réaction chimique) et dans l'air expiré (d'où l'odeur spéciale de pomme reinette) lorsque les réserves de sucre de l'organisme sont insuffisantes. Des graisses sont alors brûlées en remplacement, et l'acétone est un produit de la dégradation de celles-ci.

Traitement de la crise

SENNA 9 CH,
trois granules toutes les heures jusqu'à amélioration.

Traitement de fond

Consulter un homéopathe, qui choisira le plus souvent entre LYCOPODIUM, PHOSPHORUS et SEPIA.

Acidité

Acidité du tube digestif

Le médicament des vomissements acides, de l'acidité de l'estomac et des selles acides est :

IRIS VERSICOLOR 9 CH,
trois granules trois fois par jour.

Acidité de la transpiration

En cas d'odeur acide de la transpiration du nourrisson,

CALCAREA CARBONICA 9 CH,
trois granules trois fois par jour.

Acné

Acné juvénile

L'acné juvénile est faite de « points noirs » (encore appelés « comédons »), de « pustules » ou de cicatrices violettes, ou de ces trois formations en même temps, selon les cas. La peau n'est que le lieu de projection de cette maladie, qui a des composantes à la fois infectieuses, circulatoires, hormonales et psychiques. C'est pourquoi le traitement prolongé par les antibiotiques – outre ses inconvénients en tant que médication à dose forte et en tant que liquidateur de la flore intestinale normale – ne peut être une solution radicale : il nettoie de façon spectaculaire la peau au début, puis on assiste à une rechute due à la prépondérance des causes non microbiennes. Cela explique aussi que les pommades diverses soient relativement peu efficaces.
En revanche, les traitements mécaniques (abrasion, neige carbonique), appliqués par des spécialistes compétents, peuvent compléter le traitement homéopathique. On utilisera :

- pour les points noirs,

  SELENIUM 9 CH,
  trois granules trois fois par jour ;
- pour les pustules,

  KALIUM BROMATUM 9 CH,
  trois granules trois fois par jour ;
- pour les cicatrices violettes,

  ANTIMONIUM TARTARICUM 9 CH,
  trois granules trois fois par jour.

Traitement local

Pommade au CALENDULA, pour les lésions particulièrement infectées.

Pour les cas anciens, il faudra consulter un médecin homéopathe, qui établira un traitement de fond d'après les caractéristiques générales de la personne.

Acné rosacée, ou « rosacée »

Il s'agit d'une maladie complètement différente de l'acné juvénile, qui survient plus spécialement chez la femme d'une quarantaine d'années ayant des troubles circulatoires caractérisés par une dilatation des vaisseaux du visage, surtout des pommettes, appelée « couperose ». Prendre :

SANGUINARIA 9 CH,
CARBO ANIMALIS 9 CH,
trois granules de chaque trois fois par jour.

Consulter pour les cas anciens.

Aconitum napellus

Substance de base : l'aconit.

Convient de préférence :
Aux suites de coup de froid sec, aux suites de frayeur, chez un sujet qui est habituellement en bonne santé.

***Symptômes les plus caractéristiques traités par* Aconitum napellus :**
Agitation avec peur de la mort ; face rouge, congestion artérielle ; forte fièvre sans sueur ; muqueuses et peau sèches ; toux rauque ; palpitations violentes ; douleurs à type de fourmillements ; soudaineté et violence de tous les symptômes.

Principaux usages cliniques :
Début des principales maladies infectieuses ; otite ; laryngite ; conjonctivite ; névralgie faciale ; palpitations ; accès aigu d'angoisse.

ACUPUNCTURE ET HOMÉOPATHIE

Les deux thérapeutiques vont bien ensemble, et de nombreux médecins les apprennent simultanément. Il est à cela une raison historique : George Soulié de Morant, qui nous apporta l'acupuncture de Chine vers 1925, eut pour premiers interlocuteurs et disciples des médecins homéopathes. Par leur habitude d'aborder le malade comme un ensemble décompensé, ceux-ci comprirent d'emblée l'intérêt de la thérapeutique par les aiguilles, capables de rétablir l'équilibre perdu. L'acupuncture et l'homéopathie sont l'une et l'autre des méthodes qui stimulent le système de défense de l'organisme, soit par les aiguilles, soit par le médicament choisi selon le principe de **similitude** (VOIR **Théorie homéopathique**). Ce sont deux médecines naturelles. Elles ne sont pas toxiques. Elles ont des efficacités comparables et complémentaires.

Faut-il utiliser les deux méthodes à la fois ?
C'est en tout cas possible. L'acupuncture a souvent une efficacité immédiate, et l'homéopathie (dans les maladies au long cours) ne soulage qu'après quelques semaines ou quelques mois de traitement. Il peut donc être intéressant de commencer les deux thérapeutiques simultanément. Parfois, au contraire, on préfère n'utiliser que l'une des deux, ne serait-ce que pour juger de son efficacité dans le cas donné.

Acrocyanose

Dans cette maladie, les extrémités deviennent bleues par congestion passive. En attendant de consulter, on peut prendre :

CARBO VEGETABILIS 9 CH,
LACHESIS 9 CH,
PULSATILLA 9 CH,
trois granules de chaque trois fois par jour.

Actea racemosa

Substance de base : l'actée à grappes.

Convient de préférence :
Aux femmes ayant des problèmes gynécologiques.

Symptômes les plus caractéristiques traités par **Actea racemosa :**
Douleurs de règles (plus les règles sont abondantes, plus les douleurs sont grandes) ; migraines menstruelles à type d'éclatement ; douleurs musculaires violentes, spécialement du dos ; peur de l'accouchement ; loquacité ; humeur changeante. Tous les symptômes semblent venir de l'état utérin et sont aggravés pendant les règles.

Principaux usages cliniques :
Règles douloureuses ; migraines menstruelles ; préparation à l'accouchement ; troubles de la ménopause ; torticolis ; rhumatismes.

Addison (maladie d')

Maladie lésionnelle des glandes surrénales, qui produisent leurs hormones de façon insuffisante. Elle ne peut pas être traitée par l'homéopathie.

Adénite, adénopathie

➲ VOIR **Ganglions.**

Adénome de la prostate

➲ VOIR **Prostate.**

Adynamie

➲ VOIR **Fortifiant.**

Aérophagie

➲ VOIR **Éructations.**

Aesculus hippocastanum

Substance de base : le marronnier d'Inde.

Convient de préférence :
Aux états de congestion veineuse chez des sujets sédentaires.

Symptômes les plus caractéristiques traités par **Aesculus hippocastanum :**
Hémorroïdes de couleur pourpre avec sensation de plénitude du rectum, ou sensation d'aiguilles, et peu de saignement ; sécheresse de la muqueuse rectale ; varices ; douleurs battantes de la région lombaire.

Principaux usages cliniques :
Hémorroïdes ; varices ; lumbago.

Aethusa cynapium

Substance de base : la petite ciguë.

Convient de préférence :
Au petit enfant émacié, avec les traits du visage très marqués.

Symptômes les plus caractéristiques traités par **Aethusa cynapium :**
Intolérance au lait chez le nourrisson (le lait est vomi dès qu'il est tété), avec diarrhée aqueuse et prostration, parfois convulsions ; difficultés à fixer l'attention.

Principaux usages cliniques :
Gastro-entérite avec début de déshydratation ; préparation aux examens.

Agalactie

Insuffisance de lait dans les seins.

➲ VOIR **Allaitement.**

AGGRAVATION MÉDICAMENTEUSE

Lorsqu'on commence un traitement homéopathique, on a souvent l'impression que les symptômes s'intensifient, ou que d'anciens symptômes – que l'on croyait guéris – reviennent. Cette « aggravation » est très rarement insupportable ; le plus souvent, elle est compatible avec une vie normale.
Elle est de bon augure. Elle signifie que le traitement a été correctement choisi et que l'organisme réagit. Elle va durer quelques jours. Lorsqu'elle cessera, elle fera place à une diminution des symptômes, puis viendra la guérison.
Si, par hasard, cette aggravation est gênante, il suffit d'arrêter le traitement durant quelques jours et de le reprendre ensuite : quand on recommence le traitement, elle ne se produit plus. Devant une aggravation, ne dites pas : « L'homéopathie ne me convient pas, je l'abandonne » ; persévérez au contraire, la réaction annonce que la guérison est à votre portée.
L'aggravation médicamenteuse se rencontrera de façon exceptionnelle avec les conseils thérapeutiques qui figurent dans ce guide. Elle aura plus de chance de survenir avec le traitement de fond (VOIR **Terrain**) prescrit par le médecin homéopathe en cas de maladie chronique.

Agaricus muscarius

Substance de base : l'amanite tue-mouches, ou fausse oronge.

***Symptômes les plus caractéristiques traités par* Agaricus muscarius :**
Engelures avec rougeur, sensation de brûlure ou d'aiguilles de glace, et démangeaisons ; spasmes musculaires ; incoordination des mouvements.

Principaux usages cliniques :
Engelures ; troubles circulatoires ; tics ; ivresse.

Agitation nerveuse

➲ VOIR **Nervosité.**

Agoraphobie

On croit souvent qu'il s'agit de la peur de la **foule** (VOIR CE MOT). Médicalement parlant, l'agoraphobie correspond en fait à la peur des *espaces vides* : par exemple, sur une place publique où il n'y a personne, l'agoraphobe préfère raser les murs que de la traverser en diagonale. Le terme évoque d'ailleurs la place publique des Grecs, l'*agora*.

Prendre : **ARGENTUM NITRICUM 9 CH**, soit trois granules trois fois par jour pendant quelques mois si l'affection est très marquée, soit beaucoup plus simplement trois granules avant de sortir de chez soi.

Agraphis nutans

Substance de base : l'endymion penché.

***Symptômes les plus caractéristiques traités par* Agraphis rutans :**
Inflammation des « végétations », qui sont hypertrophiées ; inflammation de la gorge irradiée aux oreilles.

Principaux usages cliniques :
Inflammation des végétations adénoïdes avec complications au niveau des oreilles ; surdité par troubles pharyngiens.

Aigreurs d'estomac

➲ VOIR **Estomac.**

Aine

Douleurs

BERBERIS VULGARIS 9 CH,
trois granules trois fois par jour.

Ganglions

MERCURIUS SOLUBILIS 9 CH,
trois granules trois fois par jour ; consulter si les ganglions résistent au traitement.

Hernie, ➲ VOIR CE MOT.

Albuminurie

➲ VOIR **Urines.**

Alcoolisme

Ceux qui abusent du vin ou d'alcools divers par habitude sociale feront bien de prendre un **isothérapique** (VOIR CE MOT), c'est-à-dire un médicament préparé selon la méthode homéopathique avec leur vin ou leur alcool habituel.

Demander au pharmacien un ISOTHÉRAPIQUE 9 CH et en prendre trois granules à chaque envie (ou nécessité) de boire.

Ceux pour qui l'alcool est un véritable médicament, une protection contre l'anxiété, pourront également mettre en pratique le conseil ci-dessus ; mais ils devront avant tout solliciter l'aide d'un médecin (homéopathe de préférence).

➲ VOIR ÉGALEMENT **Ivresse.**

Aletris farinosa

Substance de base : l'aletris farineux.

Convient de préférence :
À la femme fatiguée, anémique, ayant des problèmes gynécologiques.

***Symptômes les plus caractéristiques traités par* Aletris farinosa :**
Grande fatigue ; manque d'appétit ; sensation de lourdeur de l'utérus ; règles abondantes ; tendance à la descente d'organes.

Principal usage clinique :
La fatigue chez une femme à l'utérus descendu.

Allaitement

L'allaitement artificiel est souvent nécessaire, notamment dans les cas de trop grande fatigue de la mère ou de séparation plus ou moins longue d'avec l'enfant.

Mieux adapté aux besoins du nourrisson, l'allaitement maternel devrait être la règle. Le lait maternel est le seul produit biologique auquel le bébé est naturellement préparé. Il apporte à ce dernier des éléments nutritifs et de précieuses molécules, qui lui permettent de lutter contre les agressions infectieuses. C'est lui qui est le mieux digéré. Évidemment, il peut y avoir de légers incidents au cours de l'allaitement, à corriger comme suit.

Du côté de la mère

Abcès du sein

- en cas de menace d'abcès ; le sein est chaud et tendu,

  BRYONIA 9 CH,
  trois granules trois fois par jour.
- en cas d'abcès débutant ; la peau du sein est rouge,

  BELLADONNA 9 CH,
  trois granules trois fois par jour.
- en cas d'abcès avec pus,

  HEPAR SULFURIS CALCAREUM 9 CH,
  trois granules trois fois par jour.

Localement :

CALENDULA TM,
vingt-cinq gouttes sur une compresse, à renouveler fréquemment.

Douleurs du sein pendant la tétée
PHELLANDRIUM 9 CH,
trois granules dix minutes avant de donner le sein.

Engorgement des seins
BRYONIA 9 CH,
trois granules trois fois par jour.

Fatigue par l'allaitement
CHINA 9 CH,
trois granules trois fois par jour.

Lait insuffisant
URTICA URENS 9 CH,
trois granules trois fois par jour.

Lait en excès
PULSATILLA 9 CH,
trois granules trois fois par jour.

Du côté de l'enfant

S'il a l'habitude de s'endormir pendant la tétée,
OPIUM 9 CH
trois granules trois fois par jour.

S'il transpire de la tête pendant la tétée,
CALCAREA CARBONICA 9 CH,
trois granules trois fois par jour.

S'il éternue pendant la tétée,
NUX VOMICA 9 CH,
trois granules au moment des éternuements.

S'il a le hoquet après la tétée,
CUPRUM METALLICUM 9 CH,
trois granules au moment où commence le hoquet.

ALLERGIE

Certains patients subissent avec succès une « désensibilisation » à la substance responsable de leur allergie. Ceux-là ne consultent pas l'homéopathe, et il est donc difficile de connaître la proportion des désensibilisations réussies dans l'ensemble des cas traités. Cependant, le nombre d'échecs est certainement grand, puisque l'homéopathe voit venir à sa consultation beaucoup de personnes ayant subi, pendant des années, des injections hebdomadaires de divers produits « allergènes », et cela sans résultat appréciable.
En revanche, le traitement de l'allergie par l'homéopathie réussit très souvent là où tout a échoué. Certes, il s'agit d'un traitement de longue durée (car le produit responsable ne peut toujours être supprimé de l'environnement du sujet), mais ce traitement est facile à suivre.
Les tests d'allergie peuvent parfois présenter de l'intérêt pour l'homéopathe. Au-delà de l'habituelle sensibilité à la poussière de maison et aux plumes (que l'on peut prédire d'avance parce qu'on la trouve chez la plupart des allergiques), il peut être intéressant de constater une allergie aux poils de l'animal familier, à un microbe, à un produit ménager, etc. On fait alors cesser la cause avant de décider d'un traitement.
Tous les types d'allergie peuvent être soignés par l'homéopathie : **Urticaire, Eczéma, Asthme, Rhume allergique, Rhume des foins** (VOIR CES MOTS). Le présent guide vous permettra de soulager les crises passagères. Mais, en cas de crises à répétition, il faudra obligatoirement consulter un homéopathe pour recevoir un traitement de fond. Car l'allergie est l'un des exemples les plus typiques de la notion de **Terrain** (VOIR CE MOT).

S'il vomit habituellement le lait,
AETHUSA CYNAPIUM 9 CH,
trois granules avant chaque tétée.

S'il a souvent d'énormes renvois d'air,
ARGENTUM NITRICUM 9 CH,
trois granules trois fois par jour.

ALLOPATHIE

Qu'est-ce que l'allopathie ?

C'est la thérapeutique par les « contraires » (étymologiquement, du grec *allos*, « contraire », et *pathos*, « maladie », c'est-à-dire la thérapeutique contraire à la maladie). C'est la thérapeutique utilisée par l'école officielle[1], selon laquelle le médicament à prescrire doit s'opposer aux symptômes du malade ; c'est pourquoi on lui recommande des *anti*biotiques, des *anti*coagulants, des *anti*dépresseurs, etc. L'homéopathie, à l'opposé, utilise les médicaments selon la loi de similitude (VOIR **Théorie homéopathique**).

Que faire si l'on est sous traitement allopathique au moment où l'on reçoit un traitement homéopathique ?

Si c'est possible, il faut cesser le traitement allopathique et commencer d'emblée l'homéopathie.
Parfois, il faut prendre les deux traitements en même temps. Cela est indispensable pour un cardiaque sous traitement anticoagulant et tonicardiaque, mais rien n'empêche qu'il reçoive en plus un traitement homéopathique, pour son foie par exemple.
Un sujet déprimé depuis longtemps « survit » grâce au traitement allopathique. Lorsqu'il consulte un homéopathe, celui-ci lui conseille un passage « en douceur » d'une thérapeutique à l'autre. Au début, les deux traitements se feront simultanément. Puis on espacera l'allopathie au fur et à mesure des progrès, sinon il y aurait une sensation de « manque » difficile à supporter.
Un calmant allopathique de consommation épisodique ou exceptionnelle peut être conservé. Le traitement principal est alors l'homéopathie, mais certaines personnes éprouveront le besoin de calmer leur angoisse à l'aide d'un tranquillisant à dose forte pendant un jour ou deux pour passer un cap difficile : il n'y a aucune raison de le leur interdire. De même pour les migraines : le traitement de fond par l'homéopathie est le meilleur ; mais, en attendant qu'il ait fait disparaître les crises, un calmant allopathique pourra être nécessaire pour certaines d'entre elles.

1. Quoique le mot « allopathie », forgé par Hahnemann (VOIR **Histoire de l'homéopathie**), soit de mieux en mieux connu du public, le médecin homéopathe rencontre encore des personnes qui ne savent pas comment désigner « l'autre médecine ». On parle de « médecine classique » (les homéopathes seraient-ils modernes ?), de « médecine normale » (les homéopathes seraient-ils anormaux ?), ou de « médecine ordinaire » (les homéopathes seraient-ils extraordinaires ?).
On utilise également le terme de « médecine chimique », mais il n'est pas bon car :
– l'homéopathie utilise des médicaments du règne minéral, qui peuvent donc être considérés comme « chimiques » au sens large du terme. Par exemple, PHOSPHORICUM ACIDUM (l'acide phosphorique), SULFUR IODATUM (l'iodure de soufre) ;
– l'allopathie utilise des plantes et ne se contente pas des produits de synthèse chimique. La digitale, par exemple, et son alcaloïde la digitaline sont très efficaces pour certaines insuffisances cardiaques. Les médecins s'en servent selon des règles posologiques très précises. Leur appartenance au règne végétal n'empêche pas qu'il convient de les manier avec précautions. Il ne faut pas tomber dans la simplification qui consisterait à penser : « La médecine chimique est dangereuse, la médecine par les plantes est douce. »

Pour le sevrage

RICINUS 30 CH,
une dose par jour pendant trois jours,
fera cesser le lait dans les seins.

Allium cepa

Substance de base : l'oignon.

***Symptômes les plus caractéristiques traités par* Allium cepa :**
Inflammation nasale avec écoulement irritant la lèvre supérieure ; inflammation des yeux avec, au contraire, un écoulement non irritant ; éternuements violents ; douleurs du larynx, spécialement à la toux ; picotements dans les oreilles pendant le rhume ; amélioration en plein air.

Principaux usages cliniques :
Rhume banal ; rhume des foins.

Aloe socotrina

Substance de base : l'aloès socotrin.

Convient de préférence :
Au sujet sédentaire.

***Symptômes les plus caractéristiques traités par* Aloe socotrina :**
Diarrhée brûlante avec beaucoup de mucus ; sensation de plénitude abdominale ; insécurité de l'anus avec selles involontaires, et parfois sortie de la muqueuse rectale ; hémorroïdes pendant la diarrhée.

Principaux usages cliniques :
Diarrhée ; hémorroïdes ; inflammation du rectum.

Alopécie

➲ VOIR **Cheveux.**

Altitude (mal de l')

➲ VOIR **Montagne.**

Alumina

Substance de base : l'oxyde d'alumine.

***Symptômes les plus caractéristiques traités par* Alumina :**
Sécheresse de la peau et des muqueuses ; divers types de paralysies ; constipation par paralysie du rectum et sécheresse de la muqueuse, avec nécessité de faire un gros effort pour expulser la selle ; démangeaisons anales ; pertes blanches abondantes ; aggravation par les pommes de terre.

Principaux usages cliniques :
Constipation ; pertes blanches.

Alzheimer (maladie d')

Ne vous inquiétez pas ! Une perte de mémoire, même si elle se reproduit fréquemment, est le plus souvent bénigne. Elle n'est pas obligatoirement synonyme de maladie d'Alzheimer (qui s'accompagne d'une atrophie du cerveau). Si toutefois ce diagnostic a été porté, la personne atteinte peut prendre, afin de ralentir la marche de l'affection :

ALUMINA 12 CH,
une dose par semaine pendant plusieurs années.

Amaigrissant (traitement)

Il n'y a pas de traitement simple, facile, automatique de l'excès de poids, de l'obésité ou de la cellulite par l'homéopathie. Certains cas réagissent bien au traitement, d'autres sont moins réussis. Beaucoup trop de facteurs entrent en jeu pour avoir 100 % de succès ; au premier rang de ces facteurs : les habitudes alimentaires.

Le régime

Le régime est la base du traitement. Il faut avant tout réduire les hydrates de carbone (farines, sucreries, pommes de terre, pain, pâtes, riz) et les graisses. On peut manger à volonté : viande, poisson, légumes verts, salades, fruits. Calmer les fringales avec un yaourt ou un fruit, c'est ce qui contient le moins de calories (VOIR **Boulimie**). Ne pas sucrer le café (on y arrive très bien en diminuant progressivement la quantité de sucre qu'on met dans la tasse). Se méfier des boissons sucrées que l'on prend l'été sans y penser.

Traitement homéopathique

Le régime sera d'autant plus facile à suivre que l'on s'aidera des conseils qui suivent.

Pour mieux éliminer

SULFUR 7 CH, une dose ampoule
SAPONARIA 1 X, dix gouttes
FUMARIA 1 X, dix gouttes
ALCOOL À 90°, 10 grammes
EAU DISTILLÉE, q.s.p. 250 cc

Prendre une cuillerée à café de ce mélange tous les matins, après avoir agité le flacon énergiquement[1].

Pour modérer l'appétit

ANTIMONIUM CRUDUM 9 CH,
trois granules 10 minutes avant les trois repas.

Pour combattre la cellulite

PULSATILLA 9 CH
BADIAGA 9 CH
BOVISTA 9 CH
aa q.s.p. 60 cc

Prendre dix gouttes de ce mélange deux fois par jour dans un peu d'eau.

Pour lutter contre la constipation

➲ VOIR **Constipation.**

Pour calmer l'état nerveux

➲ VOIR **Angoisse, Nervosité.**

Consulter un médecin homéopathe, et un vrai !

Le traitement indiqué ci-dessus peut vous permettre de corriger une augmentation récente et modérée du poids.

Si votre problème est ancien ou important, voyez un médecin homéopathe. Il étudiera votre tempérament, votre terrain, vous donnera un traitement adapté à votre cas particulier. Toutefois, choisissez avec prudence le médecin que vous consulterez : il existe de faux médecins homéopathes, qui font maigrir avec de l'allopathie déguisée en homéopathie. Ils prescrivent des doses pondérales (fortes) de coupe-faim, d'hormones et de calmants. Ils en cachent le nom sous des désignations difficiles à comprendre pour le profane. Si vous avez un doute, faites « traduire » l'ordonnance par le pharmacien.

Faites-vous maigrir vous-même !

Si vous voulez vraiment maigrir, vous seul(e) pouvez réussir. Le médecin est un technicien qui sait ce qui vous convient, mais sa prescription est seulement une aide. Elle ne remplace pas la prise en charge que vous devez faire de votre problème. Il ne suffit pas de vouloir. Il ne suffit pas de consulter. Il faut surtout tout faire *sincèrement* pour obtenir le succès[2].

Pour la **maigreur,** VOIR CE MOT.

Aménorrhée

Absence de **règles** (VOIR CE MOT).

Ampoule

En cas d'ampoule au creux de la main ou au talon :

CANTHARIS 9 CH,
trois granules trois fois par jour ;

Pommade au CALENDULA,
deux applications par jour.

1. Éviter de prendre ce mélange sans avis médical si l'on est sujet à des allergies cutanées.
2. Vous serez encore mieux « motivé(e) » si vous suivez une thérapeutique de groupe.

ANALOGIE

Dans certains livres d'homéopathie, on parle de « loi d'analogie » à la place de « loi de similitude » (VOIR **Théorie homéopathique**) lorsque l'on veut désigner la base fondamentale de l'homéopathie. Dans ce sens restreint, les deux expressions sont équivalentes.
Il semble cependant préférable de réserver le terme d'analogie à la définition suivante, plus vaste et couramment admise : « Ressemblance établie par l'imagination [...] entre deux ou plusieurs objets de pensée essentiellement différents[4]. »
L'analogie est partout. Il y a analogie entre deux objets dans la mesure où une comparaison de leur forme, leur couleur, leur fonction, entre autres, est possible. Par exemple, il y a analogie entre votre cœur et le moteur de votre voiture. Tous deux fonctionnent selon un rythme, sont parcourus par un liquide indispensable, jouent un rôle capital dans la bonne marche de l'organisme complexe dont ils dépendent. On peut même en faire « l'échange standard » ! Il y a donc entre eux une analogie, mais cela ne va pas plus loin : ils ne sont pas identiques.
Or il faut bien voir qu'il y a des analogies thérapeutiques qui ne sont pas l'application stricte de la loi de similitude. Par exemple, l'organothérapie (VOIR **Para-homéopathie**) : lorsque l'on prescrit une dilution d'estomac (d'animal) pour guérir l'estomac (d'un malade) on peut considérer qu'il y a analogie entre la souche médicamenteuse et l'organe visé ; mais il n'y a pas similitude au sens étroit, précis et rigoureux, où l'entendent les homéopathes. Le principe de similitude est un cas particulier d'analogie. Il y a des points communs entre le tableau expérimental obtenu après ingestion d'une substance donnée chez des individus sains et celui recueilli chez les malades présentant les mêmes symptômes. Il y a donc analogie ; cependant, cette analogie n'est pas une simple « ressemblance établie par l'imagination », selon la définition du *Petit Robert*, mais une *analogie objective établie par l'expérimentation*. Il s'agit d'une approche rationnelle du problème.
Avec l'organothérapie, il y a risque de conclure trop vite de l'organe à l'organe en passant par le jugement du prescripteur et non par l'expérimentation. Il y aurait véritable similitude, et donc homéopathie, si l'on avait fait ingérer à des individus sains des préparations à base d'estomac et que, ayant constaté des symptômes consécutifs à cette ingestion, on avait prescrit la préparation d'estomac aux seuls malades ayant les mêmes symptômes. Dans l'organothérapie, l'esprit est satisfait par l'analogie (l'organe est prescrit pour agir sur l'organe), et le corps par l'espoir thérapeutique (il n'est pas question de donner ici un avis pratique sur l'organothérapie, qui n'est pas de notre ressort). Mais il faut bien voir que si l'on élargit le mode de raisonnement propre à l'organothérapie il y a risque de

ANALOGIE (SUITE)

dérapage, et donc d'aberrations thérapeutiques. Exemple volontairement caricatural : il y a un rapport de forme entre le magnifique chêne que vous voyez tous les jours sous vos fenêtres et votre « arbre respiratoire ». D'une certaine manière, il y a analogie, mais allez-vous prendre de l'écorce de ce chêne pour guérir votre vieille bronchite ? Et s'il y avait un platane, un marronnier ou un cèdre du Liban sous votre fenêtre, il vous faudrait plutôt l'écorce de l'un de ces arbres...
Le flou thérapeutique est l'un des risques de l'analogie. On en retrouve la trace dans la vieille « doctrine des signatures », prônée autrefois par Paracelse (VOIR **Histoire de l'homéopathie**). Il y a analogie entre le suc de la grande chélidoine et la bile : ce sont deux liquides jaunes. Donc, selon la doctrine des signatures, le suc de cette plante est « bon pour le foie ». Autre exemple : la fleur de la « bourse à pasteur » ressemble à un utérus, d'où son utilisation traditionnelle dans les maladies gynécologiques. À côté de ces deux exemples, où l'analogie est par hasard en accord avec l'efficacité thérapeutique, on pourrait en citer des dizaines où les résultats sont moins probants.
Le principe de similitude, en revanche, ne risque pas de conduire à des prescriptions aléatoires. L'expérimentation sur l'individu sain, qui permet de recueillir les symptômes à partir desquels le médecin prescrit, interdit toute spéculation intellectuelle hasardeuse. Chaque fois qu'elle est correctement appliquée, l'homéopathie est efficace.

1. Définition du dictionnaire *Le Petit Robert.*

Amputation

Pour les douleurs du moignon d'amputation, prendre :

ALLIUM CEPA 5 CH,
trois granules trois fois par jour en période de douleurs.

Amygdales, amygdalite

➲ VOIR **Angine.**

Anacardium orientale

Substance de base : l'anacarde oriental, ou fève de Malac.

Convient de préférence :
Aux suites de surmenage nerveux.

***Symptômes les plus caractéristiques traités par* Anacardium orientale :**
Pertes soudaines de la mémoire ; sensation d'avoir deux volontés contradictoires ; incapacité de faire le moindre effort mental ; irritabilité ; sensation de vide à l'estomac ; amélioration de tous les symptômes (même nerveux) en mangeant.

Principaux usages cliniques :
Dépression nerveuse ; perte de mémoire.

Anémie

Les causes de l'anémie étant variées (et parfois à traiter très énergiquement), il y a lieu de toute manière de consulter.

Le médecin homéopathe associera souvent

conjointement allopathie et homéopathie. L'allopathie apportera à l'organisme ce qui lui manque (fer, vitamine B12).

L'homéopathie fournira les « catalyseurs » nécessaires à la fixation de l'allopathie ; si l'on veut, il ne suffit pas d'avoir le charbon nécessaire, encore faut-il souffler dessus pour le porter au rouge.

En attendant la consultation ou dans un cas peu grave, on peut prendre de soi-même si l'anémie s'accompagne :

- de fatigue,

  CHINA 9 CH,
  trois granules trois fois par jour ;
- de bouffées de chaleur,

  FERRUM METALLICUM 9 CH,
  trois granules trois fois par jour ;
- d'amaigrissement,

  NATRUM MURIATICUM 9 CH,
  trois granules trois fois par jour.

Angine, amygdalite

Traitement homéopathique de l'angine aiguë

Selon les symptômes, on prendra :

- en cas d'angine rouge brillant,

  BELLADONNA 9 CH,
  MERCURIUS SOLUBILIS 9 CH,
  trois granules de chaque trois fois par jour ;
- en cas d'angine rosée avec muqueuse translucide, gonflée,

  APIS MELLIFICA 9 CH,
  trois granules trois fois par jour ;
- en cas d'angine rouge sombre,

  PHYTOLACCA 9 CH,
  trois granules trois fois par jour ;
- en cas d'angine avec douleurs irradiées aux oreilles ou à la nuque,

  PHYTOLACCA 9 CH,
  trois granules trois fois par jour ;
- en cas d'angine à points blancs,

  MERCURIUS SOLUBILIS 9 CH,
  trois granules trois fois par jour ;
- si seule l'amygdale gauche est touchée,

  LACHESIS 9 CH,
  trois granules trois fois par jour, à ajouter au traitement ci-dessus ;
- si seule l'amygdale droite est touchée,

  LYCOPODIUM 9 CH,
  trois granules trois fois par jour, à ajouter au traitement ci-dessus ;
- en cas de menace de phlegmon,

  HEPAR SULFURIS CALCAREUM 9 CH,
  trois granules trois fois par jour, à ajouter au traitement ci-dessus.

Faire des gargarismes (chez le grand enfant et l'adulte) avec :

CALENDULA TM
PHYTOLACCA TM }
aa q.s.p. 15 ml
vingt-cinq gouttes dans un bol d'eau tiède bouillie, deux ou trois fois par jour.

Le traitement homéopathique de l'angine aiguë est-il dangereux ?

Il est bien connu qu'une angine mal soignée donne lieu à des complications (néphrite, en particulier). C'est pourquoi les médecins soignent habituellement les angines par les antibiotiques (spécialement la pénicilline) au moindre doute.

Peut-on soigner une angine aiguë avec de l'homéopathie, sans antibiotiques ? La réponse est très claire : *Oui, à condition de ne pas se tromper.* Si les conseils ci-dessus correspondent *exactement* à votre cas, n'hésitez pas à les suivre. Il faudra que les symptômes disparaissent très rapidement (moins de 24 heures). Si vous n'êtes pas sûr de pouvoir correctement choisir, ou bien si, tout en ayant en apparence bien choisi, le cas ne réagit pas très vite dans le bon sens, contactez votre médecin. Celui-ci trouvera sans doute le traitement homéopathique étroitement adapté à l'ensemble de vos symptômes. Si par hasard il ne trouve pas assez de symptômes caractéristiques pour déterminer le traitement homéopathique, il préférera peut-être vous prescrire un antibiotique plutôt que de vous faire prendre un risque. Cela ne doit pas vous choquer. Pour un eczéma, on peut être sûr à 80 % d'avoir bien sélectionné les médicaments. Pour une angine, la certitude à 100 % est obligatoire : il n'est pas question de « corriger le tir » lors d'une deuxième consultation, la complication serait déjà là. L'exercice de l'homéopathie n'est pas synonyme d'imprudence.

Traitement homéopathique des angines à répétition.

Tout autre est le problème du traitement des angines à répétition. En allopathie, il n'y a pas de traitement de terrain. Il faudra consulter un médecin connaissant l'homéopathie, qui prendra tout son temps pour réfléchir au cas. Si vous avez deux ou trois angines de suite, demandez-lui conseil (même si le traitement ci-dessus de l'angine aiguë vous réussit bien).

Faut-il enlever les amygdales aux enfants qui ont des angines à répétition ?

Non, au grand jamais ! D'abord, nous venons de le voir, parce que le traitement de fond par l'homéopathie sera suffisant. Ensuite, parce que les amygdales ne sont pas deux amandes inutiles obstruant la gorge, mais un très bon système de défense contre les microbes. Il faut donc les respecter. Si on les enlève, on fait sauter une barrière, et les microbes attaquent plus bas. Si elles sont très grosses, il suffit d'attendre : au fur et à mesure que l'enfant grandit elles prennent de moins en moins de place dans la gorge, puisqu'elles restent à leur taille initiale.

➲ VOIR ÉGALEMENT **Phlegmon.**

Angine de poitrine

L'angine de poitrine est l'expression clinique la plus fréquente de la coronarite (inflammation et obturation par un caillot des artères nourrissant le cœur, ou artères coronaires). La douleur se manifeste derrière le sternum ; elle est à type de « serrement ». Elle peut irradier à l'épaule gauche, au bras gauche ou à la mâchoire. Elle survient surtout à l'effort.

Les médicaments classiques à base de trinitrine, qui ont un effet spectaculaire sur la crise, sont habituellement prescrits.

Cependant, parfois, un médicament homéopathique peut être essayé. On pourra s'en contenter si l'effet est immédiat. Cela voudra dire que l'élément spasmodique prédomine sur l'obturation par caillot. Prendre :

- en cas de sensation de cœur dans un étau,

  CACTUS GRANDIFLORUS 5 CH,
  trois granules dès le début de la crise ;

- en cas de douleur au cœur avec irradiation au membre supérieur gauche,

  LATRODECTUS MACTANS 5 CH,
  trois granules dès le début de la crise ;

- en cas de douleur au cœur avec sueurs froides et besoin de se découvrir,

  TABACUM 5 CH,
  trois granules dès le début de la crise.

Si l'on ne constate pas d'effet immédiat, passer aux dérivés de la trinitrine.

Angiome

Tâche rouge ou violacée due à l'agglomération de vaisseaux sanguins sur la peau, d'origine congénitale ; encore appelé « nævus vasculaire » ou, familièrement, « tache de vin ».

Si l'angiome est de petite taille, donner à l'enfant :

CALCAREA CARBONICA 9 CH,
trois granules trois fois par jour, dix jours par mois jusqu'à disparition.

Angoisse

L'angoisse est un sentiment d'inquiétude (parfois de panique), accompagné de symptômes physiques : palpitations, douleurs, oppression, « boule » dans la gorge, etc.

S'il n'y a pas de participation physique, mais seulement l'aspect psychique du tableau, on parle plutôt d'anxiété. Quel que soit le cas, prendre au moment de la crise (et à répéter d'heure en heure) trois granules de l'un des médicaments cités ci-dessous.

Selon la cause

- en cas d'appréhension d'un événement (« anxiété d'anticipation »),
  ARGENTUM NITRICUM 9 CH.
- en cas d'anxiété pendant la fièvre (avec peur de mourir),
  ACONITUM NAPELLUS 9 CH.
- après une frayeur,
  ACONITUM NAPELLUS 9 CH.
- après une contrariété, un chagrin,
  IGNATIA 9 CH.
- par la chaleur,
  PULSATILLA 9 CH.

Selon les modalités

Aggravation de l'angoisse :

- quand on est seul,
  ARSENICUM ALBUM 9 CH ;
- la nuit,
  ARSENICUM ALBUM 9 CH ;
- en descendant les escaliers,
  BORAX 9 CH ;
- à la tombée de la nuit,
  PHOSPHORUS 9 CH.

Amélioration de l'angoisse :

- en mangeant,
  ANACARDIUM ORIENTALE 9 CH ;
- en compagnie,
  PHOSPHORUS 9 CH.

Selon les sensations

- sensation de mort imminente,
  ACONITUM NAPELLUS 9 CH.
- d'auto-accusation,
  AURUM METALLICUM 9 CH.
- de poids sur la poitrine, de boule à la gorge,
  IGNATIA 9 CH.
- d'angoisse ressentie à l'estomac,
  KALIUM CARBONICUM 9 CH.
- sensation de malaise imminent,
  MOSCHUS 9 CH.

Selon les conséquences de l'angoisse

- en cas de palpitations,
  ACONITUM NAPELLUS 9 CH.
- de tics,
  AGARICUS 9 CH.
- de claustrophobie, déséquilibre à la marche, irritation de la gorge, précipitation (tout doit être fini avant d'avoir commencé), vertige des hauteurs,
  ARGENTUM NITRICUM 9 CH.
- d'agitation incessante,
  ARSENICUM ALBUM 9 CH.
- de tremblements,
  GELSEMIUM 9 CH.
- de bégaiement,
  STRAMONIUM 9 CH.
- de sueurs froides,
  VERATRUM ALBUM 9 CH.

Si les crises reviennent de façon plus ou moins régulière, il faut consulter un homéopathe. Le traitement de fond les espacera ou les supprimera. Il n'empêchera pas une réaction d'angoisse en cas d'événement grave (cette réaction est d'ailleurs nécessaire : c'est une mesure de protection individuelle contre le danger), mais il rendra insensible aux petits ennuis de la vie courante.

Pour les **peurs**, VOIR CE MOT.

Animaux

Morsures, VOIR CE MOT.

Peut-on soigner les animaux par l'homéopathie ?

➲ VOIR **Vétérinaires.**

Peur des animaux

➲ VOIR **Peur.**

Anorexie

Nom médical du manque d'appétit (VOIR **Appétit**).

En cas d'*anorexie mentale* (jeune fille qui refuse de se nourrir, maigrit énormément, n'a plus ses règles), il faut consulter. En attendant, on peut commencer à lui donner **PULSATILLA 9 CH**, trois granules trois fois par jour.

Anosmie

Perte de l'odorat.

➲ VOIR **Nez.**

Anthracinum

Substance de base : le lysat de foie de lapin charbonneux.

Convient de préférence :

Aux suites de piqûres par instrument infectant.

ANTIBIOTIQUES

Y a-t-il des antibiotiques en homéopathie ?

La question est souvent formulée ainsi par les personnes qui consultent. Au sens strict du terme, il n'y a pas d'antibiotique en homéopathie : les médicaments homéopathiques ne sont pas **spécifiques** (VOIR CE MOT) d'une maladie ou d'un agent infectieux. Mais on peut affirmer que, lorsqu'ils sont judicieusement choisis selon les symptômes propres à chaque cas, les médicaments homéopathiques sont aussi efficaces que les antibiotiques. Un médecin connaissant bien sa **matière médicale** (VOIR CETTE RUBRIQUE) peut s'en passer neuf fois sur dix sans faire prendre de risque à son patient. Le médicament homéopathique agit en stimulant le système de défense de l'organisme. C'est celui-ci qui neutralise le microbe (et non le médicament comme lorsqu'il s'agit d'un antibiotique).

Peut-on prendre des antibiotiques au cours d'un traitement de fond par l'homéopathie ?

Si l'on peut, on tâchera d'intervenir avec un médicament homéopathique bien adapté (en consultant un médecin ou à l'aide du présent guide, selon les circonstances).
Si, pour une raison ou une autre, on reçoit une prescription d'antibiotiques pour une durée brève, on peut suspendre le traitement homéopathique et les prendre. Pour une durée plus longue, avertir le médecin qui a donné le traitement de fond.

ANTIDOTES

Substances interdites au cours d'un traitement homéopathique

La menthe, la camomille et le camphre sont réputés antidotes des médicaments homéopathiques.

Que faut-il en penser ?

L'antidotisme est très net avec le camphre.
Lorsqu'on utilise des gouttes nasales, toujours vérifier qu'il n'y a pas de camphre dans la formule. De même pour certaines pommades, qui en contiennent (en particulier les révulsifs).

L'antidotisme est moins net (quoique traditionnellement admis) pour la camomille et la menthe.
Éviter leur consommation pendant un traitement homéopathique.
Utiliser un dentifrice sans menthe.
Si, exceptionnellement, on doit boire un sirop à la menthe, le faire deux heures avant ou après toute prise de médicament homéopathique.

***Symptômes les plus caractéristiques traités par* Anthracinum :**
Infection maligne avec tendance à la gangrène, douleurs brûlantes, infiltration de toute la région infectée.

Principaux usages cliniques :
Anthrax ; furoncle grave ; septicémie ; gangrène.

Anthrax

Cette collection purulente sous la peau avec infiltration des tissus environnants peut céder à :

ANTHRACINUM 9 CH,
ARSENICUM ALBUM 9 CH,
LACHESIS 9 CH,
trois granules de chaque toutes les heures en alternance.

Consulter si l'on n'obtient pas de résultat rapide.

Anticipation (anxiété d')

➲ VOIR **Angoisse.**

Antimonium crudum

Substance de base : le sulfure noir d'antimoine.

Convient de préférence :
Aux suites de bains froids ; aux indigestions ; aux surcharges alimentaires ; aux suites d'absorption d'un mauvais vin acide.

***Symptômes les plus caractéristiques traités par* Antimonium crudum :**
Langue chargée après excès de table, comme si une peau de lait était étalée dessus ; diarrhée avec selles mi-solides mi-liquides ; hémorroïdes avec sécrétion de beaucoup de mucus ; verrues cornées ; ongles épais et cassants.

Principaux usages cliniques :
Embarras gastrique ; diarrhée ; hémorroïdes ; verrues ; troubles des ongles ; eczéma corné ; goutte.

Antimonium tartaricum

Substance de base : le tartrate double d'antimoine et de potasse.

Convient de préférence :
Au second stade des maladies pulmonaires aiguës, quand le poumon n'arrive pas à éliminer ce qui l'encombre.

***Symptômes les plus caractéristiques traités par* Antimonium tartaricum :**
Encombrement bronchique avec beaucoup de mucus, bruits respiratoires perçus à distance ; peu d'expectoration ; sensation d'asphyxie ; face congestionnée, sueurs froides ; nausées, somnolence ; éruptions pustuleuses.

Principaux usages cliniques :
Bronchite ; asthme ; pneumonie ; emphysème ; séquelles de varicelle.

Anurie

Absence d'émission d'urine. En attendant l'avis du médecin, prendre :

APIS MELLIFICA 5 CH,
CANTHARIS 5 CH,
trois granules de chaque en alternance, de quart d'heure en quart d'heure.

Anus

Pour des manifestations modérées, on peut prendre l'un des médicaments cités ci-dessous.

Démangeaison (prurit anal) :
- sans cause,

TEUCRIUM MARUM 9 CH,
trois granules trois fois par jour ;
- due aux vers,

CINA 9 CH,
trois granules trois fois par jour.

Douleurs :
- douleurs anales pendant la diarrhée,

ALOE SOCOTRINA 9 CH,
trois granules trois fois par jour.
- douleurs anales à la marche,

IGNATIA 9 CH,
trois granules trois fois par jour.
- douleurs anales quand on est assis,

SEPIA 9 CH,
trois granules trois fois par jour.

Eczéma :
GRAPHITES 9 CH,
trois granules trois fois par jour.

Fissure :
NITRICUM ACIDUM 9 CH,
GRAPHITES 9 CH,
RATANHIA 9 CH,
trois granules de chaque trois fois par jour, en alternance.

Pommade au RATANHIA,
en application locale, une ou deux fois par jour.

Fistule :
Éviter de faire opérer une fistule anale (sinon il y a risque de récidive ou survenue d'une autre maladie). Toujours demander l'avis d'un médecin homéopathe. En attendant la consultation, on peut prendre :

BERBERIS 9 CH,
trois granules trois fois par jour.

Hémorroïdes, VOIR CE MOT.

Hémorragie :
HAMAMELIS VIRGINICUS 6 DH,
10 gouttes trois fois dans la journée (et consulter).

Incontinence anale :
ALOE SOCOTRINA 5 CH,
trois granules trois fois par jour.

Rougeur :
SULFUR 9 CH,
trois granules trois fois par jour.

Anxiété

➲ VOIR **Angoisse.**

Apathie

En cas d'impossibilité d'agir par fatigue psychique, prendre :

PHOSPHORICUM ACIDUM 9 CH,
trois granules trois fois par jour.

➲ VOIR ÉGALEMENT **Aboulie, Dépression nerveuse.**

Aphasie

Perte de la parole.

➲ VOIR **Attaque** (qui en est une des causes possibles).

Aphonie

➲ VOIR **Laryngite.**

Aphtes

➲ VOIR **Bouche.**

Apis mellifica

Substance de base : l'abeille.

***Symptômes les plus caractéristiques traités par* Apis mellifica :** Enflure rosée de la peau et des muqueuses avec douleurs piquantes, aggravées au toucher, améliorées par les applications froides ; absence de soif malgré la fièvre.

Principaux usages cliniques : Piqûres d'insectes ; urticaire ; conjonctivite ; œdème de Quincke ; brûlures ; débuts de furoncle ; engelures ; rhume des foins ; angine ; ovarite ; épanchement de synovie ; rhumatismes.

Apoplexie

➲ VOIR **Attaque.**

Appendicite

Les principaux symptômes en sont : douleurs du ventre, à droite, un peu en dessous de l'ombilic (nombril) ; nausées ; langue chargée ; constipation inhabituelle.

Rien n'est plus difficile qu'un diagnostic d'appendicite, même pour un médecin entraîné. Dans les cas douteux, ce dernier est pris entre deux écueils : faire opérer une fausse appendicite, laisser une vraie appendicite évoluer vers la péritonite. Si l'on pense à une fausse appendicite et que le cas ne soit pas trop aigu, on peut attendre pendant quelques heures en prenant :

IGNATIA 9 CH,
trois granules toutes les heures.

Si le résultat n'est pas spectaculaire, l'opération s'impose. Essayez de suivre ce conseil si le médecin vous accorde quelques heures d'observation. Ne vous opposez pas à une indication opératoire formelle.

Appétit

Excès d'appétit, ➲ VOIR **Amaigrissant (traitement), Boulimie.**

Manque d'appétit :

CHINA 3 DH,
GENTIANA LUTEA 3 DH,
trois granules de chaque trois fois par jour.

Appréhension

➲ VOIR **Émotions.**

Argentum nitricum

Substance de base : le nitrate d'argent.

Convient de préférence :
Au sujet précipité, anxieux avant un événement important, tremblant.

***Symptômes les plus caractéristiques traités par* Argentum nitricum :**
Beaucoup d'éructations ; inflammation ou ulcération des muqueuses ; douleurs d'estomac aggravées par les sucreries ;

diarrhée d'anticipation ; douleurs piquantes de la gorge, besoin de la racler ; déséquilibre à la marche ; tremblements ; vertige des hauteurs ; claustrophobie ; peurs diverses ; anxiété d'anticipation ; désir de compagnie ; impossibilité nerveuse de sortir de chez soi.

Principaux usages cliniques :
Gastrite ; hernie hiatale ; ulcère d'estomac ; pancréatite ; laryngite ; pharyngite ; conjonctivite ; anxiété ; trac.

Armoire à pharmacie

Quels sont les médicaments homéopathiques qu'il faut posséder dans l'armoire à pharmacie ?

➲ VOIR **Pharmacie familiale.**

Arnica montana

Substance de base : l'arnique des montagnes.

Convient de préférence :
Aux suites de traumatismes divers et d'efforts musculaires.

***Symptômes les plus caractéristiques traités par* Arnica montana :**
Muscles douloureux ; le lit paraît dur à cause de la fatigue musculaire ; aggravation par le plus léger attouchement ; ecchymoses cutanées d'origine traumatique.

Principaux usages cliniques :
Traumatismes divers et leurs séquelles ; prévention des complications opératoires et des suites d'efforts prolongés ; préparation sportive.

Arriération mentale

➲ VOIR **Retard de l'enfant.**

Arsenicum album

Substance de base : l'anhydride arsénieux.

Convient de préférence :
Aux intoxications par mets avariés ; au sujet soigneux, méticuleux, toujours bien habillé.

***Symptômes les plus caractéristiques traités par* Arsenicum album :**
Agitation anxieuse malgré une extrême fatigue ; désespoir de guérir avec peur de la mort ; réveil vers une heure du matin ; essoufflement, spécialement la nuit ; soif pour de petites quantités d'eau froide, fréquemment répétée ; diarrhée de très mauvaise odeur ; douleurs brûlantes améliorées par la chaleur ; peau sèche avec eczéma en fine poudre, comme de la farine.

Principaux usages cliniques :
Asthme ; coryza ; rhume des foins ; fièvres diverses ; septicémies ; eczéma sec ; psoriasis ; zona ; furoncle ; anthrax ; intoxication alimentaire ; ulcère gastroduodénal ; diarrhée ; dépression nerveuse ; anxiété.

Artériosclérose

Le nom médical approprié est « athérosclérose ». Le traitement homéopathique au long cours est possible, au moins pour limiter l'extension de l'affection. Consulter.

➲ VOIR ÉGALEMENT LA RUBRIQUE QUI SUIT.

Artérite

L'artérite appartient au domaine de l'athérosclérose (communément appelée « artériosclérose », VOIR RUBRIQUE CI-DESSUS). Les troubles de l'artérite (douleur intermittente, à la marche notamment) sont dus à l'obstruction d'une ou de plusieurs artères par un caillot qui s'est développé localement et à un spasme artériel surajouté.

Pour le spasme artériel on peut prendre :

SECALE CORNUTUM 5 CH,
NUX VOMICA 5 CH,
trois granules de chaque trois fois par jour.

Consulter de toute manière, car un traitement de fond est indispensable.

Arthrite, arthrose

VOIR **Polyarthrite rhumatismale, Rhumatismes, Spondylarthrite ankylosante.**

Arum triphyllum

Substance de base : le navet indien.

Convient de préférence :
Aux suites de surmenage de la voix (chez les chanteurs, les comédiens, les orateurs).

***Symptômes les plus caractéristiques traités par* Arum triphyllum :**
Muqueuses à vif, au niveau desquelles on ressent un fourmillement intolérable ; écoulement excoriant ; nez bouché ; voix incertaine et changeante (enrouement pendant un discours ou un tour de chant).

Principaux usages cliniques :
Laryngite ; coryza ; certains cas de scarlatine.

Arythmie

Les cas bénins d'irrégularité du cœur se trouveront bien de :

DIGITALIS 9 CH,
trois granules trois fois par jour.

Il y a plusieurs causes à l'arythmie du cœur (souvent perceptible au pouls). Certains cas relèvent de l'homéopathie, d'autres de l'allopathie. Consulter.

Asa foetida

Substance de base : l'ase fétide.

***Symptômes les plus caractéristiques traités par* Asa foetida :**
Spasmes de l'œsophage allant de bas en haut, d'où sensation de boule qui remonte à la gorge ; renvois rances ; douleurs osseuses ; ulcères cutanés.

Principaux usages cliniques :
« Aérophagie » ; ulcères variqueux ; inflammation des os.

Ascite

Épanchement liquide dans le ventre. Le traitement homéopathique peut aider le traitement classique. Consulter.

Asphyxie accidentelle

Au sortir de l'hôpital, prendre pour éviter les séquelles :

CARBONEUM SULFURATUM 9 CH,
trois granules trois fois par jour pendant trois mois.

Asthénie

Nom scientifique de la fatigue (VOIR CE MOT).

Asthme

Traitement de la crise aiguë

Prendre trois granules de cinq en cinq minutes ou de quart d'heure en quart d'heure, selon l'intensité de la crise, de l'un des médicaments cités ci-dessous.

Selon la cause

- asthme après un eczéma apparemment guéri,

  ARSENICUM ALBUM 9 CH.

- en cas d'asthme par temps de pluie,

ASTROLOGIE ET HOMÉOPATHIE

L'astrologie donne une explication du monde, de l'homme, et de leurs rapports réciproques. Elle analyse les lois de la nature.
L'homéopathie repose sur l'une de ces lois, la loi de similitude (VOIR **Théorie homéopathique**). L'astrologie peut faire entrer cette loi dans le vaste système de l'**analogie** (VOIR CE MOT).
Cela ne veut pas dire que l'homéopathie soit ésotérique. Elle peut être annexée par l'astrologie. La réciproque n'est pas vraie.

DULCAMARA 9 CH.

- après une contrariété,

IGNATIA 9 CH.

- en cas d'asthme après les repas,

NUX VOMICA 9 CH.

Selon les modalités

- en cas de crise d'asthme améliorée quand on est penché en avant,

KALIUM CARBONICUM 9 CH.

- amélioration à genoux, la tête contre le plancher (dans la position de la prière musulmane),

MEDORRHINUM 9 CH.

- amélioration étendu sur le dos les bras en croix,

PSORINUM 9 CH.

- aggravation après avoir dormi,

LACHESIS 9 CH.

Selon les symptômes d'accompagnement (concomitants)

- asthme avec agitation,

ARSENICUM ALBUM 9 CH.

- asthme avec sensation de brûlure dans la poitrine,

ARSENICUM ALBUM 9 CH.

- asthme avec beaucoup de mucus dans la poitrine, sans expectoration, d'où des gros ronflements entendus à distance,

ANTIMONIUM TARTARICUM 9 CH.

- asthme avec nausées,

IPECA 9 CH.

- asthme avec sifflement dans la poitrine,

IPECA 9 CH.

- asthme avec expectoration de petites masses rondes et grises, comme du tapioca,

KALIUM CARBONICUM 9 CH.

- asthme avec douleurs piquantes dans la poitrine,

KALIUM CARBONICUM 9 CH.

- asthme avec sensation de chaleur dans la poitrine,

PHOSPHORUS 9 CH.

En cas d'hésitation entre deux ou trois des médicaments ci-dessus, les alterner de quart d'heure en quart d'heure. On ne réussira pas à chaque fois à calmer la crise avec l'homéopathie. Parfois, l'allopathie donnera de meilleurs résultats. Éviter dans toute la mesure du possible les produits à base de cortisone.

Traitement de fond

Le traitement de fond de la maladie asthmatique est tout à fait du domaine de l'homéopathie. Il espacera les crises peu à peu, puis les fera disparaître.

Attention ! Il convient de ne pas trop « couver » un enfant asthmatique en montrant de l'inquiétude ou en l'empêchant de mener la même vie que les autres enfants.

Cela aggraverait son cas.

VOIR ÉGALEMENT **Allergie.**

Athérosclérose

Sclérose des parois des artères par dépôt de plaques d'athéromes. Nom scientifique de ce que l'on appelle communément « **artériosclérose** » (VOIR CE MOT).

Attaque, accident vasculaire cérébral

Le sujet est souvent dans le coma et semble paralysé d'une moitié du corps. En attendant l'avis du médecin, lui glisser dans la bouche :

- si la figure du malade est rouge et couverte de sueurs chaudes,

  OPIUM 9 CH,

  trois granules de cinq en cinq minutes ;
- si la figure est blanche et couverte de sueurs froides,

  HELLEBORUS 9 CH,

  trois granules de cinq en cinq minutes.

Bien sûr, au moment de l'attaque, vous ne

AUTOMÉDICATION

Y a-t-il un danger quelconque à se soigner soi-même par homéopathie ?

Autrement dit, peut-on utiliser sans problème le présent guide à des fins thérapeutiques ?
Bien sûr, il y a le risque de ne pas choisir la bonne rubrique, de faire pour soi-même un faux diagnostic. Ce n'est pas obligatoire : dans un certain nombre de cas, il s'agira d'une maladie à rechute, et le nom de la maladie vous aura été communiqué par un médecin. *De toute manière, si vous vous trompez et que vous essayez un médicament non indiqué, il n'y aura aucun danger*. Cela ne veut pas dire que les médicaments homéopathiques sont des **placebos** (VOIR CE MOT). Ils sont actifs, mais seulement lorsqu'ils correspondent étroitement aux symptômes du cas, de la même manière qu'une clé ouvre une serrure lorsque c'est la bonne.
Évidemment, pour qu'il n'y ait pas d'inconvénient, il ne faut pas non plus qu'en essayant un conseil thérapeutique vous retardiez une consultation urgente. Il suffit, pour éviter cela, de bien observer les consignes de consulter un médecin pour chaque rubrique où cela est indiqué.

Y a-t-il des avantages à l'automédication ?

Elle peut vous permettre d'attendre un rendez-vous chez le médecin homéopathe. Elle peut remplacer le conseil du pharmacien si celui-ci n'est pas suffisamment versé dans l'homéopathie.
L'automédication permettra à certaines personnes de se faire une opinion sur l'homéopathie. Si un conseil réussit bien, on sera peut-être tenté de se confier à un médecin pratiquant l'homéopathie. Une expérience limitée peut constituer un point d'appui pour une démarche plus réfléchie.
Quant aux personnes qui n'oseraient pas suivre les conseils publiés ici, elles auraient aussi bien raison : il s'agit d'une question de caractère personnel.

pouvez être sûr du diagnostic. Rien cependant ne vous empêche d'essayer le traitement ci-dessus en attendant le médecin, il n'y a aucun danger (même avec l'opium, car il est dilué).

Attention (difficulté de l')

Pour être moins « distrait », prendre :

NATRUM MURIATICUM 9 CH,
trois granules trois fois par jour, dix jours par mois, pendant quelques mois.

Aurum metallicum

Substance de base : l'or.

Convient de préférence :
Au sujet sanguin, pléthorique et en même temps mélancolique ; aux suites de choc affectif.

***Symptômes les plus caractéristiques traités par* Aurum metallicum :**
Tristesse, désespoir, dégoût de la vie, idées constantes de suicide ; constant mécontentement contre soi-même ; amélioration par la musique ; tendance à l'irritabilité, aux colères ; intolérance au bruit ; palpitations ; hypertension artérielle ; congestion artérielle ; bouffées de chaleur ; testicules non descendus.

Principaux usages cliniques :
Dépression nerveuse ; hypertension artérielle.

Automobile (malade en)

➲ VOIR **Transports.**

Avaler (difficulté pour)

Déglutition impossible

HYOSCYAMUS 9 CH,
trois granules trois fois par jour.

Déglutition incessante

LACHESIS 9 CH,
trois granules trois fois par jour.

Avion (malade en)

➲ VOIR **Transports.**

Avortement

En cas de tendance à l'avortement spontané, prendre (en plus des conseils de l'accoucheur) :

SABINA 9 CH,
trois granules trois fois par jour jusqu'à la fin de la grossesse.

B

Ballonnement

Pour lutter contre la fermentation, prendre trois granules trois fois par jour de l'un des médicaments cités ci-dessous

Selon la localisation

- ballonnement sur l'estomac,
  CARBO VEGETABILIS 9 CH.
- ballonnement de la partie inférieure du ventre,
  LYCOPODIUM 9 CH.
- ballonnement total, à la fois de l'estomac et du ventre,
  CHINA OFFICINALIS 9 CH.

Selon les symptômes d'accompagnement

- ballonnement avec sensation de constriction au creux de l'estomac,
  CARBO VEGETABILIS 9 CH.
- ballonnement avec essoufflement,
  CARBO VEGETABILIS 9 CH.
- ballonnement avec somnolence après les repas,
  NUX VOMICA 9 CH.

Selon les modalités

- ballonnement amélioré par les renvois d'air,
  CARBO VEGETABILIS 9 CH.
- ballonnement amélioré par les gaz émis par le bas,
  LYCOPODIUM 9 CH.

Selon la cause

- ballonnement produit par l'état nerveux,
  VALERIANA 9 CH.
- ballonnement pendant les règles,
  COCCULUS INDICUS 9 CH.
- ballonnement après un accouchement,
  SEPIA 9 CH.

En cas d'hésitation entre deux des médicaments ci-dessus, on peut les prendre chacun à raison de trois granules trois fois par jour.

Bartholinite

En cas de bartholinite (inflammation de l'une des glandes lubrifiantes du vagin), prendre :

HEPAR SULFURIS CALCAREUM 9 CH,
PYROGENIUM 9 CH,
trois granules de chaque trois fois par jour.

On n'aura recours à l'opération qu'en cas d'échec de cette thérapeutique.

Baryta carbonica

Substance de base : le carbonate de baryte.

Convient de préférence :
À l'enfant ayant un retard physique, mental et affectif ; au vieillard à comportement infantile.

***Symptômes les plus caractéristiques traités par* Baryta carbonica :**
Comportement infantile ; pas de mémoire ; difficultés de la parole ; grosses amygdales ; tendance à prendre froid facilement ; hypertension artérielle ; loupes du cuir chevelu ; sueurs fétides des pieds.

Principaux usages cliniques :
Retard de l'enfant ; sénilité ; infection chronique des amygdales ; laryngite ;

bronchite ; hypertension artérielle ; loupes ; pertes de mémoire.

Basedow (maladie de)

➲ VOIR **Thyroïde.**

Bateau (malade en)

➲ VOIR **Transports.**

Battements de cœur

➲ VOIR **Cœur.**

Bébé (maladies du)

➲ VOIR **Enfant.**

Bégaiement

STRAMONIUM 9 CH,
trois granules trois fois par jour est le principal médicament.

On peut l'essayer mais il vaut mieux consulter un médecin homéopathe, qui établira un traitement de fond car le bégaiement ancien et installé est difficile à chasser.

Belladonna

Substance de base : la belladone.

Convient de préférence :
Aux maladies aiguës infectieuses avec grosse fièvre ; spécialement chez les enfants.

***Symptômes les plus caractéristiques traités par* Belladonna :**
Survenue brutale des symptômes chez un sujet habituellement en bonne santé ; fièvre élevée, à plus de 40 °C, avec soif intense, figure rouge et chaude, lèvres rouges ; pupilles dilatées ; délire par la fièvre, ou abattement ; secousses musculaires ; rougeur et sécheresse des muqueuses ; douleurs battantes ; enflures diverses ou éruptions ; aggravation par les secousses, la lumière, le bruit.

Principaux usages cliniques :
Angines ; otites ; conjonctivites ; convulsions fébriles ; rougeole ; scarlatine ; brûlures cutanées ; début d'abcès ; migraines ; névralgies ; colique hépatique ; colique néphrétique ; goutte.

Benzoïcum acidum

Substance de base : l'acide benzoïque.

***Symptômes les plus caractéristiques traités par* Benzoïcum acidum :**
Douleurs du genou, spécialement par la goutte ; urines d'odeur forte.

Principal usage clinique :
La goutte et ses complications urinaires.

Berberis vulgaris

Substance de base : l'épine-vinette.

***Symptômes les plus caractéristiques traités par* Berberis vulgaris :**
Douleurs irradiant en tous sens à partir de leur point de départ, spécialement au niveau des voies urinaires, du foie, de la

BIOTHÉRAPIE

Nom générique donné par certains médecins à des médecines naturelles, comme l'homéopathie et les thérapeutiques qui s'en inspirent.

➲ VOIR ÉGALEMENT **Para-homéopathie.**

BIOTHÉRAPIQUES

D'après le *Codex* : « Les biothérapiques sont des médicaments préparés à l'avance et obtenus à partir de produits d'origine microbienne non chimiquement définis, de sécrétions ou d'excrétions, pathologiques ou non, de tissus animaux ou végétaux, et d'allergènes ».
Ce sont donc des produits pathologiques ou responsables de pathologie, que l'on dilue selon le mode habituel à l'homéopathie (VOIR **Médicament**). Il s'agit d'une *prescription de l'agent causal de la maladie*. Par exemple, **STAPHYLOCOCCINUM** est une préparation infinitésimale du staphylocoque, le microbe responsable des furoncles. Mais on peut aussi diluer des toxines microbiennes, des vaccins, du sang, un prélèvement d'éruption cutanée, etc.
Les biothérapiques sont des adjuvants intéressants du traitement homéopathique habituel. Ils permettent de « lever un barrage », de faire réagir le malade. Ils ne constituent jamais à eux seuls le traitement principal. Ils sont utiles avant tout dans les maladies infectieuses et allergiques.
L'ancien nom des biothérapiques est « nosodes ».
Ils sont assez proches des **isothérapiques** (VOIR CE MOT).

région lombaire ; éruptions rondes guérissant par le centre avec tache pigmentée à la périphérie ; fistule anale.

Principaux usages cliniques :
Colique hépatique ; colique néphrétique ; rhumatismes à complications urinaires ; lumbago ; acné ; eczéma ; fistule anale.

Blennorragie

Comme toutes les maladies infectieuses, la blennorragie pourrait être soignée par l'homéopathie, mais son caractère particulier d'affection aisément communicable par le contact sexuel nécessite un traitement éclair. Les antibiotiques agissent plus rapidement. On doit donc les préférer dans un premier temps.

Cependant, il est indispensable de faire établir ensuite un traitement de fond par un homéopathe pour éviter les séquelles. Les antibiotiques n'empêchent pas à eux seuls le microbe de laisser des traces de son passage.

Blépharite

Inflammation du bord des **paupières** (VOIR CE MOT).

Blessure

Traitement général

Prendre trois granules trois fois par jour d'un ou plusieurs des médicaments suivants.

Brûlure

- avec enflure rosée,
  APIS MELLIFICA 9 CH.
- avec enflure rouge,
  BELLADONNA 9 CH.
- avec petite cloque,
  RHUS TOXICODENDRON 9 CH.
- avec grosse cloque,
  CANTHARIS 9 CH.

Cicatrices, ➲ VOIR CE MOT.

Contusion sans plaie

ARNICA 9 CH.

Coupure

- si les bords sont nets,

  STAPHYSAGRIA 9 CH.
- si les bords sont lacérés,

  ARNICA 9 CH.

Entorse

ARNICA 9 CH,
RHUS TOXICODENDRON 9 CH,
RUTA GRAVEOLENS 9 CH,
trois granules de chaque trois fois par jour.

Gelure

SECALE CORNUTUM 9 CH.

Hématome, ecchymoses

ARNICA 9 CH.

Hémorragie après un coup

ARNICA 9 CH

(voir le médecin en cas d'hémorragie importante ou persistante).

Piqûres

LEDUM 9 CH,

pour les piqûres par écharde, aiguille, clou.

APIS MELLIFICA 9 CH et LEDUM 9 CH,

en alternance, chacun trois fois par jour, pour les piqûres d'insectes.

Plaies

LEDUM 9 CH.

Traitement local

Appliquer, aussi vite que possible après l'incident, des compresses locales avec :

- en cas de coup sans plaie,

  ARNICA TM ;
- en cas de blessure avec plaie, ou de brûlure,

  CALENDULA TM ;
- en cas de gelure,

  HYPERICUM PERFORATUM TM ;
- en cas de piqûre,

  LEDUM TM ;
- en cas d'entorse,

  RHUS TOXICODENDRON TM

➲ VOIR ÉGALEMENT **Traumatisme.**

Borax

Substance de base : le borate de soude.

Convient de préférence : Au nourrisson.

Symptômes les plus caractéristiques traités par Borax :
Aphtes saignant au contact très douloureux ; bouche chaude ; peur des mouvements de descente (le bébé pleure quand on le descend vers son berceau).

Principal usage clinique :
Aphtes (et les problèmes d'allaitement qu'ils posent).

Bouche

Aphtes

- aphtes avec sensation de brûlure dans la bouche améliorée par la chaleur,

  ARSENICUM ALBUM 9 CH.
- aphtes saignant au contact,

  BORAX 9 CH.
- aphtes douloureux au contact des aliments, spécialement chez le nourrisson,

  BORAX 9 CH.
- aphtes avec salivation abondante et mauvaise haleine,

  MERCURIUS SOLUBILIS 9 CH.
- aphtes avec douleurs piquantes,

  NITRICUM ACIDUM 9 CH.
- aphtes avec exsudation d'un liquide jaunâtre,

  SULFURICUM ACIDUM 9 CH.

Dans tous les cas, badigeonner PLANTAGO TM dilué dans un peu d'eau tiède bouillie.

Dents, ➲ VOIR CE MOT.

Gencives, gingivite

- pour l'abcès des gencives,

  HEPAR SULFURIS CALCAREUM 9 CH.

- si elles sont enflées et spongieuses,

  MERCURIUS SOLUBILIS 9 CH.

- si elles saignent,

  PHOSPHORUS 9 CH.

Goût

- goût d'œufs pourris dans la bouche,

  ARNICA 9 CH.

- si l'on trouve mauvais goût au café habituel,

  IGNATIA 9 CH.

- en cas de goût de sel ou de goût métallique dans la bouche,

  MERCURIUS SOLUBILIS 9 CH.

- en cas de mauvais goût sans caractère particulier, ou de goût d'argile, ou en cas d'absence de goût (au cours d'un rhume par exemple),

  PULSATILLA 9 CH.

- en cas de goût acide,

  NUX VOMICA 9 CH.

Haleine, ➲ VOIR CE MOT.

Herpès, ➲ VOIR CE MOT.

Langue, ➲ VOIR CE MOT.

Lèvres, ➲ VOIR CE MOT.

Pyorrhée, ➲ VOIR **Dents.**

Stomatite (inflammation de la bouche)

BORAX 9 CH et MERCURIUS 9 CH.

Pour tous les cas énoncés ci-dessus, prendre trois granules trois fois par jour d'un ou plusieurs des médicaments sélectionnés.

Bouffées de chaleur

Chez la jeune femme réglée

SEPIA 9 CH,
trois granules trois fois par jour.

Chez la femme en période de ménopause

➲ VOIR **Ménopause.**

Au cours d'une dépression nerveuse

AURUM 9 CH,
trois granules trois fois par jour.

Boule à la gorge

Sensation de boule à la gorge après une contrariété

IGNATIA 9 CH,
trois granules trois fois par jour.

Sensation de boule à la gorge aggravée en avalant

LACHESIS 9 CH,
trois granules trois fois par jour.

Sensation de boule qui remonte de l'estomac à la gorge

ASA FOETIDA 9 CH,
trois granules trois fois par jour.

Boulimie

- Pour calmer la faim du gros mangeur habituel,

  ANTIMONIUM CRUDUM 9 CH,
  trois granules trois fois par jour.

- Pour calmer la faim nerveuse après une contrariété,

  IGNATIA 9 CH,
  trois granules trois fois par jour.

- Pour les personnes qui ont toujours faim, et qui maigrissent tout en mangeant bien,

  NATRUM MURIATICUM 9 CH.

Bourdonnements d'oreille

Pour des bourdonnements d'oreille habituels

CHININUM SULFURICUM 9 CH,
NATRUM SALICYLICUM 9 CH,
trois granules de chaque trois fois par jour.

Ne pas penser aux bourdonnements, ne pas explorer le silence pour savoir s'ils sont toujours là, sinon ils ont tendance à revenir.

Pour des bourdonnements d'oreille qui apparaissent pour la première fois
Consulter d'urgence un spécialiste d'oto-rhino-laryngologie : il peut s'agir d'une affection aiguë à soigner immédiatement, sinon l'ouïe serait perdue.

Boutons de fièvre

➲ VOIR **Herpès.**

Bromum

Substance de base : le brome.

***Symptômes les plus caractéristiques traités par* Bromum :**
Rhume chronique avec sensation que l'air inspiré est froid ; toux rauque ; asthme avec gêne inspiratoire (et non expiratoire comme habituellement) ; asthme des marins dès qu'ils séjournent à terre ; ganglions très durs ; induration de la thyroïde.

Principaux usages cliniques :
Rhume chronique ; laryngite ; ganglions ; asthme ; goitre dur.

Bronchiolite

Il s'agit d'une inflammation virale des bronchioles (les plus petites bronches des nourrissons). L'hospitalisation est obligatoire. On peut y associer sans aucun danger, si les circonstances le permettent,

PHOSPHORUS 9 CH,
trois granules trois fois par jour, jusqu'à amélioration.

Bronchite

Bronchite aiguë

Les antibiotiques ne sont pas indispensables si la bronchite aiguë est correctement soignée par l'homéopathie. Voici quelques indications parmi lesquelles il faut choisir selon les symptômes.

HEPAR SULFURIS CALCAREUM 9 CH,
trois granules trois fois par jour systématiquement ;

on y ajoutera, selon les cas :

- en cas de bronchite avec gros ronflements dans la poitrine, étouffement par les mucosités, somnolence,

  ANTIMONIUM TARTARICUM 9 CH,
  trois granules trois fois par jour ;
- en cas de bronchite avec sifflements dans la poitrine,

  IPECA 9 CH,
  trois granules trois fois par jour ;
- en cas de bronchite avec petite toux sèche,

  BRYONIA 9 CH,
  trois granules trois fois par jour ;
- en cas de bronchite avec petite fièvre montant et descendant,

  FERRUM PHOSPHORICUM 9 CH,
  trois granules trois fois par jour ;
- en cas de bronchite avec gros crachats jaunes,

  MERCURIUS SOLUBILIS 9 CH,
  trois granules trois fois par jour ;
- en cas de bronchite avec crachats jaune verdâtre filants,

  KALIUM BICHROMICUM 9 CH.
  trois granules trois fois par jour.

Si au bout de 48 heures le traitement commence à donner de bons résultats, le continuer pendant 10 jours.

Sinon, consulter un homéopathe.

Bronchite chronique

La bronchite chronique et la bronchite à répétition relèvent de l'homéopathie.

Dans les cas anciens, il ne pourra y avoir guérison totale, car les cartilages bronchiques et les alvéoles pulmonaires ont souffert, et il y a une participation emphysémateuse irréversible.

De toute façon, consulter un médecin pratiquant l'homéopathie.

Bronchopneumonie

Suivre les conseils donnés pour la **bronchite aiguë**.

Brucellose, ou fièvre de Malte

Fièvre persistante due au microbe *Brucella* et communiquée par certains animaux de ferme. Elle est fréquente chez les vétérinaires.

Au traitement par antibiotiques (obligatoire), ajouter :

MERCURIUS SOLUBILIS 5 CH,
trois granules trois fois par jour, jusqu'à guérison complète.

Bruits (intolérance aux)

IGNATIA 9 CH,
trois granules trois fois par jour.

Brûlure

➲ VOIR **Blessure, Estomac, Soleil.**

Bryonia alba

Substance de base : la bryone blanche, ou navet du diable.

***Symptômes les plus caractéristiques traités par* Bryonia alba :**
Douleurs piquantes (tête, région lombaire, région du foie, articulations, etc.) ; sécheresse des muqueuses ; grande soif ; toux sèche ; sensation de pierre à l'estomac ; constipation par sécheresse rectale ; atteinte des ligaments articulaires ; tendance aux épanchements ; vertiges au moindre mouvement ; fièvre avec désir de rester tranquille ; aggravation générale par le moindre mouvement, amélioration par la pression forte.

Principaux usages cliniques :
Migraines ; vertiges ; rhumatismes ; lumbago ; colique hépatique ; constipation ; point de côté ; pleurésie ; abcès du sein ; épanchement de synovie.

C

Café

Il y a deux grandes variétés de café :

– l'arabica, originaire d'Amérique ;

– le robusta, originaire d'Afrique.

Le robusta est plus riche en caféine que l'arabica. On doit donc, dans la mesure du possible, si l'on ne peut se passer de café, consommer de l'arabica pur. Comme il est plus cher que le robusta, les torréfacteurs vendent souvent des mélanges de ces deux variétés. Choisir selon ses possibilités.

Abus de café

NUX VOMICA 9 CH,
trois granules trois fois par jour,

pour aider à réduire la consommation.

Aversion pour l'odeur du café

IGNATIA 9 CH,
trois granules trois fois par jour pendant les périodes où on ne le supporte pas.

Crampes musculaires par le café

NUX VOMICA 9 CH,
trois granules trois fois par jour.

Diarrhée par le café

THUYA 9 CH,
trois granules trois fois par jour.

Insomnie par le café

COFFEA 9 CH,
trois granules de quart d'heure en quart d'heure, jusqu'à ce que l'on s'endorme.

Maux de tête par le café

NUX VOMICA 9 CH,
trois granules trois fois par jour.

Palpitations par le café

NUX VOMICA 9 CH,
trois granules trois fois par jour.

Cactus grandiflorus

Substance de base : le cactus à grandes fleurs.

***Symptômes les plus caractéristiques traités par* Cactus grandiflorus :**
Sensation de constriction un peu partout, spécialement au niveau du cœur, qui semble dans un étau ; palpitations violentes ; tendance aux hémorragies.

Principaux usages cliniques :
Douleurs nerveuses du cœur ; angine de poitrine (agit sur l'élément spasmodique) ; névralgies diverses.

Calcarea carbonica

Substance de base : le carbonate de chaux tiré de la couche moyenne de l'écaille d'huître.

Convient de préférence :
Aux sujets à tête ronde, à peau pâle, aux dents carrées, aux membres courts et qui, dans leur plus grande extension, n'atteignent pas tout à fait 180° ; à l'enfant en retard dans sa croissance (spécialement retard de la fermeture des fontanelles), assimilant mal.

***Symptômes les plus caractéristiques traités par* Calcarea carbonica :**
Sensations de froid localisées ; transpiration de la tête et des pieds ; désir d'œufs ; acidité du tube digestif ; selles argi-

leuses ; règles abondantes et revenant à la moindre émotion ; éruptions du cuir chevelu ; ganglions ; facilité à prendre froid.

Principaux usages cliniques :
Rachitisme ; colique hépatique ; colique néphrétique ; diarrhée acide ; croûte de lait ; retard de croissance ; anémie ; polypes ; infections à répétition des voies aériennes supérieures.

Calcarea fluorica

Substance de base : le fluorure de calcium.

Convient de préférence :
Au sujet d'aspect asymétrique, aux dents plantées irrégulièrement, aux membres lâches et qui, dans leur plus grande extension, font un angle supérieur à 180°.

***Symptômes les plus caractéristiques traités par* Calcarea fluorica :**
Relâchement des tissus ; varices ; tendance aux nodosités osseuses ; induration de la peau, des ganglions, des os, des organes génitaux.

Principaux usages cliniques :
Rachitisme ; varices ; ulcères variqueux ; fibromes.

Calcarea phosphorica

Substance de base : le phosphate tricalcique.

Convient de préférence :
Au sujet de grande taille, aux dents rectangulaires et plus hautes que larges, aux membres longs et qui, dans leur plus grande extension, font un angle de 180°.

***Symptômes les plus caractéristiques traités par* Calcarea phosphorica :**
Os fragiles ; maux de tête par travail intellectuel ; grande facilité à prendre froid (rhume, rhino-pharyngite, amygdalite, inflammation des poumons, etc.) ; ganglions ; diarrhée verte avec gaz fétides ; fistule anale ; phosphates dans les urines.

Principaux usages cliniques :
Anémie ; rachitisme ; fractures ; infections à répétition des voies aériennes supérieures.

Calculs biliaires ou urinaires

L'homéopathie ne fait pas fondre les calculs. Elle permet seulement de rendre leur présence tolérable, sans complication (douleurs, infection, etc.).

L'opération est indispensable si un calcul biliaire est dans le canal cholédoque (le canal d'évacuation de la bile).

En cas de calculs urinaires, on les fait éclater avec des ultrasons.

Pour les autres cas, on peut surseoir à l'opération, à condition de suivre toute sa vie un traitement homéopathique. Voir avec un médecin pratiquant l'homéopathie si votre cas le permet.

➲ VOIR ÉGALEMENT **Colique (hépatique, néphrétique).**

Calendula officinalis

Substance de base : le souci des jardins.

Convient de préférence :
Aux plaies infectées.

***Symptômes les plus caractéristiques traités par* Calendula officinalis :**
Plaies lacérées et infectées ; ulcères douloureux et purulents.

Principal usage clinique :
Application locale de la teinture mère sur les plaies.

Calvitie

Une fois tombés, les cheveux ne repoussent pas ; il faut donc agir préventivement.

➲ VOIR **Cheveux.**

Camomille

➲ VOIR **Antidotes.**

Camphora

Substance de base : le camphre.

Convient de préférence :
Aux suites de refroidissement.

***Symptômes les plus caractéristiques traités par* Camphora :**
État de « choc » après coup de froid, avec peau froide au toucher, haleine froide (et cependant le sujet refuse d'être couvert) ; perte des forces ; crampes ; diarrhée profuse avec urines rares.

Principaux usages cliniques :
Début de tous les coups de froid sévères ; coryza ; choléra.

Camphre

Le camphre est un **antidote** (VOIR CE MOT) de tous les traitements homéopathiques.

Cancer

Le traitement du cancer est malheureusement hors de portée de la médecine homéopathique.

Toutefois, quelques médicaments homéopathiques bien choisis peuvent procurer un certain confort au malade : prévention des complications infectieuses, traitement de la douleur.

Candidose

Il s'agit d'une inflammation des muqueuses par la levure *Candida albicans,* surtout de la bouche (on parle alors de « muguet »), de l'intestin et du vagin.

À chaque crise prendre :

MONILIA ALBICANS 9 CH,
MERCURIUS SOLUBILIS 9 CH,
SEPIA 9 CH,
trois granules de chaque trois fois par jour.

Cantharis

Substance de base : la cantharide, ou mouche de Milan.

***Symptômes les plus caractéristiques traités par* Cantharis :**
Envie permanente d'uriner avec douleurs incessantes de la vessie et de l'urètre ; sang dans les urines ; écoulement goutte à goutte des urines ; excitation sexuelle ; soif intense avec impossibilité de boire ; grosses vésicules cutanées.

CARACTÈRE

L'homéopathie ne permet pas de modifier le caractère. Elle aide seulement à en atténuer les expressions trop marquées, caricaturales, pénibles pour l'intéressé ou son entourage. Toutefois, certains traits de caractère peuvent orienter la thérapeutique. Ils ne seront pas modifiés par elle mais, associés aux symptômes du cas, ils aident à choisir le traitement nécessaire. Exemple : une jeune fille timide et douce, pleurant facilement, ayant besoin d'affection et de consolation, fait irrémédiablement penser à pulsatilla. Ce médicament diminuera sa tendance à larmoyer, guérira ses troubles circulatoires, sa digestion, etc., mais elle gardera sa fragilité naturelle.

➲ VOIR ÉGALEMENT **Typologie.**

Principaux usages cliniques :

Cystite violente ; diarrhée avec infection urinaire ; brûlures cutanées avec cloques.

Capsicum annuum

Substance de base : le piment des jardins.

***Symptômes les plus caractéristiques traités par* Capsicum annuum :**
Sensation de brûlure des muqueuses, spécialement de la gorge (comme si on avait avalé du poivre) ; douleurs de gorge irradiées aux oreilles ; inflammation de la mastoïde ; grande soif ; frissons en buvant.

Principaux usages cliniques :
Angine ; otite ; mastoïdite.

Caractériel (enfant)

VOIR ce qui est dit dans l'encadré **Caractère**, la dominante caractérielle d'un enfant n'étant que l'organisation pathologique du caractère.

Carbo vegetabilis

Substance de base : le charbon végétal.

***Symptômes les plus caractéristiques traités par* Carbo vegetabilis :**
Stagnation du sang dans les vaisseaux ; congestion veineuse ; essoufflement ; désir d'air frais, besoin d'être éventé ; ballonnement de l'estomac avec douleurs constrictives ; intolérance aux graisses ; tête chaude avec corps froid ; enrouement, surtout le soir ; épuisement de l'énergie.

Principaux usages cliniques :
Mauvaise digestion ; « aérophagie » ; asthme ; troubles circulatoires ; migraines ; début de coqueluche.

Carduus marianus

Substance de base : le chardon-marie.

***Symptômes les plus caractéristiques traités par* Carduus marianus :**
Douleurs et augmentation de volume de la partie gauche du foie ; vomissements bilieux ; constipation ; peau jaune ; ulcères variqueux ; vertiges.

Principaux usages cliniques :
Hépatite ; calculs biliaires ; insuffisance hépatique ; colique hépatique.

Caries dentaires

➲ VOIR **Dents.**

Cataracte

➲ VOIR **Yeux.**

Catarrhe bronchique

Se conformer à ce qui est dit pour la **bronchite**.

Cauchemars

Un enfant ou un adulte qui fait des cauchemars et crie en dormant est justiciable de :

STRAMONIUM 9 CH,
trois granules au moment où il crie si le trouble est exceptionnel, ou trois granules tous les soirs au moment du coucher si le trouble est régulier.

Caulophyllum thalictroïdes

Substance de base : le cohosh bleu.

***Symptômes les plus caractéristiques traités par* Caulophyllum thalictroïdes :**
Retard à l'accouchement par rigidité du col utérin ; fausses douleurs d'accouchement ; douleurs de règles rappelant celles de l'accouchement.

Principaux usages cliniques :
Facilitation de l'accouchement ; règles douloureuses.

CAUSE DES MALADIES

La cause de la maladie permet parfois d'établir le traitement homéopathique

Lorsqu'on la connaît, la cause de la maladie permet de trouver plus aisément le médicament approprié. Par exemple, les suites de chagrin font penser avant tout à IGNATIA, NATRUM MURIATICUM, PHOSPHORICUM ACIDUM. Le médecin, devant une telle cause, ne prescrit pas d'emblée l'un ou l'autre de ces médicaments, ni même les trois. Il interroge et examine son malade, et fait son choix après avoir étudie les symptômes du cas. La notion de cause (ou de « causalité », comme disent les homéopathes) permet de trouver plus rapidement le médicament indiqué. Cela n'est pas une règle absolue : le médecin peut être amené à prescrire un médicament autre que les trois cités plus haut. L'exercice de la thérapeutique homéopathique est un art difficile.

En l'absence de cause connue, il est possible toutefois de prescrire

Si le médecin ne connaît pas la cause de la maladie, il n'est pas désemparé pour autant. Lorsqu'il a recueilli l'ensemble des symptômes de son patient, l'application du principe de similitude lui permet de remonter directement à la thérapeutique nécessaire. En résumé, connaître la cause est préférable mais non indispensable.

Causticum

Substance de base : préparation à base de chaux et de potasse.

Convient de préférence :
Au sujet triste et déprimé, sensible au malheur des autres, ayant l'appréhension d'un danger imminent.

***Symptômes les plus caractéristiques traités par* Causticum :**
Paralysies localisées, d'installation lente et progressive, évoluant sur le mode chronique, spécialement après exposition au froid sec ; raideurs et déformations articulaires, améliorées par temps humide ; sensation de brûlure des muqueuses ; émission d'urine en toussant ; peau sèche et jaune ; verrues larges, saignant facilement ; vieilles cicatrices douloureuses.

Principaux usages cliniques :
Paralysies, en particulier paralysie faciale ; verrues ; rhumatismes déformants ; constipation ; laryngite ; incontinence d'urine.

Ceanothus

Substance de base : le thé de Jersey.

Convient de préférence :
Aux séquelles de paludisme.

***Symptômes les plus caractéristiques traités par* Ceanothus :**
Grosse rate douloureuse ; diarrhée.

Principaux usages cliniques :
Maladies de la rate.

Cedron

Substance de base : le cédron, un arbre d'Amérique.

***Symptômes les plus caractéristiques traités par* Cedron :**

Douleur frontale allant d'une tempe à l'autre ; fièvre avec engourdissement des membres ; périodicité régulière des symptômes (ils reviennent tous les jours à la même heure).

Principaux usages cliniques :
Migraines ; névralgies faciales.

Cellulite

➲ VOIR **Amaigrissant (traitement).**

Céphalée

➲ VOIR **Tête.**

Chagrin (suites d'un)

➲ VOIR **Cause des maladies, Dépression nerveuse, Émotions.**

Chalazion

➲ VOIR **Paupières.**

Chaleur

➲ VOIR **Coup de chaleur.**

Chamomilla vulgaris

Substance de base : la camomille.

Convient de préférence :
À l'enfant coléreux, agité, douillet, ayant une joue rouge et l'autre pâle.

***Symptômes les plus caractéristiques traités par* Chamomilla vulgaris :**
Douleurs violentes et surtout mal supportées ; elles sont améliorées quand l'enfant est porté dans les bras ou roulé en voiture ; sueurs chaudes de la tête ; diarrhée verte ; agitation ; humeur coléreuse.

Principaux usages cliniques :
Troubles de la dentition ; névralgie faciale ; douleurs de règles ; douleurs d'accouchement ; insomnie ; rhumatismes ; diarrhée ; nervosité des enfants.

Champignons

Intoxication par les champignons vénéneux

À la sortie de l'hôpital, on peut prendre pour éviter les séquelles :

> ISOTHÉRAPIQUE 9 CH,
> *préparé à partir du champignon responsable, trois granules trois fois par jour pendant deux mois.*

Champignons parasites de la peau ou des muqueuses

➲ VOIR **Mycose.**

Cheiranthus cheiri

Substance de base : la giroflée.

Principal usage clinique :
Inflammation de la dent de sagesse.

Chelidonium majus

Substance de base : la grande chélidoine.

***Symptômes les plus caractéristiques traités par* Chelidonium majus :**
Douleurs de la région de la vésicule biliaire ; douleur à l'angle inférieur de l'omoplate droite ; gros foie ; peau jaune ; yeux jaunes ; urines foncées ; selles décolorées flottant sur l'eau ; prurit anal ; mal de tête.

Principaux usages cliniques :
Spasmes ou inflammation des voies biliaires ; hépatite ; « jaunisse » ; troubles pulmonaires avec complications bilieuses ; rhumatismes ; migraines.

Chéloïdes

Mauvaises **cicatrices** (VOIR CE MOT).

Chevelu (cuir)

Croûtes de lait

CALCAREA CARBONICA 9 CH,
trois granules trois fois par jour, à donner systématiquement.

- En cas de mauvaise odeur du cuir chevelu,

HEPAR SULFURIS CALCAREUM 9 CH,
à ajouter à raison de trois granules trois fois par jour.

- En cas de démangeaison,

MEZEREUM 9 CH,
à ajouter à raison de trois granules trois fois par jour.

Démangeaison du cuir chevelu, sans cause

OLEANDER 9 CH,
trois granules trois fois par jour.

Douleurs du cuir chevelu

OLEANDER 9 CH,
trois granules trois fois par jour.

Eczéma

GRAPHITES 9 CH,
VIOLA TRICOLOR 9 CH,
trois granules de chaque trois fois par jour, en attendant le traitement de fond par un médecin pratiquant l'homéopathie.

Loupes

BARYTA CARBONICA 9 CH,
trois granules trois fois par jour.

Ce traitement est préventif des loupes à venir, il ne fait pas disparaître celles qui existent déjà : ne les faire enlever que si elles sont visibles ou très gênantes.

Psoriasis, ➲ VOIR CE MOT.

Séborrhée grasse

OLEANDER 9 CH,
trois granules trois fois par jour.

Cheveux

Cassants

FLUORICUM ACIDUM 9 CH,
trois granules trois fois par jour.

Chute des cheveux diffuse (ou alopécie)

PHOSPHORICUM ACIDUM 9 CH,
trois granules trois fois par jour.

➲ VOIR *Pelade*, CI-DESSOUS DANS CETTE RUBRIQUE

Coloration des cheveux

Par principe, l'homéopathe est très méfiant vis-à-vis de ce qui est artificiel. La touche d'essai est donc particulièrement recommandée. En cas d'accident allergique récent, prendre le plus tôt possible :

ISOTHÉRAPIQUE 9 CH,
préparé à partir du colorant responsable, trois granules trois fois par jour jusqu'à disparition des symptômes.

Gras

PHOSPHORICUM ACIDUM 9 CH,
trois granules trois fois par jour.

Ne lavez pas trop souvent vos cheveux. Plus vous le faites, plus les glandes du cuir chevelu sécrètent de la matière grasse. Ne descendez jamais au-dessous de huit jours entre deux lavages avec un shampooing traitant, même s'il vous en coûte sur le plan esthétique. Si vous êtes déjà au-dessous de huit jours, revenez progressivement à ce délai. Si cela vous est impossible, utilisez des shampooing très doux, du type de ceux au bois de panama.

Pelade (chute des cheveux en une « plaque » localisée)

FLUORICUM ACIDUM 9 CH,
trois granules trois fois par jour.

Pellicules

La constatation de pellicules ne constitue pas en soi un diagnostic ; il faut en connaître la cause, en particulier : **mycose, psoriasis**

(VOIR CES MOTS), ou *séborrhée* (VOIR CI-DESSOUS DANS CETTE RUBRIQUE). Il est donc recommandé d'en parler au médecin.

Pour les pellicules sans cause apparente, prendre :

PHOSPHORICUM ACIDUM 9 CH,
trois granules trois fois par jour.

Perte des cheveux, ou calvitie

➲ VOIR CI-DESSUS *Chute*.

Séborrhée (excès de sécrétion des glandes du cuir chevelu)

NATRUM MURIATICUM 9 CH,
OLEANDER 9 CH,
PHOSPHORICUM ACIDUM 9 CH,
trois granules de chaque trois fois par jour, vingt jours par mois.

Secs

THUYA 9 CH,
trois granules trois fois par jour.

Cheville

Douleurs, ➲ VOIR **Rhumatismes.**

Entorses, ➲ VOIR CE MOT.

Chimaphila umbellata

Substance de base : la pyrole en ombelle.

***Symptômes les plus caractéristiques traités par* Chimaphila umbellata :**
Urines pleines de mucus ; sensation de balle dans le périnée ; grosse prostate ; on doit forcer pour uriner.

Principaux usages cliniques :
Catarrhe de vessie ; troubles prostatiques.

Chimie

Médecine dite « chimique ».

➲ VOIR **Allopathie.**

Utilise-t-on des produits chimiques en homéopathie ?

➲ VOIR **Allopathie,** NOTE EN BAS DE LA PAGE.

China rubra

Substance de base : l'écorce de quinquina.

Convient de préférence :
Au sujet anémique ; aux suites de perte de liquides vitaux (hémorragie, vomissements, diarrhée, etc.) ; aux antécédents de paludisme.

***Symptômes les plus caractéristiques traités par* China rubra :**
Ballonnement de tout le ventre ; diarrhée sans douleur mais avec épuisement après la selle ; gros foie ; grosse rate ; fièvre un jour sur deux ; hémorragie de sang foncé ; saignement de nez ; sensibilité au toucher et à la lumière ; bourdonnement d'oreilles ; mal de tête battant ; rhumatismes avec articulations enflées ; épuisement considérable ; retour périodique des symptômes.

Principaux usages cliniques :
Mauvaise digestion ; diarrhée ; colique hépatique ; « jaunisse » ; bourdonnement d'oreilles ; rhumatismes ; allaitement épuisant ; séquelles d'hémorragie, d'anémie ; séquelles de paludisme ; fièvres diverses ; fatigue.

Chionanthus virginicus

Substance de base : l'arbre de neige.

***Symptômes les plus caractéristiques traités par* Chionanthus virginicus :**
Migraines bilieuses périodiques ; gros foie ; grosse rate ; peau jaune.

Principaux usages cliniques :
Migraines bilieuses ; « jaunisse ».

Choc

Choc émotif, affectif, moral

VOIR **Émotions.**

Choc opératoire

VOIR **Intervention chirurgicale.**

Traumatismes, VOIR CE MOT.

Cholécystite

Infection de la vésicule biliaire. Prendre :

MERCURIUS SOLUBILIS 9 CH,
PYROGENIUM 9 CH,
trois granules de chaque trois fois par jour.

Consulter en cas de teint jaune ou de persistance de la fièvre.

VOIR ÉGALEMENT **Calculs, Colique hépatique.**

Choléra

Il existe un traitement homéopathique du choléra. Se faire hospitaliser si possible, ne serait-ce que pour recevoir la réhydratation nécessaire, et faire en même temps le traitement ci-après. Si l'on est dans un pays lointain, démuni de ressources hospitalières et de médecin homéopathe, prendre :

- au début du choléra, surtout s'il y a état de choc et sensation intense de froid,
  CAMPHORA 9 CH ;
- si le cas semble grave, avec état d'agitation,
  ARSENICUM ALBUM 9 CH ;
- s'il y a beaucoup de crampes,
  CUPRUM 9 CH ;
- s'il y a prédominance de la diarrhée sur les autres symptômes, avec sueurs froides,
  VERATRUM ALBUM 9 CH.

Prendre trois granules toutes les heures du médicament sélectionné. En cas de doute, alterner toutes les demi-heures deux ou trois des médicaments cités ci-dessus.

Cholestérol

Le cholestérol en excès dans le sang n'est pas la seule graisse à redouter. Les médecins attachent actuellement plus d'importance encore aux triglycérides.

Un régime et des médicaments homéopathiques (PODOPHYLLUM, CHOLESTERINUM) arrivent à remettre le taux du cholestérol à la normale : consulter.

VOIR ÉGALEMENT **Triglycérides.**

Chorée

Autrefois appelée « danse de Saint-Guy », très rare de nos jours. Essayer :

MYGALE 9 CH,
trois granules trois fois par jour.

Mais il y a d'autres médicaments possibles ; si l'on n'a pas de résultat rapide, consulter un médecin homéopathe.

Chronique (maladie)

La notion de maladie chronique est très importante en homéopathie. Dans les maladies à crises successives (comme l'asthme), il ne suffit pas de soigner les symptômes à chaque fois qu'ils se présentent. Il faut un traitement de fond pour modifier l'état chronique, sous-jacent et qui « explose » de temps en temps sous forme de crise.

Cette notion de maladie chronique rejoint la conception classique du **terrain** (VOIR CE MOT). Le traitement de la maladie chronique ne peut être fait que par le médecin homéopathe, car il nécessite de longues études pour être maîtrisé.

Chute des cheveux

➲ VOIR **Cheveux.**

Cicatrices

Pour atténuer les cicatrices ou traiter les complications possibles, prendre trois granules trois fois par jour de l'un des médicaments qui suivent.

Bourgeonnement

GRAPHITES 9 CH.

Utiliser également la pommade au GRAPHITES, qui est noire et ne peut donc être employée que le soir avec un pansement.

Chéloïdes (mauvaises cicatrices surélevées)

GRAPHITES 9 CH.

Cicatrice de brûlure

CAUSTICUM 9 CH.

Coloration

- si les cicatrices sont rouges,

  LACHESIS 9 CH.

- si les cicatrices sont bleues,

  SULFURICUM ACIDUM 9 CH.

Démangeaison au niveau des cicatrices

FLUORICUM ACIDUM 9 CH.

Douloureuses

- par temps sec,

  CAUSTICUM 9 CH.

- le long des trajets nerveux,

  HYPERICUM PERFORATUM 9 CH.

- par changement de temps,

  NITRICUM ACIDUM 9 CH.

- par temps humide,

  PHYTOLACCA 9 CH.

Entourées d'une série de vésicules

FLUORICUM ACIDUM 9 CH.

Prévention de la mauvaise cicatrisation après une opération

STAPHYSAGRIA 9 CH

(traitement à poursuivre pendant toute la durée de la cicatrisation).

Se rouvrent, suppurent

SILICEA 9 CH.

Saignent

LACHESIS 9 CH.

Cicuta virosa

Substance de base : la ciguë vireuse.

Symptômes les plus caractéristiques traités par **Cicuta virosa :**

Spasmes violents de toutes sortes ; dilatation des pupilles ; comportement infantile.

Principal usage clinique :

Convulsions.

Cils (chute des)

FLUORICUM ACIDUM 5 CH,

trois granules trois fois par jour, dix jours par mois pendant quelques mois.

Cina

Substance de base : le *Semen contra*, une sorte d'armoise.

Convient de préférence :

À l'enfant vermineux, agité, grinçant des dents, aux yeux cernés.

Symptômes les plus caractéristiques traités par **Cina :**

Faim insatiable ; démangeaison du nez ; douleurs du ventre, spécialement au niveau du nombril ; toux ; démangeaison de l'anus ; agitation nerveuse.

Principaux usages cliniques :

Verminose (pour combattre les symptômes, mais le produit ne tue pas les vers) ; enfant nerveux ; coqueluche.

Cinquième maladie

Maladie virale bénigne de l'enfant, ressemblant à la rubéole.

PULSATILLA 9 CH,
trois granules trois fois par jour pendant cinq à six jours, suffiront à l'enrayer.

Circulation (troubles de la)

Ils sont du domaine de l'homéopathie.

➲ VOIR LES RUBRIQUES CONCERNÉES, NOTAMMENT : **Artérite, Phlébite, Raynaud (maladie de), Règles, Ulcères, Varices.**

Cirrhose

Il existe un traitement homéopathique de la cirrhose lorsqu'elle est encore à un stade peu avancé, c'est-à-dire avant qu'elle ne soit « décompensée » (on entend par là qu'il y a du liquide dans le ventre [ascite] et que le sang est trop fluide ; c'est alors trop tard pour l'homéopathie).

La première mesure est, bien entendu, l'arrêt de l'intoxication alcoolique, et c'est une condition formelle. La deuxième est de consulter un homéopathe pour avoir un traitement adapté. PHOSPHORUS sera l'un des principaux éléments de la prescription.

Cistus canadensis

Substance de base : le ciste du Canada.

***Symptômes les plus caractéristiques traités par* Cistus canadensis :**
Rhume au moindre air froid avec sensation de froid dans le nez ; catarrhe chronique ; ganglions cervicaux.

Principaux usages cliniques :
Rhume ; pharyngite ; ganglions.

Claustrophobie

Peur des espaces clos. On se trouvera bien de prendre :

ARGENTUM NITRICUM 9 CH,
trois granules trois fois par jour, quinze jours par mois, pendant quelques mois.

Clignement des paupières

➲ VOIR **Paupières (spasmes des).**

Cocculus indicus

Substance de base : la coque du levant.

***Symptômes les plus caractéristiques traités par* Cocculus indicus :**
Vertiges à la vue du mouvement (quand on regarde passer les voitures, par exemple) ; mal de tête (dans la région de l'occiput), avec l'impression de quelque chose qui s'ouvre et se ferme à ce niveau ; engourdissement musculaire douloureux ; lenteur dans l'exécution des mouvements ; ralentissement intellectuel.

Principaux usages cliniques :
Mal des transports ; migraine ; vertiges ; crise de spasmophilie ; règles douloureuses.

Coccus cacti

Substance de base : la cochenille.

***Symptômes les plus caractéristiques traités par* Coccus cacti :**
Inflammation des muqueuses ; toux avec mucosités abondantes, épaisses, difficiles à évacuer ; chatouillement dans le larynx.

Principaux usages cliniques :
Toux spasmodique ; coqueluche ; laryngite.

Coccyx

Pour les douleurs du coccyx, prendre trois

granules trois fois par jour de l'un ou plusieurs des remèdes suivants :

- en cas de chute sur le coccyx,
  HYPERICUM PERFORATUM 9 CH ;
- en cas de douleur après contrariété,
  IGNATIA 9 CH ;
- si on a une sensation d'engourdissement du coccyx,
  PLATINA 9 CH.

Cœliaque (maladie)

Maladie du nourrisson et du jeune enfant due à une intolérance du tube digestif au gluten (matière azotée contenue dans les céréales).

Le pédiatre institue donc un régime sans gluten, et l'on voit disparaître la diarrhée graisseuse ; le développement de l'enfant reprend.

L'homéopathe instituera un traitement complémentaire pour hâter la guérison.

LYCOPODIUM, PHOSPHORUS et SILICEA sont les médicaments qui sont le plus souvent prescrits dans cette maladie.

Cœur

Selon le trouble, prendre trois granules trois fois par jour de l'un des médicaments suivants.

Anxiété ressentie dans la région du cœur

KALMIA LATIFOLIA 9 CH.

Douleurs au cœur, en particulier sensation de constriction

CACTUS GRANDIFLORUS 9 CH.

Insuffisance cardiaque

Elle doit être soignée par la médecine classique ; mais un tel traitement n'empêche pas de prendre simultanément des médicaments homéopathiques pour d'autres troubles.

Palpitations

- palpitations après une peur,
  ACONITUM NAPELLUS 9 CH.
- palpitations violentes,
  ACONITUM NAPELLUS 9 CH.
- palpitations après une contrariété,
  IGNATIA 9 CH.
- palpitations à la ménopause,
  LACHESIS 9 CH.
- palpitations pendant la digestion,
  LYCOPODIUM 9 CH.
- palpitations en parlant,
  NAJA 9 CH.
- palpitations par le café,
  NUX VOMICA 9 CH.
- palpitations dues aux vers,
  SPIGELIA 9 CH.
- palpitations douloureuses,
  SPIGELIA 9 CH.
- palpitations aggravées par le mouvement,
  SPIGELIA 9 CH.
- palpitations avec mal de tête,
  SPIGELIA 9 CH.

Sensation que le cœur va s'arrêter de battre

GELSEMIUM 9 CH.

Souffle

NAJA TRIPUDIANS 9 CH,

améliore l'état général des personnes porteuses d'un « souffle » cardiaque (sans faire disparaître le souffle pour autant).

Tachycardie, cœur qui bat trop vite

LYCOPUS VIRGINICUS 9 CH.

➲ VOIR ÉGALEMENT **Angine de poitrine, Arythmie, Infarctus du myocarde, Pouls.**

Coffea cruda

Substance de base : le café non torréfié.

***Symptômes les plus caractéristiques traités par* Coffea cruda :**
Insomnie avec abondance d'idées ; activité incessante de l'esprit ; agitation physique ; palpitations violentes ; douleurs intolérables.

Principaux usages cliniques :
Insomnie ; cœur nerveux ; névralgies dentaires.

Colchicum automnale

Substance de base : le colchique d'automne.

***Symptômes les plus caractéristiques traités par* Colchicum automnale :**
Crise aiguë de goutte avec rougeur de l'articulation, extrême sensibilité au toucher ; la crise se déplace rapidement d'une articulation à l'autre ; nausées à l'odeur des aliments ; diarrhée d'automne.

Principaux usages cliniques :
Goutte ; diarrhée.

Colère

Douleurs, suite de colère

COLOCYNTHIS 9 CH,
trois granules toutes les heures jusqu'à cessation.

Adulte irritable

NUX VOMICA 9 CH,
trois granules trois fois par jour.

Enfant agité et irritable

CHAMOMILLA 9 CH,
trois granules trois fois par jour.

➲ VOIR ÉGALEMENT **Caractère.**

Colibacillose

➲ VOIR **Urinaire (infection).**

Colique

Colique signifie « douleur spasmodique », et non « diarrhée » comme on le croit trop souvent.

Colique abdominale (spasmes intestinaux)

COLOCYNTHIS 9 CH,
MAGNESIA PHOSPHORICA 9 CH,
trois granules de de quart d'heure en quart d'heure, en alternant, jusqu'à cessation de la douleur.

Colique hépatique (spasmes des voies biliaires)

BERBERIS VULGARIS 9 CH,
CALCAREA CARBONICA 9 CH,
MAGNESIA PHOSPHORICA 9 CH,
trois granules en alternance, de cinq minutes en cinq minutes ou de quart d'heure en quart d'heure, selon l'intensité de la douleur.

Colique néphrétique (spasmes des voies urinaires)

Mettre dans un grand verre d'eau cinq granules des médicaments suivants :
ARNICA 9 CH ;
BELLADONNA 9 CH ;
BERBERIS VULGARIS 9 CH ;
CALCAREA CARBONICA 9 CH ;
LYCOPODIUM 9 CH ;
OCIMUM CANUM 9 CH ;
PAREIRA BRAVA 9 CH.
Agiter énergiquement et prendre une cuillerée à café de quart d'heure en quart d'heure ou d'heure en heure, selon l'intensité de la douleur.

➲ VOIR ÉGALEMENT **Calculs.**

Colite

Inflammation du colon, qui est spasmé et présente des diverticules (sortes de ramifications). Les symptômes principaux sont une alternance de diarrhée et de constipation, et des douleurs abdominales. Le traitement de fond est indispensable, ainsi qu'un régime. En attendant, on peut prendre :

NATRUM SULFURICUM 9 CH,
MAGNESIA PHOSPHORICA 9 CH,
THUYA 9 CH,
trois granules de chaque trois fois par jour.

Collinsonia canadensis

Substance de base : le collinsonia.

***Symptômes les plus caractéristiques traités par* Collinsonia canadensis :**
Constipation très marquée, spécialement pendant la grossesse ; hémorroïdes avec saignement et douleurs piquantes, comme par un paquet d'aiguilles ; hémorroïdes concomitantes de troubles gynécologiques ; alternance d'hémorroïdes et de palpitations, d'hémorroïdes et de maux de tête.

Principaux usages cliniques : Constipation ; hémorroïdes ; prurit anal.

Colocynthis

Substance de base : la coloquinte.

***Symptômes les plus caractéristiques traités par* Colocynthis :**
Douleurs crampoïdes violentes, améliorées par la chaleur et la pression forte ; irritabilité par la douleur.

Principaux usages cliniques :
Colique hépatique ; colique néphrétique ; colique abdominale ; sciatique ; névralgie faciale ; règles douloureuses.

Colonne vertébrale

En plus du traitement que l'on trouvera à la rubrique **Rhumatismes**, on peut être amené à prendre, en fonction de la localisation précise de la douleur sur la colonne vertébrale, l'un des médicaments suivants, à raison de trois granules trois fois par jour.

Cou

LACHNANTES 9 CH.

Dos (de la base du cou à la ceinture)

- pour le haut du dos,
  ACTEA RACEMOSA 9 CH.
- pour la partie inférieure,
  SULFUR 9 CH.

Lombes (ou « reins »)

- lumbago avec douleurs irradiées au ventre,
  BERBERIS 9 CH.
- lumbago avec douleurs aggravées par le moindre mouvement et en toussant,
  BRYONIA 9 CH.
- lumbago amélioré par le mouvement et sur un plan dur,

COMPLEXES

Certains médecins et la plupart des **guérisseurs** (VOIR CE MOT) prescrivent couramment des gouttes où se trouvent plusieurs médicaments homéopathiques mélangés. Les malades reçoivent ainsi plusieurs mélanges différents chaque jour.
Ce « complexisme » n'est pas de l'homéopathie sérieuse ; il peut avoir une efficacité passagère du fait que la prescription, par le nombre des médicaments qu'elle comporte, a toutes les chances de contenir le bon traitement, noyé dans la masse des substances ; il ne constituera jamais un traitement de terrain.
Les « complexes » au sens psychologique du terme sont à traiter par la **psychothérapie** (VOIR CE MOT), aidée d'un traitement homéopathique.

COMPOSÉES (FORMULES)

Les formules composées sont des mélanges, préparés à l'avance, permettant d'obtenir une action thérapeutique même lorsqu'on ne sait pas quel médicament sélectionner pour un cas. Elles relèvent du **complexisme**, qui est critiquable en tant que mode de prescription courante mais peut être très utile pour l'automédication. L'action est superficielle et passagère.

Principales formules composées et leurs applications

ACIDUM PHOSPHORICUM COMPOSÉ :
surmenage physique et intellectuel, troubles de la mémoire.

ACONITUM NAPELLUS COMPOSÉ :
débuts de coup de froid.

AESCULUS COMPOSÉ :
hémorroïdes, troubles de la circulation.

ALLIUM CEPA COMPOSÉ :
coryza, rhume des foins.

ALOE COMPOSÉ :
troubles intestinaux, diarrhée.

ARUM TRIPHYLLUM COMPOSÉ :
affections des voies aériennes supérieures, laryngite.

CÉRÉALES GERMÉES :
tonique, fortifiant.

CHELIDONIUM COMPOSÉ :
« crise de foie », douleurs de la vésicule biliaire.

CINA COMPOSÉ :
états vermineux.

DROSERA COMPOSÉ :
toux spasmodique, coqueluche.

FORMICA RUFA COMPOSÉ :
infection urinaire, boue urinaire.

HAMAMELIS COMPOSÉ :
troubles de la circulation veineuse, varices.

HELONIAS COMPOSÉ :
règles douloureuses, insuffisance ovarienne.

HYDRASTIS COMPOSÉ 3 X :
insuffisance hépatique, paresse intestinale.

IPECA COMPOSÉ :
catarrhes pulmonaires.

NUX VOMICA COMPOSÉ :
digestions difficiles.

PASSIFLORA COMPOSÉ :
insomnie, nervosité.

RHUS TOXICODENDRON COMPOSÉ :
douleurs rhumatismales.

SABAL SERRULATA COMPOSÉ :
troubles de la prostate.

SAPONARIA COMPOSÉ :
inflammations de la peau.

SCROFULARIA COMPOSÉ :
ganglions.

SEPIA COMPOSÉ :
douleurs du bas-ventre.

TABACUM COMPOSÉ :
mal des voyages, état nauséeux.

Posologie

Si l'on utilise les formules ci-dessus, prendre dix gouttes trois fois par jour de la formule composée choisie (dans un peu d'eau), jusqu'à amélioration.

RHUS TOXICODENDRON 9 CH.

• lumbago à type de crampes,

NUX VOMICA 9 CH.

Sacrum

AESCULUS HIPPOCASTANUM 9 CH.

Coccyx

HYPERICUM PERFORATUM 9 CH.

Comédons

➲ VOIR **Acné.**

Commotion cérébrale

➲ VOIR **Traumatisme (crâne).**

Condylomes

Tumeurs bénignes des muqueuses (surtout vaginale et anale), les condylomes cèdent souvent sans ablation à :

THUYA 5 CH,
NITRICUM ACIDUM 5 CH,
trois granules de chaque trois fois par jour, pendant un à deux mois.

Confusion mentale

Chez le vieillard dont l'esprit n'est pas clair, essayer :

BARYTA CARBONICA 9 CH,
trois granules trois fois par jour, à prendre indéfiniment.

Congestion

Congestion cérébrale

➲ VOIR **Attaque.**

Congestion hépatique

➲ VOIR **Foie.**

Congestion pulmonaire

INFLUENZINUM 9 CH,
PHOSPHORUS 9 CH,
HEPAR SULFURIS CALCAREUM 9 CH,
trois granules de chaque trois fois par jour.

Congestion veineuse

➲ VOIR **Varices.**

Conium maculatum

Substance de base : la grande ciguë.

Convient de préférence :

Aux suites de traumatismes des glandes, seins en particulier.

***Symptômes les plus caractéristiques traités par* Conium maculatum :**

Vertiges en tournant la tête sur le côté, améliorés en fermant les yeux ; larmoiement ; paralysies diverses avec marche difficile ; jet urinaire intermittent ; induration et hypertrophie des ganglions, des seins, des ovaires, de la prostate ; incapacité de faire un effort mental.

Principaux usages cliniques :

Vertiges ; mastose ; ganglions ; paralysies diverses.

Conjonctivite

➲ VOIR **Yeux.**

Constipation

Tout le monde connaît le danger des laxatifs classiques, qui agissent parce qu'ils irritent la muqueuse intestinale (spécialement ceux qui sont à base de phénolphtaléine). C'est une raison supplémentaire pour essayer l'homéopathie.

Constipation ancienne

Consulter un médecin pratiquant l'homéopathie.

Le résultat n'est pas obtenu à chaque fois, mais il a encore moins de chance de l'être par l'automédication.

Constipation récente

Prendre trois granules trois fois par jour de l'un des médicaments qui suivent :

CONSULTATION HOMÉOPATHIQUE

Description générale d'une consultation chez un médecin pratiquant l'homéopathie

Il procède, avant tout, à un très long interrogatoire. Il cherche d'abord, comme ses confrères, les signes pouvant lui permettre de faire le diagnostic de la maladie à traiter. Quelquefois, ce temps se trouve raccourci du fait que la maladie est ancienne et que le « patient » (qui mérite bien son nom) a déjà consulté de nombreux médecins. Dans cette éventualité, le diagnostic de la maladie est déjà fait. Si ce n'est pas le cas, il y a peu de chances que l'homéopathe y arrive mieux que ses confrères. C'est surtout au niveau de la thérapeutique qu'il va donner un nouvel espoir au consultant.

C'est justement au moment du *diagnostic thérapeutique* que la consultation prend un tour spécifique à l'homéopathie. Le médecin va rechercher les signes particuliers appartenant en propre au mode **réactionnel** (VOIR CE MOT) du malade à sa maladie. Il n'est pas question de soigner, comme en **allopathie** (VOIR CE MOT), par exemple un ulcère d'estomac à l'aide d'un schéma thérapeutique conventionnel et préétabli. Le médecin homéopathe doit trouver le traitement de monsieur X, ulcéreux, avec ses symptômes particuliers, qui sont différents des symptômes de monsieur Y, autre ulcéreux. Le temps du diagnostic thérapeutique est donc très délicat en homéopathie.

Il s'appuie sur l'*examen physique*, qui est identique à celui de tous les médecins, avec peut-être une attention supplémentaire pour certains signes que l'on peut découvrir au niveau du cuir chevelu, de la langue, de la peau, des ongles, etc., signes qui sont susceptibles d'aider à trouver le médicament indiqué (exemple : les ongles mous font penser à thuya).

Si des *examens de laboratoire* et des *radiographies* s'avèrent nécessaires, ils sont, bien entendu, demandés.

Enfin vient le temps de la prescription et du commentaire de l'**ordonnance** (VOIR CE MOT).

Cette consultation, qui ressemble à celle des autres médecins et en même temps présente, par certains détails, un caractère particulier, exige de la part de la personne qui veut guérir une collaboration que nous allons maintenant définir.

Comment la consultation doit-elle être vécue par le patient ?

D'abord, vous pouvez la préparer en sachant ce qu'est l'homéopathie. Pour cela, consultez les rubriques **Maladies, Médicament homéopathique, Ordonnance, Théorie homéopathique**.

Ensuite, vous pouvez aider le médecin dans son interrogatoire en portant une attention minutieuse aux questions qu'il vous pose. Répondez instinctivement, sans réfléchir, en employant des mots simples, tels qu'ils vous viennent et semblent qualifier au mieux vos symptômes.

Ne cherchez pas à savoir pourquoi le médecin vous pose telle ou telle

CONSULTATION HOMÉOPATHIQUE (SUITE)

question (du moins pas tout de suite), occupez-vous seulement de tout tenter pour donner une réponse aussi objective que possible.
N'essayez pas d'orienter le médecin dans sa recherche thérapeutique, sauf pour ajouter un détail qui vous paraît important.
N'ayez pas de fausse pudeur, un symptôme de caractère intime peut être capital. Jamais un médecin homéopathe ne sourira si vous lui dites que votre acné est sortie à la suite d'une déception sentimentale ou que votre intestin vous gêne comme si vous aviez quelque chose de vivant dans le ventre. Au contraire, cela peut l'aider à établir la bonne ordonnance ; plus le symptôme est personnalisé, « frappant, singulier, extraordinaire, caractéristique », plus il est utile au diagnostic thérapeutique. Décrivez votre **angoisse** (VOIR CE MOT) si elle trouble votre vie, mais ne la laissez pas parasiter la consultation. Toute réponse intéressante peut être retenue contre votre maladie.
Enfin sachez écouter. Le médecin homéopathe a des conseils à vous donner, non seulement sur les médicaments appropriés à votre cas, mais aussi sur le plan de l'hygiène et de la diététique.
Si vous savez vivre votre consultation, vous repartirez avec une provision d'espoir. La guérison ne sera plus alors qu'une question de patience.

- En cas de nécessité de gros efforts, même pour une selle molle,

  ALUMINA 9 CH ;
- Selles décolorées, légères, flottant sur l'eau,

  CHELIDONIUM MAJUS 9 CH ;
- Grosses selles avec traînées de mucus,

  GRAPHITES 9 CH ;
- Constipation pendant les règles,

  GRAPHITES 9 CH ;
- Constipation sans faux besoin,

  HYDRASTIS CANADENSIS 9 CH ;
- Constipation pendant la grossesse ou après l'accouchement,

  HYDRASTIS CANADENSIS 9 CH ;
- Constipation avec faux besoins inefficaces,

  NUX VOMICA 9 CH ;
- Constipation par abus de laxatifs,

  NUX VOMICA 9 CH ;
- Aspect de billes rondes, comme des « crottes de mouton »,

  MAGNESIA MURIATICA 9 CH.

Constitutions

➲ VOIR **Typologie.**

Continence (troubles dus à la)

➲ VOIR **Sexuels (troubles).**

Contracture

➲ VOIR **Muscles.**

Contrariétés (suite de)

➲ VOIR **Émotions.**

CONTRACEPTION

La contraception est un sujet délicat sur lequel le médecin doit donner son avis, orienter, sans véritablement trancher. C'est à la personne qui consulte – et surtout au couple – de décider.
L'homéopathe est contre tout ce qui est artificiel. Ses préférences vont donc à la contraception mécanique (stérilet, diaphragme, protection masculine).
La « pilule » (sans parler de ses contre-indications classiques : séquelles de jaunisse, de phlébite, varices des membres inférieurs) s'immisce de manière artificielle dans l'équilibre biologique de l'organisme féminin et modifie son imprégnation hormonale. La pilule est donc à éviter (sauf pour de courtes périodes). Toutefois, si vous l'utilisez déjà, sachez qu'elle n'empêche pas les médicaments homéopathiques d'agir.
L'homéopathe y est opposé par principe, non parce qu'elle le gêne. Il n'existe pas de contraceptif agissant par voie homéopathique.

Contusion

➲ VOIR **Blessure.**

Convalescence

Pour la convalescence d'une maladie infectieuse (quelle qu'elle soit), on peut prendre pendant 15 jours :

SULFUR IODATUM 9 CH,
PULSATILLA 9 CH,
AVIAIRE 9 CH,
trois granules de chaque trois fois par jour.

Convulsions fébriles

Les convulsions par la fièvre (fébriles) se produisent lorsque celle-ci dépasse 40 °C. Si elles ne durent pas longtemps, il n'y aura pas de séquelles ; elles constitueront seulement un mauvais souvenir. Encore faut-il agir correctement, et dans l'ordre suivant :

– Appeler le médecin de toute manière ;

– En attendant son arrivée, mettre l'enfant dans un bain à 1 °C au-dessous de la température qu'il a lui-même ;

– Lui mettre sur la langue, toutes les deux minutes, trois granules de

BELLADONNA 5 CH.

Coqueluche

La coqueluche est très facile à soigner par l'homéopathie.

Il est habituel de dire que la coqueluche est grave si elle atteint un nourrisson âgé de moins de 1 an. C'est vrai avec les médicaments classiques. En revanche, avec l'homéopathie, il n'y a jamais de danger, même à cet âge. Il n'est donc pas nécessaire de faire une vaccination anticoquelucheuse.

Si la coqueluche se déclare chez un nourrisson, consulter un médecin.

Pour le grand enfant, on peut consulter (c'est préférable) ou essayer les conseils suivants. Choisir un ou plusieurs des médicaments indiqués et en donner trois granules de chaque trois fois par jour.

• En cas de quintes entrecoupées par des périodes de somnolence,

ANTIMONIUM TARTARICUM 9 CH.

• Si le larynx est très douloureux,

BELLADONNA 9 CH.

- Mucus épais et incolore pendant la quinte,

COCCUS CACTI 9 CH.

- L'enfant étouffe avant la quinte, son visage devient pourpre pendant celle-ci,

CORALLIUM RUBRUM 9 CH.

- Si les quintes sont calmées en buvant froid,

CUPRUM METALLICUM 9 CH.

- En cas de « chant du coq »,

DROSERA ROTUNDIFOLIA 9 CH.

- En cas de saignement de nez pendant la quinte,

DROSERA ROTUNDIFOLIA 9 CH.

- Nausées en fin de quinte,

IPECA 9 CH.

- Éructations pendant la quinte,

SANGUINARIA CANADENSIS 9 CH.

- Larmoiement ou éternuements pendant la quinte,

SQUILLA 9 CH.

- Toux rauque, comme un aboiement,

SPONGIA TOSTA 9 CH.

Cor au pied

Appliquer localement pour soulager :

Pommade ARNICA 4 %

(sauf en cas de plaie).

Corallium rubrum

Substance de base : le corail rouge.

***Symptômes les plus caractéristiques traités par* Corallium rubrum :**
Toux rapide comme une mitraillade, avec figure congestionnée, pourpre ; mucus abondant dans l'arrière-nez ; saignement de nez ; l'air inspiré semble froid.

Principaux usages cliniques :
Coqueluche ; rhume ; toux spasmodique.

Coronarite

➲ VOIR **Angine de poitrine.**

Coryza

➲ VOIR **Rhume.**

Cou (douleurs du)

Consulter la rubrique **Rhumatismes**, et ajouter systématiquement au choix effectué :

LACHNANTES 9 CH,
trois granules trois fois par jour.

Coude (douleurs du)

Consulter la rubrique Rhumatismes, et ajouter systématiquement au choix effectué :

RHUS TOXICODENDRON 9 CH,
trois granules trois fois par jour.

➲ VOIR ÉGALEMENT **Épicondylite.**

Coup de chaleur

En cas d'exposition prolongée à une source de chaleur, prendre :

BELLADONNA 9 CH,
trois granules toutes les heures.

S'il s'agit d'un nourrisson, le faire boire beaucoup. S'il refuse, appeler le médecin

➲ VOIR ÉGALEMENT **Soleil (insolation).**

Couperose

La couperose installée ne rétrocède pas, car le fin lacis de veinules qui la constitue est une modification anatomique, donc irréversible. Toutefois, on peut arrêter le processus avec :

CARBO ANIMALIS 9 CH,
trois granules trois fois par jour, vingt jours par mois.

Coup

➲ VOIR **Blessure.**

Coupure

➲ VOIR **Blessure.**

Courbatures

Par la fatigue

ARNICA 9 CH,
RHUS TOXICODENDRON 9 CH,
trois granules de chaque trois fois par jour.

➲ VOIR ÉGALEMENT **Sport.**

Pendant la fièvre

PYROGENIUM 9 CH,
RHUS TOXICODENDRON 9 CH,
trois granules de chaque trois fois par jour.

Coxarthrose

➲ VOIR **Hanches.**

Crampe

Crampe de l'écrivain

ARGENTUM NITRICUM 9 CH,
MAGNESIA PHOSPHORICA 9 CH,
trois granules de chaque trois fois par jour.

Crampes d'estomac, ➲ VOIR Estomac.

Crampes musculaires

CUPRUM 9 CH,
NUX VOMICA 9 CH,
trois granules de chaque trois fois par jour.

Au moment de la crampe, étirer le muscle douloureux : par exemple, en cas de crampe du mollet, faire une flexion dorsale forcée du pied en tirant progressivement les orteils et le pied vers la face antérieure de la jambe.

Crataegus oxyacantha

Substance de base : l'aubépine.

Symptômes les plus caractéristiques traités par **Crataegus oxyacantha :**
Hypertension artérielle, pouls faible.

Principal usage clinique :
Hypertension artérielle.

Crevasses

Traitement général

- si les crevasses ont un fond légèrement purulent, en tout cas jaunâtre,

  GRAPHITES 9 CH,
  trois granules trois fois par jour.

- si les crevasses ont un fond sanguinolent,

  NITRICUM ACIDUM 9 CH,
  trois granules trois fois par jour.

Traitement local

Pommade au CASTOR EQUI,
en application deux fois par jour.

Crocus sativus

Substance de base : le safran.

Symptômes les plus caractéristiques traités par **Crocus sativus :**
Sensation de quelque chose de vivant dans le ventre ; spasmes musculaires ; humeur variable, où prédomine l'envie de rire.

Principal usage clinique :
Crises de nerfs.

Croissance

Retard de croissance

CALCAREA CARBONICA 9 CH,
SILICEA 9 CH,
trois granules de chaque trois fois par jour, quinze jours par mois.

➲ VOIR ÉGALEMENT **Rachitisme, Scheuermann (maladie de).**

Pour fortifier un enfant qui grandit trop vite

CALCAREA PHOSPHORICA 9 CH,
trois granules trois fois par jour, pendant deux à trois mois.

Croton tiglium

Substance de base : l'huile du pignon d'Inde

Symptômes les plus caractéristiques traités par **Croton tiglium :**
Éruptions vésiculeuses très démangeantes, mais le grattage est douloureux ; éruptions, particulièrement des parties génitales ; alternance d'éruptions et de diarrhées.

Principaux usages cliniques :
Eczéma ou zona des régions génitales.

Croup

➲ VOIR **Diphtérie.**

Croûtes de lait

➲ VOIR **Chevelu (cuir).**

Cuir chevelu

➲ VOIR **Chevelu (cuir).**

Cuprum metallicum

Substance de base : le cuivre.

Symptômes les plus caractéristiques traités par **Cuprum metallicum :**
Crampes musculaires ; spasmes musculaires violents ; hoquet ; toux spasmodique calmée en buvant de l'eau froide ; diarrhée avec douleurs crampoïdes.

Principaux usages cliniques :
Crampes ; spasmes ; convulsions ; toux ; coqueluche.

Cyclamen europaeum

Substance de base : le cyclamen.

Symptômes les plus caractéristiques traités par **Cyclamen europaeum :**
Migraine ophtalmique avec scintillements multicolores ; vertige « transparent » : on voit en même temps les objets à leur place et en train de bouger ; hoquet pendant la grossesse ; scrupulosité exagérée.

Principaux usages cliniques :
Migraine ophtalmique ; migraine menstruelle ; mélancolie.

Cyphose

Courbure convexe de la **colonne vertébrale** ;

➲ VOIR CE MOT **en cas de douleurs dues à la cyphose.**

Cystite

➲ VOIR **Urinaire (infection).**

CURES THERMALES

Par leurs effets naturels, elles sont un bon complément des traitements homéopathiques.

CUTI-RÉACTION

Une question est souvent posée au médecin homéopathe : « Dois-je laisser faire une cuti à mon enfant ? »
Certains parents ont remarqué que leur enfant est sensible à l'effet de la cuti-réaction et qu'ensuite il présente une baisse de l'état général, une tendance aux rhumes ou aux otites.
Trop de parents ont remarqué ce phénomène pour que l'on puisse douter de sa réalité. Le médecin homéopathe en est lui-même le témoin.
Si l'enfant est sensible et qu'une « cuti » vient de déclencher des troubles, lui donner :
TUBERCULINUM 30 CH,
une dose à répéter au bout de quinze jours.
Bien entendu, éviter la multiplication des cutis. Si l'on doit en faire, préférer le « timbre tuberculinique ».
Si l'on ne connaît pas la sensibilité de l'enfant à la tuberculine, être prudent (enfants allergiques). Pour les autres enfants, laisser faire la cuti en étant prêt à intervenir à l'aide du médicament ci-dessus. Il n'est pas question d'interdire systématiquement la cuti, ce qui serait contraire à la loi. Être, simplement, prudent et vigilant.

D

Danse de Saint-Guy

➲ VOIR **Chorée.**

Dartres

Éruption croûteuse dans diverses maladies de peau.

Traitement général

GRAPHITES 9 CH,
MEZEREUM 9 CH,
trois granules de chaque trois fois par jour, jusqu'à disparition.

Traitement local

Pommade au CALENDULA,
une ou deux fois par jour.

Décalcification

➲ VOIR **Déminéralisation, Os.**

Déchaussement des dents

➲ VOIR **Dents.**

Décollement de rétine

➲ VOIR **Yeux.**

Définition de l'homéopathie

➲ VOIR **Théorie homéopathique.**

Déglutition

➲ VOIR **Avaler.**

DANGER DE L'HOMÉOPATHIE

Y a-t-il des médicaments homéopathiques dangereux ?

À partir du moment où ils sont suffisamment dilués, il n'y a aucun danger, quel que soit le médicament homéopathique, même si le nom évoque un produit toxique, comme ARSENICUM ou OPIUM. On peut dire qu'à partir de la dilution 3 CH (voir **Infinitésimal**) il n'y a plus de possibilité d'intoxication. Au-dessous, cela dépend de la substance de base.

Donc, par principe, se méfier (il vaut mieux être prudent par excès) de tous les médicaments (même provenant d'un laboratoire homéopathique) :
- en teinture mère (TM) ;
- en décimale (X ou D) ;
- en 1 CH ou 2 CH.

Beaucoup d'entre eux sont inoffensifs, mais seuls un médecin homéopathe ou un pharmacien peuvent vous le dire avec précision pour chaque cas.

Délire

Le délire est peu sensible à la thérapeutique homéopathique. Le médecin homéopathe arrive rarement à se contenter de sa méthode ; à plus forte raison le lecteur aura-t-il peu de chance d'y réussir.

Néanmoins, en cas d'isolement, essayer :

- en cas de délire aigu avec hallucination,
  BELLADONNA 9 CH,
  trois granules tous les quarts d'heure ou toutes les heures ;
- de délire avec besoin de chercher querelle et excitation sexuelle,
  HYOSCYAMUS 9 CH,
  même posologie ;
- de délire loquace avec excitation de nature religieuse,
  STRAMONIUM 9 CH,
  même posologie.

Démangeaison, prurit

Si la démangeaison accompagne une lésion de peau, voir la rubrique correspondante : **Eczéma, Psoriasis, Urticaire,** etc.

Si la démangeaison est isolée, sans lésion apparente sur la peau, prendre l'un des médicaments qui suivent, à raison de trois granules trois fois par jour jusqu'à disparition du trouble.

Selon l'origine

- démangeaison sans cause,
  DOLICHOS PRURIENS 9 CH.
- démangeaison chez une personne âgée,
  DOLICHOS PRURIENS 9 CH.
- démangeaison par contrariété,
  IGNATIA 9 CH.

Selon les modalités

Aggravations :

- démangeaison par l'alcool,
  CHLORALUM 9 CH ;
- par la chaleur,
  DOLICHOS PRURIENS 9 CH ;
- la nuit,
  DOLICHOS PRURIENS 9 CH ;
- par la laine,
  HEPAR SULFURIS CALCAREUM 9 CH ;
- par le grattage,
  MEZEREUM 9 CH ;
- au moindre contact,
  RANUNCULUS BULBOSUS 9 CH ;
- au déshabillage,
  RUMEX CRISPUS 9 CH ;
- au grand air,
  RUMEX CRISPUS 9 CH.

Amélioration :

- par la chaleur,
  ARSENICUM ALBUM 9 CH ;
- en faisant saigner,
  DOLICHOS PRURIENS 9 CH ;
- par l'eau froide,
  FAGOPYRUM 9 CH ;
- par le grattage,
  RHUS TOXICODENDRON 9 CH.

Selon la sensation

- sensation de brûlure améliorée par la chaleur,
  ARSENICUM ALBUM 9 CH.
- sensation de brûlure améliorée par le froid,
  SULFUR 9 CH.
- en cas de démangeaison très violente,
  MEZEREUM 9 CH.
- si la démangeaison se déplace (au fur et à mesure que l'on gratte à un endroit, elle recommence spontanément ailleurs),
  STAPHYSAGRIA 9 CH.
- en cas de démangeaison comme par des aiguilles,
  URTICA URENS 9 CH.

Selon les troubles concomitants

- démangeaison avec troubles hépatiques ou constipation,

  DOLICHOS PRURIENS 9 CH.
- démangeaison avec frilosité,

  MEZEREUM 9 CH.

Localement : appliquer du talc au Calendula.

➲ VOIR ÉGALEMENT **Anus (démangeaison).**

Démence

La démence, au sens courant du terme, n'est pas du domaine de l'homéopathie.

Déminéralisation

La déminéralisation (ou manque de sels minéraux) se marque en particulier par des taches blanches sur les ongles.

Prendre :

CALCAREA PHOSPHORICA 6 DH,
NATRUM MURIATICUM 6 DH,
deux comprimés de chaque aux deux principaux repas, vingt jours par mois, pendant quatre mois.

Attention : les taches se déplacent lentement vers le bord libre des ongles ; il leur faut donc quelques mois pour disparaître.

Dentition de l'enfant

Sortie d'une dent

Choisir, selon le trouble qui accompagne la sortie d'une dent, à raison de trois granules trois fois par jour, un ou plusieurs des médicaments qui suivent :

- fièvre,

  ACONITUM NAPELLUS 9 CH ;
- douleur dentaire,

  CHAMOMILLA 9 CH ;
- joue rouge,

  CHAMOMILLA 9 CH ;
- diarrhée,

  PODOPHYLLUM 9 CH.

Retard de la dentition

CALCAREA CARBONICA 9 CH,
SILICEA 9 CH,
trois granules de chaque trois fois par jour.

Dents

Abcès dentaire

MERCURIUS SOLUBILIS 9 CH,
trois granules trois fois par jour.

Allergie à la prothèse dentaire

ISOTHÉRAPIQUE 9 CH,
trois granules trois fois par jour.

L'**isothérapique** (VOIR CE MOT) sera préparé à partir de la résine utilisée pour la fabrication de la prothèse.

Carie dentaire

- si les dents cariées sont noires,

  KREOSOTUM 9 CH,
  trois granules trois fois par jour.
- si les dents cariées sont grises,

DENTISTES HOMÉOPATHES

Il existe des dentistes pratiquant l'homéopathie. Ils peuvent préparer les patients aux travaux dentaires, calmer les douleurs dentaires, traiter les affections simples de la bouche sans médication allopathique.

➲ VOIR ÉGALEMENT **Dents.**

MERCURIUS SOLUBILIS 9 CH,
trois granules trois fois par jour.

Déchaussement

LYCOPODIUM 9 CH,
MERCURIUS SOLUBILIS 9 CH,
trois granules de chaque trois fois par jour, quinze jours par mois, pendant plusieurs mois.

Dentition de l'enfant, ➲ VOIR RUBRIQUE PRÉCÉDENTE.

Douleurs dentaires

Trois granules trois par jour ou toutes les heures de l'un des médicaments suivants :

- pour les douleurs améliorées par l'eau chaude,
  ARSENICUM ALBUM 9 CH ;
- pour les douleurs très violentes, insupportables,
  CHAMOMILLA 9 CH ;
- pour les douleurs aggravées en parlant,
  CHAMOMILLA 9 CH ;
- pour les douleurs améliorées par l'eau froide,
  COFFEA 9 CH ;
- pour les douleurs améliorées en se frottant les joues,
  MERCURIUS SOLUBILIS 9 CH ;
- pour les douleurs dentaires pendant les règles,
  STAPHYSAGRIA 9 CH ;

Localement, appliquer sur la gencive, au niveau de la dent douloureuse, quelques gouttes de :

PLANTAGO TM

Émail dentaire (perte de l')

CALCAREA FLUORICA 9 CH,
trois granules trois fois par jour, vingt jours par mois, pendant quelques mois ; on arrêtera ainsi la progression du trouble.

Extraction

Avant une extraction, prendre :

ARNICA 9 CH,
GELSEMIUM 9 CH,
trois granules de chaque trois fois par jour, en commençant la veille.

Fistule dentaire

MERCURIUS SOLUBILIS 9 CH,
SILICEA 9 CH,
trois granules de chaque trois fois par jour.

Fluxion dentaire

MERCURIUS SOLUBILIS 9 CH,
trois granules trois fois par jour.

Forme des dents, ➲ VOIR Typologie.

Grincement de dents

BELLADONNA 9 CH,
trois granules tous les soirs au coucher jusqu'à cessation.

Névralgie dentaire

BELLADONNA 9 CH,
trois granules trois fois par jour.

DÉODORANTS

L'homéopathe se méfie des déodorants, comme de tout ce qui est artificiel. Leur usage est moins logique que le lavage (plusieurs fois par jour s'il le faut, et au savon de Marseille). Même les déodorants qui ne freinent pas la transpiration sont à éviter, sauf emploi une fois en passant pour une raison précise.

Parodontose (nom scientifique de la pyorrhée)

➲ VOIR CI-DESSOUS Pyorrhée.

Préparation aux travaux dentaires

➲ VOIR CI-DESSUS Extraction.

Pyorrhée alvéolo-dentaire

Elle se manifeste par la suppuration et la rétraction des gencives. Prendre :

GUN POWDER 3 DH TRIT.,
trois mesurettes trois fois par jour,

et

MERCURIUS SOLUBILIS 9 CH,
trois granules trois fois par jour.

Sagesse

Pour tous les troubles dus à la dent de sagesse :

CHEIRANTHUS CHEIRI 9 CH,
trois granules trois fois par jour.

Dépression nerveuse

L'homéopathie est-elle suffisante pour traiter une dépression nerveuse ?

Elle l'est certainement pour une dépression nerveuse qui commence. Dès que le sujet devient triste, pleure de façon incontrôlable, perd de l'intérêt pour son travail ou ses activités annexes, il faut beaucoup l'entourer, le choyer, prendre sur soi si possible une partie de son poids moral, lui faire faire de la gymnastique (occuper le corps aide à guérir l'esprit) et, bien sûr, consulter un médecin pratiquant l'homéopathie. Si pour une raison ou une autre ce n'est pas possible dans l'immédiat, il faut lui donner un ou plusieurs des médicaments qui suivent à raison de trois granules de chaque trois fois par jour.

Selon la cause

- pour une dépression nerveuse après contrariété, chagrin, deuil,
  IGNATIA 9 CH.
- après surmenage intellectuel,
  KALIUM PHOSPHORICUM 9 CH.
- après ennuis professionnels,
  LYCOPODIUM 9 CH.
- après déception sentimentale,
  NATRUM MURIATICUM 9 CH.
- pendant les règles ou après un accouchement,
  SEPIA 9 CH.

Selon les modalités

Aggravation :

- par la consolation,
  NATRUM MURIATICUM 9 CH ;
- par la musique,
  NATRUM SULFURICUM 9 CH ;
- dans le noir,
  PHOSPHORUS 9 CH.

Amélioration :

- en mangeant,
  ANACARDIUM ORIENTALE 9 CH ;
- en compagnie,
  ARSENICUM ALBUM 9 CH.

Selon les sensations

- anxiété et dépression en même temps,
  ARSENICUM ALBUM 9 CH.
- en cas de désespoir de guérir (« à quoi bon se soigner ? »),
  ARSENICUM ALBUM 9 CH.
- en cas de dégoût de vivre, d'idées suicidaires,
  AURUM METALLICUM 9 CH.
- si le sujet se fait des reproches à lui-même,
  AURUM METALLICUM 9 CH.
- en cas d'indifférence à tout,
  PHOSPHORICUM ACIDUM 9 CH.

Selon les troubles concomitants

- si l'excitation alterne avec de la dépression,

- avec épuisement après la selle,
  CHINA 9 CH.
- sans douleur,
  CHINA 9 CH.
- avec douleurs améliorées quand on se plie en deux,
  COLOCYNTHIS 9 CH.
- avec selles explosives sortant en force,
  CROTON TIGLIUM 9 CH.
- avec selles brûlantes et vomissements bilieux,
  IRIS VERSICOLOR 9 CH.
- avec sueurs froides,
  VERATRUM ALBUM 9 CH.
- avec nausées, langue propre,
  IPECA 9 CH.

Consulter s'il n'y a pas amélioration très rapide, surtout pour les enfants.

Diathèse

On ne peut mieux définir la diathèse que *Le Petit Robert* : « Disposition générale d'une personne à être atteinte par un ensemble d'affections de même nature, simultanément ou successivement. »

➲ VOIR **Terrain.**

Diète

La diète ne s'impose dans les maladies infectieuses aiguës que s'il y a simultanément des troubles digestifs. Sinon, la fièvre étant déjà source de fatigue, il n'y a pas lieu de diminuer les apports alimentaires. Bien sûr, on consommera des mets simples.

Diététique

➲ VOIR **Régime.**

Digestion difficile

Voici une série de conseils qui vous aideront en cas de dyspepsie, ou mauvaise digestion. Les médicaments seront pris à raison de trois granules trois fois par jour du ou des médicaments retenus, avant ou après les repas, selon les cas.

Pesanteur après les repas

- en cas de sensation d'estomac trop plein avec langue blanche, comme si la peau du lait était étalée dessus,
  ANTIMONIUM CRUDUM 9 CH.
- de sensation de pierre à l'estomac,
  BRYONIA 9 CH.
- si les aliments restent plusieurs heures dans l'estomac,
  LYCOPODIUM 9 CH.
- en cas de ballonnement après les repas,
  LYCOPODIUM 9 CH.
- de besoin de faire une longue sieste (une courte sieste aggrave la situation),
  LYCOPODIUM 9 CH.
- de besoin de faire une courte sieste, qui fait du bien,
  NUX VOMICA 9 CH.
- en cas de sensation d'estomac trop plein, avec langue chargée dans sa partie postérieure,
  NUX VOMICA 9 CH.

Avant un « bon repas », si vous avez peur de ne pas digérer, prenez systématiquement

NUX VOMICA 9 CH,
trois granules une demi-heure avant.

Intolérance à certains aliments

Beurre : PULSATILLA 9 CH.

Bière : KALIUM BICHROMICUM 9 CH.

Café : IGNATIA 9 CH.

Carottes : LYCOPODIUM 9 CH.

Choucroute : BRYONIA 9 CH.

Choux : PETROLEUM 9 CH.
Confiture : ARGENTUM NITRICUM 9 CH.
Écrevisses : ASTACUS 9 CH.
Fraises : FRAGARIA 9 CH.
Fromage : PTELEA 9 CH.
Fruits : CHINA 9 CH.
Glaces : PULSATILLA 9 CH.
Gras : PULSATILLA 9 CH.
Homard, langouste : HOMARUS 9 CH.
Huîtres : LYCOPODIUM 9 CH.
Lait : NITRICUM ACIDUM 9 CH.
Légumes : HYDRASTIS CANADENSIS 9 CH.
Miel : ARGENTUM NITRICUM 9 CH.
Œufs : FERRUM METALLICUM 9 CH.
Oignons : LYCOPODIUM 9 CH.
Pain : BRYONIA 9 CH.
Pâtisserie : PULSATILLA 9 CH.
Poisson : CHININUM ARSENICOSUM 9 CH.
Pommes de terre : ALUMINA 9 CH.
Sel : PHOSPHORUS 9 CH.
Sucre : ARGENTUM NITRICUM 9 CH.
Thé : SELENIUM 9 CH.
Viande
 en général : FERRUM METALLICUM 9 CH.
 porc : PULSATILLA 9 CH.
 veau : KALIUM NITRICUM 9 CH.
Vin : NUX VOMICA 9 CH.
Vinaigre : ANTIMONIUM CRUDUM 9 CH.

Intolérance à l'odeur de la nourriture
COLCHICUM 9 CH.

Intoxication alimentaire
ARSENICUM ALBUM 9 CH,
PYROGENIUM 9 CH,
trois granules de chaque trois fois par jour.

Urticaire d'origine alimentaire,
➲ VOIR **Urticaire.**

Digitalis purpurea

Substance de base : la digitale.

Symptômes les plus caractéristiques traités par* Digitalis purpurea *:
Pouls lent, irrégulier, faible ; palpitations au moindre mouvement ; sensation que le cœur va s'arrêter de battre ; besoin d'être immobile ; gros foie.

Principaux usages cliniques :
Pouls lent ; jaunisse chez un cardiaque.

Dilatation des bronches

La dilatation des bronches correspond à une destruction des cartilages bronchiques et ne relève pas de l'homéopathie. On

DILUTION

La dilution est le premier temps de la préparation d'un médicament homéopathique. On prend un produit de base et on le dilue au 1/100. Puis on dilue le produit obtenu à nouveau au 1/100, et ainsi de suite jusqu'à trente fois.
Entre chaque dilution, on procède au second temps de la préparation, c'est-à-dire la **dynamisation** (VOIR CE MOT).
Dans la conversation courante, dès que l'on veut qualifier une petite dose, on parle de « dose homéopathique », mais en général il s'agit encore d'une quantité que l'on peut peser, ce qui n'a rien à voir avec l'exiguïté de la dose homéopathique (voir **Théorie homéopathique**).

peut toutefois soigner les poussées infectieuses surajoutées.

➲ VOIR ÉGALEMENT **Bronchite.**

Dioscorea villosa

Substance de base : l'igname sauvage.

***Symptômes les plus caractéristiques traités par* Dioscorea villosa :**
Douleurs crampoïdes du ventre, améliorées quand on se redresse ou quand on se penche en arrière ; douleurs des doigts, des oreilles.

Principaux usages cliniques :
Coliques (abdominale, hépatique, néphrétique) ; sciatique ; panaris.

Diphtérie

La diphtérie peut très bien se soigner par homéopathie. Le seul problème est de déterminer à coup sûr le bon traitement pour chaque cas particulier, étant donné qu'en homéopathie il n'y a jamais de traitement routinier convenant à tout le monde.

Le sérum antidiphtérique de la médecine classique, utilisé à temps, est efficace à 100 %. Parfois il laisse des séquelles, mais il n'y a pas lieu de s'en plaindre dans la mesure où une vie a été sauvée.

En conclusion, seul un médecin entraîné peut se contenter d'un traitement homéopathique, et encore avec prudence. Il peut donner un traitement pendant quelques heures : si une amélioration s'amorce, il continue ; sinon, il passe au sérum antidiphtérique.

Doigts

Crampes

MAGNESIA PHOSPHORICA 9 CH,
trois granules trois fois par jour.

Déformés, noueux

KALIUM IODATUM 9 CH,
trois granules trois fois par jour, quinze jours par mois pendant quelques mois.

Écrasés

ARNICA 9 CH,
HYPERICUM PERFORATUM 9 CH,
trois granules de chaque d'heure en heure, ou trois fois par jour en alternance, selon l'intensité des douleurs.

Engelures, ➲ VOIR CE MOT.

Fissures, ➲ VOIR Crevasses, Eczéma.

Sensation de doigts morts

SECALE CORNUTUM 5 CH,
trois granules trois fois par jour.

Rhumatismes

KALIUM IODATUM 9 CH,
trois granules trois fois par jour, à prendre systématiquement en plus d'un traitement choisi dans la rubrique **Rhumatismes**.

Dopage, doping

➲ VOIR **Sport.**

DOSE

La dose administrée à chaque prise de médicament homéopathique est infinitésimale (voir Théorie homéopathique).
Dans un sens restreint, on appelle « dose » le petit tube de globules (ou parfois le petit sachet de poudre) à prendre en une seule fois et à ne reprendre que sur indication du médecin.

➲ VOIR **Médicament, Ordonnance.**

DOULEURS

Les douleurs se calment sous l'effet d'un traitement homéopathique, à condition (comme toujours) de soigneusement sélectionner le médicament indiqué. Il n'y a pas de médicament spécifique « contre la douleur ». À chaque cas particulier convient une préparation en fonction de la cause, des sensations, des symptômes d'accompagnement, des circonstances d'aggravation ou d'amélioration, des horaires, etc.
Pour les douleurs récentes, consulter ce guide en fonction de la localisation ou du nom de la maladie.

Dolichos pruriens

Substance de base : le pois à gratter.

***Symptômes les plus caractéristiques traités par* Dolichos pruriens :**
Démangeaisons de la peau sans éruption ; peau jaune.

Principaux usages cliniques :
Démangeaisons sans cause ; démangeaisons de la personne âgée ; démangeaisons de la « jaunisse ».

Drainage

Certains médecins utilisent dans leurs prescriptions, outre le traitement de fond homéopathique et le traitement des symptômes, des associations de médicaments constituant le drainage.

Il s'agit de formules préparant les organes à l'action des autres médicaments. Il y a ainsi des gouttes pour le foie, l'estomac, l'intestin, la peau, etc.

Les *formules composées* répondent en gros à la définition du drainage.

➲ VOIR **Composées (formules).**

Drosera rotundifolia

Substance de base : la drosère, ou rosée du soleil.

Symptômes les plus caractéristiques traités par **Drosera rotundifolia :**
Toux aboyante par paroxysmes incessants, avec suffocation, chatouillement dans le larynx, voix rauque, saignement de nez et reprise inspiratoire (« chant du coq ») ; douleurs dans la poitrine et le ventre en toussant ; aggravation en buvant ; aggravation dès qu'on est allongé.

Principaux usages cliniques :
Toux ; asthme ; coqueluche ; laryngite.

Dulcamara

Substance de base : la douce-amère.

Convient de préférence : Au sujet sensible au temps humide.

Symptômes les plus caractéristiques traités par **Dulcamara :**
Douleurs rhumatismales par temps humide ; urticaire avant les règles ; verrues larges, plates, lisses ; diarrhée par temps humide.

Principaux usages cliniques :
Rhumatismes ; catarrhes des muqueuses ; verrues ; névralgies faciales ; diarrhée.

Duodénum

L'ulcère du duodénum se soigne comme l'ulcère d'estomac.

➲ VOIR **Estomac.**

Dupuytren (maladie de)

Il s'agit de la rétraction et du durcissement des tendons fléchisseurs de la paume de la main. Lorsque la maladie est installée et gênante, la seule solution est chirurgicale.

Lorsqu'elle débute, on peut freiner son évolution avec :

TUBERCULINUM RESIDUUM 9 CH,
trois granules trois fois par jour, vingt jours par mois.

Durillon

➲ VOIR **Cor au pied.**

Dysenterie

Comme il n'est pas question, lors de l'automédication, d'établir soi-même le diagnostic de dysenterie, se reporter à la rubrique **Diarrhée**.

Seul le médecin, consulté si nécessaire, aura à faire les examens indispensables afin d'assurer le diagnostic et de prescrire le traitement homéopathique étroitement approprié.

Dyshidrose

➲ VOIR **Eczéma.**

DYNAMISATION

Second temps de la préparation des médicaments homéopathiques. Entre chacune des déconcentrations, ou « dilutions » (qui constituent le premier temps), on procède à des secousses mécaniques afin de provoquer une agitation moléculaire : c'est la dynamisation. Si l'on omet ce temps, la préparation n'est pas active.

➲ VOIR **Théorie homéopathique.**

DYNAMISME

Les médicaments homéopathiques n'agissent évidemment pas par leur quantité, qui est infinitésimale (VOIR **Théorie homéopathique**). La seule approche explicative que l'on puisse faire actuellement de leur action est de leur accorder une puissance dynamique. Par leur énergie, ils fourniraient à l'organisme une sorte de message codé qui le pousse à réagir.

Dans cette conception, la bonne santé est le retour à l'équilibre dynamique, c'est-à-dire l'équilibre entre les agents externes qui attaquent l'organisme et l'organisme lui-même, qui leur résiste.

➲ VOIR **Réactionnel (mode).**

Dysménorrhée

Douleurs de **règles** (VOIR CE MOT).

Dyspepsie

Difficulté de la **digestion** (VOIR CE MOT).

Dyspnée

Difficulté de respirer.

➲ VOIR **Essoufflement.**

Dysurie

Difficulté pour **uriner** (VOIR CE MOT).

E

Echinacea angustifolia

Substance de base : l'échinacéa.

Symptômes les plus caractéristiques traités par **Echinacea angustifolia :**
Courbatures fébriles par septicémie ; excrétions fétides.

Principaux usages cliniques :
Érysipèle ; septicémie.

Eczéma

L'eczéma est l'une des maladies où l'homéopathie est le plus spectaculaire. Essayer, selon le trouble éprouvé, un ou deux des médicaments qui suivent, à raison de trois granules trois fois par jour.

Selon la cause

- en cas d'eczéma chez un gros mangeur,
  ANTIMONIUM CRUDUM 9 CH.
- en cas d'eczéma après une vaccination,
  MEZEREUM 9 CH.

Selon les modalités

Aggravation :

- eczéma aggravé à la mer,
  NATRUM MURIATICUM 9 CH ;
- aggravé au soleil,
  NATRUM MURIATICUM 9 CH ;
- aggravé l'hiver,
  PETROLEUM 9 CH ;
- aggravé par l'eau,
  SULFUR 9 CH ;
- aggravé par la chaleur,
  SULFUR 9 CH.

Amélioration :

- eczéma amélioré par la chaleur,
  ARSENICUM ALBUM 9 CH ;
- amélioré par le froid,
  SULFUR 9 CH.

Selon l'aspect

- eczéma rosé,
  APIS MELLIFICA 9 CH.
- sec, en fine poudre,
  ARSENICUM ALBUM 9 CH.
- sec, en grosses squames,
  ARSENICUM IODATUM 9 CH.
- avec peau rouge,

ÉCOLOGIE

L'homéopathie est la thérapeutique écologique, « douce », par excellence du fait de son caractère naturel, c'est-à-dire respectant les lois de la nature humaine.
Il n'y a jamais agression de l'organisme comme lorsque l'**allopathie** (VOIR CE MOT) est efficace, mais introduction dans l'organisme d'un médicament incitant ce dernier à chasser lui-même (et sans danger) les symptômes de la maladie.

BELLADONNA 9 CH.
- avec grosses bulles,
  CANTHARIS 9 CH.
- avec suintement,
  GRAPHITES 9 CH.
- avec croûtes,
  MEZEREUM 9 CH.
- avec fissures à fond sanglant,
  NITRICUM ACIDUM 9 CH.
- avec vésicules,
  RHUS TOXICODENDRON 9 CH.
- en cas de dyshidrose (petits grains transparents sous la peau),
  RHUS VENENATA 9 CH.

Selon la localisation

Anus : BERBERIS 9 CH.

Bouche (tour de bouche) : SEPIA 9 CH.

Cuir chevelu : OLEANDER 9 CH.

Coude (pli du coude) : BERBERIS VULGARIS 9 CH.

Front : NATRUM MURIATICUM 9 CH.

Genou (creux du genou) : CEREUS BOMPLANDII 9 CH.

Main
- dos : PIX LIQUIDA 9 CH.
- paume : ANAGALLIS 9 CH.
- bout des doigts : PETROLEUM 9 CH.

Menton : PRIMULA OBCONICA 9 CH.

Oreilles
- derrière les oreilles : GRAPHITES 9 CH.
- dans le conduit auditif : PSORINUM 9 CH.
- Parties génitales : CROTON TIGLIUM 9 CH.

Pied
- eczéma corné : ANTIMONIUM CRUDUM 9 CH.
- eczéma fissuré : LYCOPODIUM 9 CH.

Poignet : PRIMULA OBCONICA 9 CH.

Consulter un médecin homéopathe en cas d'eczéma chronique.

Éjaculation précoce

➲ VOIR **Sexuels (troubles).**

Embarras gastrique

➲ VOIR **Digestion.**

Embolie

Quel qu'en soit le siège, l'embolie n'est pas du domaine de l'homéopathie. Le traitement classique d'urgence s'impose. On peut consulter un homéopathe au stade des séquelles.

Émotions, contrariétés

Selon la cause, prendre trois granules trois fois par jour de l'un des médicaments suivants :
- en cas de suite de peur,
  ACONITUM NAPELLUS 9 CH ;
- de suite d'appréhension d'un événement,
  ARGENTUM NITRICUM 9 CH ;
- de troubles après une colère,
  COLOCYNTHIS 9 CH ;
- de suite de mauvaise nouvelle,
  GELSEMIUM 9 CH ;
- de suite de contrariété, chagrin, deuil,
  IGNATIA 9 CH ;
- de suite de surmenage intellectuel,
  KALIUM PHOSPHORICUM 9 CH ;
- de suite d'amour déçu,
  NATRUM MURIATICUM 9 CH ;
- de suite de vexation,
  STAPHYSAGRIA 9 CH.

Selon les symptômes éprouvés, ➲ VOIR aux rubriques correspondantes, notamment à la rubrique **Angoisse**.

Emphysème

Le véritable emphysème (dû à la dilatation et au durcissement des alvéoles du poumon) n'est pas du ressort de l'homéopathie. En revanche, l'**asthme** et la **bronchite** (VOIR CES MOTS) le sont.

Empirisme

➲ VOIR **Philosophie.**

Empoisonnement

Les empoisonnements (accidentels ou volontaires) sont du domaine du centre antipoison.

À la sortie de l'hôpital, on peut prendre :

ISOTHÉRAPIQUE 9 CH,
trois granules trois fois par jour pendant deux mois.

Le médicament sera préparé avec le produit ayant entraîné l'intoxication (VOIR **Isothérapique**) : il évitera les séquelles.

Encéphalite

L'encéphalite a plusieurs causes, dont certaines sont virales et bénignes, et peuvent donc être efficacement traitées par l'homéopathie. Consulter un médecin pratiquant l'homéopathie.

En cas de *séquelles* d'une encéphalite ancienne, on peut utiliser :

HELLEBORUS NIGER 9 CH,
trois granules trois fois par jour, vingt jours par mois pendant quelques mois.

Énergie vitale

➲ VOIR **Dynamisme.**

Enfants (maladies des)

L'homéopathie donne de bons résultats chez le nourrisson et chez l'enfant. Les médicaments sont bien acceptés (du fait de leur goût légèrement sucré), et les résultats sont rapides. Il existe d'ailleurs des pédiatres homéopathes.

Tout au long de ce guide, on trouvera des rubriques qui conviendront particulièrement aux enfants.

➲ VOIR EN PARTICULIER **Acétone, Allaitement, Appétit, Asthme, Coqueluche, Chevelu (cuir) au paragraphe « Croûte de lait », Déminéralisation, Dentition, Diarrhée, Énurésie, Érythème fessier, Fontanelles, Oreillons, Otite, Retard, Rhino-pharyngite, Rougeole, Rubéole, Varicelle.**

Pour plus d'informations, on peut également consulter *L'homéopathie pour mes enfants* (même auteur, même éditeur).

Le dosage des médicaments et le nombre de granules sont les mêmes pour le nourrisson, l'enfant ou l'adulte. Cela tient au fait que les substances n'agissent pas par leur masse, mais par leur présence.

Pour l'enfant nerveux, utiliser les conseils qui suivent, en lui donnant trois granules trois fois par jour du médicament sélectionné, pendant quelques semaines. Consulter si l'état est ancien.

Agitation

- pendant la dentition,

  CHAMOMILLA 9 CH.

- pour l'enfant qui ne tient jamais en place,

  TARENTULA HISPANICA 9 CH.

Amour (besoin d'), peur qu'on ne l'aime plus

PULSATILLA 9 CH.

Bain (aversion pour le)

ANTIMONIUM CRUDUM 9 CH.

Bégaiement

STRAMONIUM 9 CH.

Bouderie
NATRUM MURIATICUM 9 CH.

Caprices (tendance aux)
CHAMOMILLA 9 CH.

Colère (tendance à la)
NUX VOMICA 9 CH.

Confiance (manque de) ; l'enfant n'a pas confiance en lui, alors qu'il travaille bien en classe
SILICEA 9 CH.

Cruauté (envers les animaux, les autres enfants) ; fait souffrir par plaisir
MERCURIUS SOLUBILIS 9 CH.

Douillet, ne supporte absolument pas la moindre douleur
CHAMOMILLA 9 CH.

Feu (aime jouer avec le)
HEPAR SULFURIS CALCAREUM 9 CH.

Grognon
ANTIMONIUM CRUDUM 9 CH.

Imaginatif ; l'enfant bâtit des châteaux en Espagne
SULFUR 9 CH.

Irritabilité
- l'irritabilité constante,
  CHAMOMILLA 9 CH.
- au moment d'une crise de vers,
  CINA 9 CH.
- au bord de la mer,
  NATRUM MURIATICUM 9 CH.

Jaloux
HYOSCYAMUS 9 CH.

Moquerie (tendance à la)
HYOSCYAMUS 9 CH.

Nouveauté (n'aime pas la), se cache lorsque quelqu'un arrive à la maison
LYCOPODIUM 9 CH.

Peureux
- si l'enfant a peur des voleurs,
  NATRUM MURIATICUM 9 CH.
- s'il a peur du noir,
  STRAMONIUM 9 CH.

Pleurniche pour un rien
PULSATILLA 9 CH.

Sommeil de l'enfant
- s'il crie en dormant,
  APIS MELLIFICA 9 CH.
- s'il ne peut s'endormir,
  BELLADONNA 9 CH.
- s'il transpire en dormant,
  CALCAREA CARBONICA 9 CH.
- en cas de somnambulisme,
  KALIUM BROMATUM 9 CH.
- s'il bave en dormant,
  MERCURIUS SOLUBILIS 9 CH.
- s'il a des terreurs nocturnes,
  STRAMONIUM 9 CH.

Tics
AGARICUS MUSCARIUS 9 CH.

Touche à tout sans arrêt
CHAMOMILLA 9 CH.

Urine (perd de temps en temps une goutte d'urine dans sa culotte, le jour)
PHOSPHORUS 9 CH.

Enflure

➲ VOIR **Œdème.**

Engelures

Ce trouble circulatoire des extrémités est habituellement dû au froid. Ne pas tremper les mains dans l'eau chaude mais dans l'eau froide, c'est elle qui calmera la douleur. En outre, faire le traitement qui suit.

Traitement général

Trois granules trois fois par jour de l'un des médicaments ci-après.

Selon les modalités

Aggravation :

- par la chaleur,

  AGARICUS MUSCARIUS 9 CH ;

- par le toucher,

  NITRICUM ACIDUM 9 CH ;

- par la chaleur,

  PULSATILLA 9 CH.

Amélioration :

- par le froid,

  APIS MELLIFICA 9 CH ;

- par la chaleur,

  ARSENICUM ALBUM 9 CH.

Selon la couleur des engelures

- si la peau est rouge,

  AGARICUS MUSCARIUS 9 CH.

- si elle est rosée,

  APIS MELLIFICA 9 CH.

- si elle est noirâtre,

  ARSENICUM ALBUM 9 CH.

- si elle est violette,

  PULSATILLA 9 CH.

Selon les sensations

- sensation d'aiguilles de glace,

  AGARICUS MUSCARIUS 9 CH.

- engelures avec démangeaisons,

  RHUS TOXICODENDRON 9 CH.

Selon les symptômes concomitants

- en cas d'engelures avec ulcérations,

  NITRICUM ACIDUM 9 CH.

- avec fissures,

  PETROLEUM 9 CH.

Traitement local

Pommade AGARICUS 4 %,
deux ou trois fois par jour.

Engourdissement (sensation d')

En cas d'engourdissement d'une extrémité, prendre :

COCCULUS INDICUS 9 CH,
trois granules toutes les heures.

Consulter si le trouble persiste.

➲ VOIR ÉGALEMENT **Spasmophilie.**

Enrouement

➲ VOIR **Laryngite.**

Ensemble des symptômes

Notion capitale en homéopathie.

➲ VOIR **Symptômes.**

Entérite

➲ VOIR **Diarrhée.**

Il n'y a pas lieu ici de faire la différence entre les deux termes : cela ne changerait rien aux conseils thérapeutiques.

Entorse

L'entorse grave doit avoir un traitement de contention. L'entorse bénigne se soigne efficacement avec l'homéopathie. Bien sûr, seul un médecin peut faire la différence

ENSEIGNEMENT DE L'HOMÉOPATHIE

Il existe des cours d'homéopathie dans certaines facultés de médecine au titre de l'enseignement post-universitaire. Dans les autres régions, les cours sont privés.

➲ VOIR **Pharmacien homéopathe, Recherche scientifique.**

entre les deux types d'entorses. D'où la conduite à tenir : consulter d'emblée en cas d'hématome. S'il n'y en a pas, on peut essayer le traitement qui suit, mais consulter au bout de 48 heures s'il n'y a pas une nette amélioration.

Traitement général de l'entorse

ARNICA 9 CH,
RHUS TOXICODENDRON 9 CH,
RUTA 9 CH,
trois granules de chaque trois fois par jour.

Traitement local

RHUS TOXICODENDRON TM,
vingt-cinq gouttes sur une compresse, trois fois par jour.

Traitement de l'entorse à répétition

Prendre :

NATRUM CARBONICUM 9 CH,
trois granules trois fois par jour, quinze jours par mois pendant quelques mois.

Énurésie

L'enfant qui mouille son lit la nuit après l'âge de 3 ans a une maladie comme une autre : l'énurésie.

Il ne faut pas dramatiser la situation : ne pas lui faire des reproches en cas d'accident, ni le féliciter à chaque fois que son lit est sec le matin. Ne pas utiliser d'appareil qui le réveille en cas d'émission d'urine. Bien savoir que l'enfant est aussi gêné que ses parents. Pour l'aider, on peut consulter un médecin pratiquant l'homéopathie. Le traitement sera long (au moins un an). Voici quelques indications pour attendre la consultation.

- en cas de sommeil agité, si l'enfant parle en dormant et rêve qu'il urine,

  BELLADONNA 9 CH,
  trois granules trois fois par jour.
- si les urines ont une odeur forte,

  BENZOÏCUM ACIDUM 9 CH,
  même posologie.
- en cas d'énurésie sans symptôme particulier,

  EQUISETUM HIEMALE 6 DH,
  trois granules trois fois par jour.
- si l'enfant perd en même temps ses matières et ses urines,

  HYOSCYAMUS 9 CH,
  même posologie.
- en cas d'énurésie du premier sommeil (l'enfant n'urine jamais dans la deuxième partie de la nuit),

  SEPIA 9 CH,
  même posologie.
- si l'enfant a de l'énurésie et, en même temps, perd ses urines dans la journée,

  CAUSTICUM 9 CH,
  même posologie.

Épanchement de synovie

➲ VOIR **Synovite.**

Épaule

Pour les douleurs d'épaule, consulter la rubrique **Rhumatismes**, et ajouter systématiquement :

FERRUM METALLICUM 9 CH,
SOLANUM MALACOXYLON 9 CH
trois granules de chaque trois fois par jour.

Épicondylite

L'épicondylite ou, tennis-elbow (douleur des tendons de la partie externe du coude), n'est pas réservée aux joueurs de tennis. Ceux-ci devront revoir leur technique s'ils souffrent d'épicondylite. Ils prendront, de même que ceux qui l'ont pour une autre raison :

RHUS TOXICODENDRON 9 CH,
trois granules trois fois par jour.

Localement, appliquer :

RHUS TOXICODENDRON TM,
vingt-cinq gouttes sur une compresse trois fois par jour.

Épididymite

Inflammation de l'épididyme, petit corps allongé à la partie supérieure du testicule, contenant le canal qui véhicule les spermatozoïdes. Prendre :

RHODODENDRON 9 CH,
SPONGIA 9 CH,
trois granules de chaque trois fois par jour.

Épilepsie

L'épilepsie n'est malheureusement pas guérissable par l'homéopathie. La consultation chez un médecin pratiquant l'homéopathie permet seulement de réduire les doses de médicaments classiques indiqués, et de calmer l'état nerveux concomitant.

Épiphysite de croissance

➲ VOIR **Scheuermann (maladie de).**

Épistaxis

Nom scientifique du saignement de nez.

➲ VOIR **Hémorragies.**

Équilibre

➲ VOIR **Marche.**

Érection (troubles de l')

➲ VOIR **Sexuels (troubles).**

Érésipèle

➲ VOIR **Érysipèle.**

Éructations, aérophagie, renvois

Prendre trois granules trois fois par jour d'un ou plusieurs des médicaments suivants, selon les circonstances.

- en cas d'éructations très abondantes,
  ARGENTUM NITRICUM 9 CH.
- très sonores,
  ARGENTUM NITRICUM 9 CH.
- éructations après contrariétés,
  ARGENTUM NITRICUM 9 CH.
- en cas d'éructations ayant le goût d'œufs pourris,
  ARNICA 9 CH.
- si l'air se déplace progressivement de bas en haut le long de l'œsophage, provoquant ainsi la sensation de « boule qui remonte »,
  ASA FOETIDA 9 CH.
- en cas d'éructations qui soulagent le ballonnement,
  CARBO VEGETABILIS 9 CH.
- en cas d'éructations ayant le goût des aliments,
  CARBO VEGETABILIS 9 CH.
- en cas d'éructations après une alimentation trop copieuse,
  CARBO VEGETABILIS 9 CH.
- si les éructations ne soulagent pas le ballonnement,
  CHINA 9 CH.
- en cas d'éructations provoquées par le pain,
  HYDRASTIS CANADENSIS 9 CH.

Éruptions

➲ VOIR **Peau.**

Érysipèle

Affection rare de nos jours et relativement sérieuse à cause de la fièvre. Il s'agit d'une éruption de vésicules en bouquet, due au microbe « streptocoque ». Il faut consulter (l'homéopathie est efficace).

Érythème fessier du nourrisson

Le nourrisson à fesses rouges recevra avec succès :

MEDORRHINUM 9 CH,
BELLADONNA 9 CH,
trois granules de chaque trois fois par jour pendant quelques jours.

Localement : appliquer de la pommade au CALENDULA.

Érythème noueux

Éruption de taches rouges et indurées de nature rhumatismale, due au microbe « streptocoque ». Peut être traitée par l'homéopathie. Consulter.

Escarres

Chez les personnes alitées depuis longtemps, croûtes noirâtres de la peau au niveau des parties en contact avec le lit. Au début, elles peuvent se soigner par l'homéopathie.

Traitement général

ARNICA 9 CH,
LACHESIS 9 CH,
trois granules de chaque trois fois par jour.

Traitement local

ARNICA TM
CALENDULA TM
aa q.s.p. 30 ml
Appliquer ce mélange deux fois par jour sur les escarres.

Essoufflement, dyspnée

Prendre trois granules, trois fois par jour, d'un ou plusieurs des médicaments qui suivent, selon les circonstances et les causes.

- en cas d'essoufflement à l'effort,
  ARNICA 9 CH.
- en cas d'essoufflement lorsqu'on avale,
  BROMIUM 9 CH.
- en cas d'essoufflement par ballonnement digestif,
  CARBO VEGETABILIS 9 CH.
- en cas de suffocation par la toux,
  DROSERA ROTUNDIFOLIA 9 CH.
- en cas d'essoufflement en s'endormant,
  GRINDELIA 9 CH.
- en cas d'essoufflement par oppression nerveuse,
  IGNATIA 9 CH.

ESTHÉTIQUE (CHIRURGIE)

La chirurgie plastique consiste en la reconstitution, parfaitement légitime, d'un élément corporel disparu après un accident ou une maladie.
Plus discutable est la chirurgie purement esthétique. Quels que soient ses traits ou son tour de hanches, un être humain est respectable. S'il pense le contraire, c'est qu'il est complexé par son aspect physique. Il a donc des problèmes intérieurs, et la chirurgie esthétique interviendra sur quelqu'un en état de déséquilibre nerveux et fatigué. Il y a donc risque de mauvaise cicatrisation. Bien sûr, un chirurgien compétent sait tenir compte de ce facteur.
Pour bien se préparer à une opération farouchement voulue, consulter les rubriques : **Angoisse, Intervention chirurgicale, Cicatrices.**

- sensation d'essoufflement en approchant un mouchoir du nez, ou quand la main ou un foulard frôlent le cou,

  LACHESIS 9 CH.
- en cas d'essoufflement par temps humide,

  NATRUM SULFURICUM 9 CH.
- en cas d'essoufflement pendant les règles,

  SPONGIA TOSTA 9 CH.

Pour l'essoufflement dû au *cœur* ou à l'*emphysème* : consulter.

Pour l'essoufflement dû à l'**asthme** ou à la **bronchite**, ➲ VOIR CES MOTS.

Estomac

Prendre trois granules trois fois par jour d'un ou plusieurs médicaments suivants.

Acidité, aigreurs

IRIS VERSICOLOR 9 CH,
SULFURICUM ACIDUM 9 CH.

Brûlures

- avec soif de petites quantités d'eau froide fréquemment répétées,

  ARSENICUM ALBUM 9 CH.
- avec soif, mais la moindre quantité de liquide aggrave les douleurs,

  CANTHARIS 9 CH.
- non seulement dans l'estomac mais dans tout l'ensemble du tube digestif,

  IRIS VERSICOLOR 9 CH.
- avec soif de grandes quantités d'eau froide,

  PHOSPHORUS 9 CH.

Crampes

- améliorées par les éructations,

  CARBO VEGETABILIS 9 CH.
- améliorées par une bouillotte chaude,

  MAGNESIA PHOSPHORICA 9 CH.
- avec sensibilité à la pression de la région de l'estomac,

  NUX VOMICA 9 CH.
- améliorées après une courte sieste,

  NUX VOMICA 9 CH.

Douleurs, ➲ VOIR DANS CETTE RUBRIQUE *Acidité, Brûlures, Crampes, Pesanteur.*

Embarras gastrique, ➲ VOIR **Digestion.**

Gastrite, ➲ VOIR *Acidité, Crampes* et *Brûlures*, DANS CETTE RUBRIQUE.

Hernie hiatale, ➲ VOIR **Hernie.**

Indigestion, ➲ VOIR **Digestion.**

Pesanteur

- après les repas (au moment où l'on éprouve cette sensation),

  NUX VOMICA 9 CH.

Ulcère de l'estomac ou du duodénum

ARGENTUM NITRICUM 9 CH,
KALIUM BICHROMICUM 9 CH
trois granules de chaque trois fois par jour, en période de crise.

➲ VOIR ÉGALEMENT **Ballonnement, Éructations, Hoquet, Nausées, Régime, Somnolence, Vomissements.**

Éternuements

➲ VOIR **Rhume.**

Étourdissement

➲ VOIR **Vertiges.**

Étranglement herniaire

➲ VOIR **Hernie.**

Études d'homéopathie

➲ VOIR **Enseignement.**

Étymologie du terme « homéopathie »

➲ VOIR **Homéopathie.**

Eugenia jambolana

Substance de base : le jambosier.

***Symptômes les plus caractéristiques traités par* Eugenia jambolana :**
Acné juvénile sous forme de papules indurées et douloureuses.

Principal usage clinique :
Acné juvénile.

Eugénisme prénatal

L'eugénisme consiste à donner à la future maman un traitement qui permettra au bébé de venir au monde dans les meilleures conditions de santé possibles. Prendre :

LUESINUM 30 CH,
MEDORRHINUM 30 CH,
TUBERCULINUM 30 CH,
une dose de chaque tous les dix jours en alternance (ce qui revient à prendre une dose de chaque par mois), pendant toute la grossesse.

Eupatorium perfoliatum

Substance de base : l'eupatoire, ou herbe à la fièvre.

***Symptômes les plus caractéristiques traités par* Eupatorium perfoliatum :**
Fièvre avec sensation d'avoir les os brisés ; soif avant le frisson ; fièvre sans transpiration ; vomissements bilieux pendant la fièvre ; douleurs dans les globes oculaires.

Principaux usages cliniques :
Grippe ; fièvre bilieuse.

Euphrasia officinalis

Substance de base : l'euphraise, ou casse-lunettes.

***Symptômes les plus caractéristiques traités par* Euphrasia officinalis :**
Inflammation des yeux avec larmoiement abondant, excoriant la paupière inférieure ; gêne par la lumière ; clignement des yeux ; inflammation du nez avec écoulement non irritant.

Principaux usages cliniques :
Conjonctivite ; complications oculaires de la rougeole ; coryza ; rhume des foins.

Évanouissement

➲ VOIR **Syncope.**

Examens (préparation aux)

➲ VOIR **Trac.**

EXPÉRIMENTATION

L'expérimentation des substances à usage homéopathique se fait chez l'homme. On administre à des individus en bonne santé les futurs médicaments à des doses n'atteignant pas le seuil de toxicité. L'ensemble des symptômes recueillis chez les divers expérimentateurs pour une substance donnée s'appelle « pathogénésie ». Il suffira ensuite d'appliquer le principe de similitude (VOIR **Théorie homéopathique**) en prescrivant le produit qui a donné le même ensemble de symptômes.
Cette base expérimentale de l'homéopathie lui confère toute sa fiabilité, son sérieux, son caractère scientifique.

Recherche scientifique fondamentale en homéopathie.

➲ VOIR **Recherche.**

Excitation sexuelle

➲ VOIR **Sexuels (troubles).**

Exhibitionnisme

➲ VOIR **Sexuels (troubles).**

Extra-systoles

➲ VOIR **Palpitations.**

F

Face

Névralgie faciale

En cas de douleurs soudaines et violentes de la face, prendre trois granules trois à dix fois par jour de l'un des médicaments suivants.

- névralgie faciale après coup de froid sec,
  ACONITUM NAPELLUS 9 CH.
- améliorée par les applications chaudes,
  ARSENICUM ALBUM 9 CH.
- très violente,
  BELLADONNA 9 CH.
- avec face rouge et chaude,
  BELLADONNA 9 CH.
- aggravée par le mouvement, en mangeant, en parlant,
  BRYONIA 9 CH.
- améliorée par les applications froides,
  COFFEA 9 CH.
- aggravée par le bruit,
  SPIGELIA 9 CH.

Paralysie faciale

- si le cas est récent,
  ACONITUM NAPELLUS 9 CH,
  trois granules trois fois par jour.
- si le cas est ancien,
  CAUSTICUM 9 CH,
  trois granules trois fois par jour.

Faiblesse

➲ VOIR **Fatigue, Fortifiant.**

Faim

Absence de faim, ➲ VOIR **Appétit.**

Toujours faim, ➲ VOIR **Boulimie.**

Famille (médecin de)

➲ VOIR **Homéopathe.**

Fatigue

La fatigue est un bon symptôme. Elle avertit l'organisme qu'il est en dette d'énergie. Il ne faut pas négliger cette sonnette d'alarme.

Réduire l'activité dès que possible, ménager un temps de sommeil suffisant, s'alimenter correctement.

➲ VOIR **Fortifiant.**

Consulter si l'on n'obtient pas un résultat rapide.

Fausse couche

➲ VOIR **Avortement.**

Faux croup

➲ VOIR **Laryngite.**

Ferrum metallicum

Substance de base : le fer.

Convient de préférence :
Au sujet anémique.

Symptômes les plus caractéristiques traités par **Ferrum metallicum :**
Anémie avec pâleur de la peau et des muqueuses, et bouffées congestives ; tendance aux hémorragies ; diarrhée sans douleur ; rhumatisme de l'épaule ; amélioration par le mouvement lent.

Principaux usages cliniques :
Anémie ; hémorragie ; rhumatisme de l'épaule.

Ferrum phosphoricum

Substance de base : le phosphate de fer.

Symptômes les plus caractéristiques traités par **Ferrum phosphoricum :**
Fièvre modérément élevée avec face alternativement rouge et pâle ; saignement de nez pendant la fièvre ; douleurs rhumatismales pendant la fièvre ; incontinence d'urine ; inflammation des oreilles, des poumons ; diarrhée.

Principaux usages cliniques :
Otite ; bronchite ; congestion pulmonaire ; pneumonie virale ; fièvre avec poussées congestives.

Fesses rouges du nourrisson

➲ VOIR **Érythème.**

Fibrome

Le traitement homéopathique du fibrome utérin est possible, sauf complications, heureusement rares (importante hémorragie ou compression du petit bassin).

Dans quelques cas heureux, le traitement homéopathique amène une régression du fibrome. La plupart du temps, il freine seulement l'évolution, empêche la survenue des complications et permet ainsi d'attendre la ménopause tranquillement. À la ménopause, le fibrome régresse spontanément.

Le traitement doit être établi par un médecin pratiquant l'homéopathie. Si l'on est obligé d'attendre le rendez-vous, prendre :

FRAXINUS AMERICANA 5 CH,
trois granules trois fois par jour jusqu'à la date de la consultation.

➲ VOIR ÉGALEMENT **Hémorragies, Utérus.**

Fièvre

La fièvre est un bon *symptôme.* Elle est le signe que l'organisme lutte contre la présence d'un agent infectieux (microbe, virus, parasite). Elle a pour effet de tuer l'intrus, ou au moins de l'empêcher de proliférer. Il ne

FIABILITÉ DE L'HOMÉOPATHIE

La loi de similitude (VOIR **Théorie homéopathique**) est fiable : à chaque fois qu'elle est soigneusement respectée, dans le domaine des indications propres à l'homéopathie (VOIR **Maladie**), des résultats positifs sont obtenus.
Cette fiabilité est nécessairement moins grande en suivant les indications du présent guide qu'en consultant un médecin homéopathe. Celui-ci peut mieux individualiser le cas.
Le **médicament** (VOIR CE MOT) homéopathique est fiable parce qu'il est préparé par des **laboratoires** (VOIR CE MOT) très sûrs de leurs techniques de préparation.
Le **médecin** homéopathe doit, lui aussi, avoir une technique fiable. C'est le cas de la plupart des médecins homéopathes français.

faut donc pas, sauf complications dues à la fièvre elle-même (convulsions en particulier), la casser brutalement par un traitement à base d'aspirine ou la masquer avec des antibiotiques.

Au-dessous de 39 °C, on peut s'accorder quelques heures, voire un jour ou deux, pour soigner soi-même la fièvre. Voici quelques indications courantes. On prendra trois granules trois fois par jour d'un ou plusieurs médicaments cités, en fonction des symptômes présents. Si le résultat n'est pas rapide, consulter.

Selon la cause

- en cas de fièvre par temps froid et sec,
  ACONITUM NAPELLUS 9 CH.
- fièvre si l'on a pris froid par temps chaud et sec,
  ACONITUM NAPELLUS 9 CH.
- fièvre par temps humide,
  DULCAMARA 9 CH.
- après un bain froid,
  RHUS TOXICODENDRON 9 CH.

Selon les symptômes concomitants

- en cas de fièvre avec agitation anxieuse, peur de la mort,
  ACONITUM NAPELLUS 9 CH.
- avec vertige, et pâleur en s'asseyant dans le lit,
  ACONITUM NAPELLUS 9 CH.
- sans transpiration,
  ACONITUM NAPELLUS 9 CH.
- avec transpiration,
  BELLADONNA 9 CH.
- avec joues rouges et chaudes,
  BELLADONNA 9 CH.
- avec pupilles dilatées,
  BELLADONNA 9 CH.
- avec faim,
  PHOSPHORUS 9 CH.
- avec somnambulisme, convulsions, ou marmonnement (à la limite du délire),
  BELLADONNA 9 CH.
- avec besoin de rester immobile,
  BRYONIA 9 CH.
- avec bouffées de chaleur aux joues ou saignement de nez,
  FERRUM PHOSPHORICUM 9 CH.
- avec sensation d'abrutissement ou d'engourdissement,
  GELSEMIUM 9 CH.
- avec frilosité,
  NUX VOMICA 9 CH.
- avec douleurs musculaires,
  PYROGENIUM 9 CH.
- avec besoin musculaire de bouger,
  RHUS TOXICODENDRON 9 CH.

La fièvre n'étant pas en elle-même un diagnostic, on pourra consulter d'autres rubriques, correspondant aux maladies, si des symptômes particuliers apparaissent.

Fièvre de Malte

➲ VOIR **Brucellose.**

Fissures

➲ VOIR **Anus, Crevasses, Eczéma.**

Fistule

➲ VOIR **Anus, Dents.**

Flatulences

➲ VOIR **Ballonnement, Éructations.**

Pour les émissions de gaz par le rectum, prendre trois granules trois fois par jour de l'un des médicaments qui suivent.

• si les gaz sont chauds,
ALOE SOCOTRINA 9 CH.
• en cas de gaz pendant la diarrhée,
ALOE SOCOTRINA 9 CH.
• si les gaz sont d'odeur fétide,
ARSENICUM ALBUM 9 CH.
• si les gaz sont froids,
CONIUM MACULATUM 9 CH.
• si les gaz sortent mal,
LYCOPODIUM 9 CH.
• si les gaz, en sortant, améliorent le ballonnement,
LYCOPODIUM 9 CH.
• si les gaz semblent coincés sous le cœur,
MOMORDICA BALSAMINA 9 CH.

Fluoricum acidum

Substance de base : l'acide fluorhydrique.

Convient de préférence :
Au sujet âgé, euphorique, indifférent à ses proches.

Symptômes les plus caractéristiques traités par **Fluoricum acidum :**
Fistule (dentaire, lacrymale, anale) ; nécroses osseuses ; ulcérations de la peau ou des muqueuses ; varices ; démangeaisons des cicatrices et des orifices ; ongles et cheveux cassants.

Principaux usages cliniques :
Fistules ; ulcères ; nécrose osseuse.

Fluxion dentaire

➲ VOIR **Dents.**

Foie

La « crise de foie » est une expression typiquement française recouvrant des symptômes et des maladies variables, selon la personne qui en est victime.

Voici des conseils pour soigner une crise de foie passagère et répondant aux plus fréquentes éventualités.

Prendre trois granules trois fois par jour d'un ou plusieurs médicaments jusqu'à guérison.

• en cas de « piqués » dans la région du foie,
BRYONIA 9 CH.
• en cas de nausées en appuyant sur le foie,
CARDUUS MARIANUS 9 CH.
• pour les douleurs de la région du foie irradiées à l'omoplate droite,
CHELIDONIUM MAJUS 9 CH.
• pour le teint jaune,
CHELIDONIUM MAJUS 9 CH.
• si la digestion est difficile, avec amélioration par les boissons chaudes,
CHELIDONIUM MAJUS 9 CH.
• si les selles sont jaune d'or et flottent sur l'eau,
CHELIDONIUM MAJUS 9 CH.
• pour les douleurs dans la région du foie améliorées en le massant,
PODOPHYLLUM PELTATUM 9 CH.
• en cas de démangeaison anale,
TEUCRIUM MARUM 9 CH.

Si l'on hésite entre plusieurs médicaments, prendre plutôt :
CHELIDONIUM COMPOSÉ,
dix gouttes trois fois par jour.

➲ VOIR ÉGALEMENT : **Colique hépatique, Diarrhée, Hémorroïdes, Migraine, Nausées, Vertiges, Vomissements.**

Foins (rhume des)

➲ VOIR **Rhume.**

Folie

➲ VOIR **Psychose.**

FONCTIONNELLES (MALADIES)

Une maladie fonctionnelle est une maladie dans laquelle les symptômes ne sont pas dus à la lésion d'un organe, mais à un trouble de son fonctionnement. C'est le cas de palpitations, de diarrhée sans cause précise, de migraines. Le siège du trouble est un organe sain, mais qui n'assure plus son rôle physiologique normal.
La maladie fonctionnelle est l'exemple même de la bonne indication de l'homéopathie ; elle y réussit particulièrement. Son contraire est la maladie **organique** (VOIR CE MOT).

Fond (médicament de)

➲ VOIR **Terrain.**

Fontanelles

En cas de retard à la fermeture des fontanelles, donner à l'enfant :

CALCAREA CARBONICA 9 CH,
SILICEA 9 CH,
trois granules de chaque trois fois par jour pendant un mois ou deux.

➲ VOIR ÉGALEMENT **Rachitisme.**

Force vitale

➲ VOIR **Dynamisme.**

Formica rufa

Substance de base : la fourmi rouge.

Symptômes les plus caractéristiques traités par Formica rufa : Crise de goutte avec sueurs profuses ; urines chargées en urates.

Principaux usages cliniques :
Goutte ; cystite.

Fortifiant

En soi, le fortifiant n'existe pas en homéopathie, ou bien existe à des dizaines, voire des centaines, d'exemplaires différents. En effet, le médicament correctement choisi d'après les symptômes du malade est le meilleur « fortifiant » qu'on puisse lui donner.

Néanmoins, si l'on a besoin d'un stimulant passager, prendre trois granules trois fois par jour de l'un des médicaments ci-après.

- fatigue après un excès d'effort physique ou un traumatisme,
  ARNICA 9 CH.
- lors d'une croissance trop rapide,
  CALCAREA PHOSPHORICA 9 CH.
- après perte liquidienne importante (diarrhée, règles abondantes, sueurs profuses, vomissements),
  CHINA OFFICINALIS 9 CH.
- en cas de fatigue après veilles ou insomnies prolongées,
  COCCULUS INDICUS 9 CH.
- après une mauvaise nouvelle,
  GELSEMIUM 9 CH.
- en cas de fatigue avec maigreur tout en mangeant bien,
  IODUM 9 CH.
- en cas de fatigue psychique,
  KALIUM PHOSPHORICUM 9 CH.
- pour la convalescence d'une maladie infectieuse,

PULSATILLA 9 CH.
- pour les courbatures après le sport,
  RHUS TOXICODENDRON 9 CH.
- fatigue après un accouchement,
  SEPIA 9 CH.

Foule (peur de la)

Prendre avant de sortir de chez soi :

ACONITUM NAPELLUS 9 CH,
trois granules, à renouveler au bout d'une heure si nécessaire.

➲ VOIR ÉGALEMENT **Agoraphobie.**

Foulure

➲ VOIR **Entorse.**

Fourmillements des extrémités

Prendre :

ACONITUM NAPELLUS 9 CH,
MAGNESIA PHOSPHORICA 9 CH,
PLATINA 9 CH,
trois granules de chaque trois fois par jour.

➲ VOIR ÉGALEMENT **Spasmophilie.**

Fracture

Pour aider à la consolidation d'une fracture, prendre jusqu'à la suppression du plâtre :

SYMPHYTUM 9 CH,
trois granules trois fois par jour, et
CALCAREA PHOSPHORICA 6 CH,
deux comprimés trois fois par jour.

Fraxinus americana

Substance de base : le frêne d'Amérique.

***Symptômes les plus caractéristiques traités par* Fraxinus americana :**
Fibrome utérin avec sensation de pesanteur vers le bas ; pertes blanches ; descente d'organes.

Principaux usages cliniques :
Fibrome ; descente d'organes.

Frayeur (suite d'une)

➲ VOIR **Émotions.**

Frigidité

➲ VOIR **Sexuels (troubles).**

Frilosité

La frilosité est un signe de mauvaise défense de l'organisme vis-à-vis des agressions extérieures, ou de trouble de la répartition du sang dans le corps.

Les causes en sont multiples, il est donc difficile de donner ici des conseils thérapeutiques ; il vaut mieux consulter.

On peut cependant essayer de prendre :

PSORINUM 30 CH,
une dose par semaine pendant deux à trois mois (à condition de ne pas avoir eu d'eczéma dans les antécédents).

Fringale

➲ VOIR **Boulimie.**

Frissons

Si vous devez consulter un médecin pratiquant l'homéopathie au cours d'une fièvre avec frissons, notez l'horaire de ceux-ci, cela peut permettre de trouver plus aisément le médicament qui convient.

Froid (tendance à prendre)

La tendance à prendre froid facilement, à

avoir des rhumes au moindre courant d'air peut se combattre avec :

TUBERCULINUM 30 CH,
une dose par semaine pendant deux à trois mois chaque hiver.

➲ VOIR ÉGALEMENT **Frilosité, Hiver.**

Furoncle

➲ VOIR **Abcès.**

G

Gale

Il faut d'abord faire un traitement classique par voie externe pour tuer le parasite de la gale.

Prendre ensuite pendant trois mois :

PSORINUM 30 CH,
une dose par semaine pour éviter les séquelles.

Galphimia glauca

Substance de base : une plante originaire du Mexique et du Guatemala.

***Symptômes les plus caractéristiques traités par* Galphimia glauca :**
Éternuements ; démangeaisons des paupières, des coins des yeux et du nez ; oppression respiratoire ; toux sèche allergique ; sifflements bronchiques.

Principaux usages cliniques :
Asthme allergique ; allergie aux pollens ; rhume des foins.

Ganglions, adénites

La présence d'un ganglion n'est pas en elle-même un diagnostic. Il faut voir un médecin pour en savoir l'origine.

En attendant, on peut prendre :

MERCURIUS SOLUBILIS 9 CH,
trois granules trois fois par jour.

Gangrène

Il y a des médicaments de gangrène en homéopathie ; cependant, ils n'agiront que partiellement dans cette maladie lésionnelle.

Si on n'a pas la possibilité de consulter un médecin pratiquant l'homéopathie, on peut prendre :

ANTHRACINUM 9 CH,
ARSENICUM ALBUM 9 CH,
SECALE CORNUTUM 9 CH,
trois granules de chaque trois fois par jour.

Gargarismes

Quelle que soit la cause de la maladie de gorge, on peut faire des gargarismes avec :

PHYTOLACCA TM
CALENDULA TM
aa q.s.p. 15 ml
vingt-cinq gouttes dans un verre d'eau tiède bouillie, trois fois par jour.

Gastrite, gastralgie

➲ VOIR **Estomac.**

Gastro-entérite

La gastro-entérite est une inflammation de l'estomac et de l'intestin, d'origine infectieuse, qui se manifeste avant tout par des douleurs d'estomac, des vomissements et de la diarrhée.

En cas de gastro-entérite chez un adulte ou un grand enfant, se reporter aux rubriques **Estomac** et **Diarrhée**.

En cas de gastro-entérite chez un nourrisson, consulter.

Gaucherie

La gaucherie ne doit pas être facteur de contrariété ; est-il encore besoin de l'écrire ? Il n'y a évidemment pas de traitement.

Un adulte anxieux par gaucherie contrariée depuis l'enfance se trouvera bien de prendre :

ARGENTUM NITRICUM 9 CH,
trois granules trois fois par jour, par cures de dix jours de temps à autre.

Gaz (émission de)

Par l'extrémité supérieure du tube digestif, ➲ VOIR **Éructations.**

Par l'extrémité inférieure, ➲ VOIR **Flatulences.**

Gelsemium sempervirens

Substance de base : le jasmin de Virginie.

Convient de préférence :
Aux suites de mauvaises nouvelles, d'anticipation, de peur ; aux éruptions qui sortent mal.

Symptômes les plus caractéristiques traités par **Gelsemium sempervirens :**
Émotivité ; lenteur générale ; anxiété d'anticipation ; obnubilation ; tremblements des extrémités ; tremblements de la langue ; incoordination musculaire ; face congestionnée ; mal de tête de la région de l'occiput avec sensation de paupières lourdes ; diarrhée d'anticipation ; absence de soif ; fièvre avec abrutissement et tremblements ; éruptions sortant mal, avec les symptômes ci-dessus.

Principaux usages cliniques :
Fièvres diverses ; grippe ; coryza ; trac ; émotivité ; migraine ; début de rougeole.

Gelures

Après coup de froid sur un endroit quelconque de la peau :

SECALE CORNUTUM 9 CH,
trois granules trois fois par jour,
HYPERICUM PERFORATUM TM,
quelques gouttes deux fois par jour en application locale.

Gemmothérapie

➲ VOIR **Para-homéopathie.**

Gencives

➲ VOIR **Bouche.**

Genou

Consulter les rubriques **Entorse, Rhumatismes, Synovite,** selon la nécessité, et ajouter systématiquement au traitement retenu :

BENZOÏCUM ACIDUM 9 CH,
trois granules trois fois par jour.

Gerçures

➲ VOIR **Crevasses.**

Gingivite

➲ VOIR **Bouche, Gencives.**

Glandes (maladie des)

Lorsque les troubles glandulaires sont d'origine **fonctionnelle** (VOIR CE MOT), l'homéopathie agit bien.

Lorsque la maladie est **organique** (VOIR CE MOT), l'homéopathie ne peut que limiter les troubles ou ralentir la marche de l'affection.

➲ VOIR ÉGALEMENT **Addison, Pancréatite, Thyroïde.**

Glaucome

Le glaucome, dû à une tension anormale du liquide contenu dans l'œil, est une affaire de spécialiste ; si possible, consulter un ophtalmologiste à orientation homéopathique.

En attendant, si l'on connaît le diagnostic, on peut commencer à prendre :

BELLADONNA 5 CH,
SPIGELIA 5 CH,
trois granules de chaque trois fois par jour.

Globules

Présentation sous forme de globules des médicaments homéopathiques, ➲ VOIR **Médicaments.**

Globules rouges ➲ VOIR **Anémie.**

Glonoïnum

Substance de base : la trinitrine.

Convient de préférence :
Aux suites d'insolation ; à la période de la ménopause.

Symptômes les plus caractéristiques traités par Glonoïnum :
Mal de tête par afflux soudain de sang, avec battements des carotides ; esprit confus ; on se perd dans les rues que l'on connaît bien ; aggravation au soleil et par la chaleur en général.

Principaux usages cliniques :
Migraines congestives ; « congestion cérébrale » ; ménopause ; palpitations.

Gluten (intolérance au)

➲ VOIR **Cœliaque (maladie).**

Goitre

➲ VOIR **Thyroïde.**

Gonococcie

➲ VOIR **Blennorragie.**

Gorge

Pour les diverses maladies de la gorge, consulter les rubriques appropriées : **Angine, Pharyngite, Phlegmon.**

Goût (mauvais)

➲ VOIR **Bouche.**

Goutte

La goutte est du domaine de l'homéopathie. Il s'agit d'une précipitation de cristaux d'acide urique dans une articulation, ce qui la rend rouge et enflée. Les localisations les plus fréquentes sont le gros orteil et le genou.

Crise aiguë

BELLADONNA 9 CH,
COLCHICUM 9 CH,
NUX VOMICA 9 CH,
trois granules de chaque toutes les heures en alternance, jusqu'à disparition des douleurs.

Traitement de fond

Il sera établi par le médecin. Il comportera un régime (pauvre en abats d'animaux, vins et alcools divers), des médicaments homéopathiques (vraisemblablement LYCOPODIUM, NUX VOMICA, ou SULFUR), et des dosages réguliers de l'acide urique.

Grain de beauté

➲ VOIR **Nævus.**

Granules

➲ VOIR **Médicaments.**

Graphites

Substance de base : la mine de plomb.

Convient de préférence :
Aux sujets anémiques, obèses, à la peau malsaine, timides, pleurant facilement.

Symptômes les plus caractéristiques traités par Graphites **:**
Éruptions suintantes, ressemblant à du miel, spécialement aux plis de flexion et derrière les oreilles ; induration de la peau ; mauvaises cicatrices ; fissures de la peau avec fond mielleux ; paupières collées le matin ; ongles épais et déformés ; constipation avec grosses selles entourées de mucus ; règles en retard et de sang pâle.

Principaux usages cliniques :
Éczéma suintant ; érysipèle ; dartres ; croûte de lait ; impétigo ; mauvaise cicatrisation ; blépharite.

Grincement de dents

➲ VOIR **Dents.**

Grippe

La prévention de la grippe se fait avec
INFLUENZINUM 30 CH,
trois granules une fois par semaine d'octobre à avril.

Il ne s'agit pas d'un vaccin, mais le mécanisme de prévention en est très proche. En raison des inconvénients du vaccin classique à dose forte, il faut réserver celui-ci aux sujets fragiles (cardiaques, diabétiques, vieillards) que l'on veut être sûr d'avoir soigneusement vaccinés. Pour les autres personnes, se contenter du conseil ci-dessus, qui protégera la grande majorité de ceux qui le suivront.

Traitement de l'attaque grippale aiguë
OSCILLOCOCCINUM 200,
une dose dès que possible (plus on attaque la grippe précocement, plus le traitement est spectaculaire). Prendre ensuite :
SULFUR 30 CH,
une dose trois heures plus tard. Puis régulièrement jusqu'à guérison :
EUPATORIUM PERFOLIATUM 9 CH,
GELSEMIUM 9 CH,
RHUS TOXICODENDRON 9 CH,
trois granules de chaque trois fois par jour.

Ne pas confondre la grippe (fièvre élevée avec courbatures et maux de tête) et le **rhume** (VOIR CE MOT).

Grossesse

Prendre trois granules trois fois par jour du médicament sélectionné.

Constipation pendant la grossesse
COLLINSONIA 9 CH.

Cystite
POPULUS TREMULOÏDES 9 CH.

Diarrhée
PHOSPHORUS 9 CH.

Douleurs
- pour les douleurs du ventre par les mouvements du fœtus,
  ARNICA 9 CH.
- pour les douleurs de la colonne vertébrale,
  KALIUM CARBONICUM 9 CH.
- pour les douleurs des dents, de l'estomac, des seins ou de la tête,
  SEPIA 9 CH.

Fatigue, marche impossible
BELLIS PERENNIS 9 CH.

Grossesse nerveuse
THUYA 9 CH.

Hémorroïdes
COLLINSONIA 9 CH.

Hoquet
CYCLAMEN 9 CH.

GUÉRISON

Pour l'homéopathe, la maladie est un état de déséquilibre de l'organisme, une perturbation du **dynamisme** (VOIR CE MOT) général.
La guérison est donc, tout naturellement, un retour à l'état d'équilibre antérieurement rompu.
La guérison est souvent possible par l'homéopathie : les symptômes disparaissent, la personne se sent « bien dans sa peau ».
Parfois, on peut même guérir des maladies dont on ne connaît pas la cause. Lorsque l'ensemble des symptômes du malade correspond à un médicament homéopathique, qu'importe l'étiquette, le malade guérit. Évidemment, l'homéopathe préfère connaître ce qu'il soigne mais, s'il ne le peut pas, il sait tout même prescrire efficacement. On peut guérir des personnes qui « ne croient pas » à l'homéopathie. Il faut seulement leur donner le traitement approprié à leur cas. Pour cela, le médecin a besoin de leur collaboration objective lors de l'interrogatoire. Si on répond de travers aux questions posées, si par exemple on dit qu'on a toujours trop chaud alors qu'on est frileux, le médecin pensera à un médicament qui ne sera pas le bon, et le traitement ne fera rien. La guérison est souvent annoncée par une **aggravation** (VOIR CE MOT) passagère.

GUÉRISSEURS

Il existe des guérisseurs soignant par l'homéopathie. Généralement, ils prescrivent des **complexes** (VOIR CE MOT), ne pratiquent pas **l'individualisation** du cas et offrent beaucoup moins de chances de réussite qu'un médecin ayant soigneusement étudié l'homéopathie (voir **Théorie homéopathique**).

GYNÉCOLOGIE (L'HOMÉOPATHIE EN)

Les troubles gynécologiques d'origine **fonctionnelle** (VOIR CE MOT) sont du ressort de l'homéopathie, en particulier les troubles des règles.
Les maladies gynécologiques d'origine infectieuse peuvent être soignées par un médecin pratiquant l'homéopathie.
Les maladies **organiques** (VOIR CE MOT) sont freinées dans leur évolution.
Il existe des gynécologues-homéopathes.
Après l'âge de 40 ans, consulter systématiquement un gynécologue une fois par an.

➲ VOIR ÉGALEMENT **Fibrome, Ovaires, Règles.**

Irritabilité
ACTEA RACEMOSA 9 CH.

Masque de grossesse
SEPIA 9 CH.

Nausées, vomissements
SEPIA 9 CH.

Pertes blanches
SEPIA 9 CH.

Peur de l'accouchement
ACTEA RACEMOSA 9 CH.

Salivation
KREOSOTUM 9 CH.

Somnolence
NUX MOSCHATA 9 CH.

Varices
BELLIS PERENNIS 9 CH.

En cas d'échec, consulter la rubrique générale correspondant au trouble éprouvé. Aucun médicament homéopathique n'est dangereux pour la croissance du futur bébé.

➲ VOIR ÉGALEMENT **Accouchement, Allaitement, Eugénisme.**

Guêpe (piqûre de)

➲ VOIR **Insectes.**

Guidi (Sébastien des)

Introducteur de l'homéopathie en France.

➲ VOIR **Histoire de l'homéopathie.**

H

Hahnemann (Christian Samuel)

Fondateur de la doctrine homéopathique.

➲ VOIR **Histoire de l'homéopathie.**

Haleine

Le médicament le plus apte à faire passer la mauvaise haleine est :

MERCURIUS SOLUBILIS 9 CH,
à raison de trois granules trois fois par jour pendant les périodes où l'haleine est forte.

En cas de persistance malgré ce traitement, consulter un médecin (ou un dentiste) pratiquant l'homéopathie.

Hallucinations

Elles ne sont pas guérissables par l'homéopathie.

Hallux valgus

➲ VOIR **Oignon.**

Hamamelis virginica

Substance de base : le noisetier de la sorcière.

Symptômes les plus caractéristiques traités par **Hamamelis virginica :**
Congestion veineuse avec varices douloureuses (sensation de meurtrissure ; aggravation au toucher) ; hémorragie de sang noir ; inflammation des testicules.

Principaux usages cliniques :
Varices ; hémorroïdes, ulcères variqueux ; orchite.

Hanche

En cas de douleur de la hanche, consulter la rubrique **Rhumatismes**, et ajouter systématiquement au traitement choisi :

ALLIUM SATIVUM 9 CH,
trois granules trois fois par jour.

Helleborus niger

Substance de base : l'hellébore noir, ou rose de Noël.

Symptômes les plus caractéristiques traités par **Helleborus niger :**
Malade obnubilé, sans réaction, indifférent à tout, apathique ; le regard est fixe, le front froncé, la mâchoire inférieure tombante ; le contrôle musculaire ne se fait pas ; convulsions ; cris pendant la fièvre ; urines rares ; œdème (enflure) de la peau ; haleine fétide.

Principaux usages cliniques :
Encéphalite, méningite et leurs séquelles.

Helonias dioïca

Substance de base : l'hélonias.

Symptômes les plus caractéristiques traités par **Helonias dioïca :**
Congestion de l'utérus, qui est perçu spontanément ; utérus descendu ; chaleur dans la région des reins ; fatigue générale ; amélioration par la distraction.

Principaux usages cliniques :
Fatigue ; descente d'organes.

Hématome

➲ VOIR **Blessure.**

Hémiplégie

➲ VOIR **Attaque.**

Hémophilie

L'hémophilie n'est pas vraiment du domaine de l'homéopathie, car il y a dans cette maladie des déficits congénitaux en certains facteurs de la coagulation du sang. Néanmoins, on se trouvera bien de donner systématiquement à l'hémophile (les hématomes seront ainsi moins fréquents) :

PHOSPHORUS 9 CH,
trois granules une fois par jour, vingt jours par mois.

Hémorragie

Les hémorragies diverses sont répertoriées ici avec un conseil pour l'urgence, ce qui n'empêchera pas de demander l'avis d'un médecin.

Selon l'importance de l'hémorragie, prendre trois granules toutes les cinq minutes, toutes les heures, ou trois fois par jour de l'un des médicaments qui suivent.

Anus
COLLINSONIA 5 CH,

Cérébrale (hémorragie), ➲ VOIR **Attaque.**

Estomac
IPECA 5 CH.

Nez (épistaxis)
Ne pas arrêter un saignement de quelques minutes et se produisant exceptionnellement, surtout chez un sujet ayant une hypertension artérielle ; l'hémorragie est alors une élimination bénéfique, une sorte de « soupape de sécurité ». Si l'hémorragie est abondante ou dure plus d'un quart d'heure, prendre :

CHINA 5 CH,
MILLEFOLIUM 4 CH,
trois granules de chaque en alternance.

On ajoutera, selon la cause :

- en cas de coup sur le nez,
  ARNICA 9 CH ;
- d'hémorragie nasale pendant un mal de tête,
  BELLADONNA 9 CH ;
- pendant la fièvre,
  FERRUM PHOSPHORICUM 9 CH.

Poumons (hémorragie dans un effort de toux)
IPECA 5 CH.

Urines
CANTHARIS 5 CH.

Utérus (saignement en dehors de la période des règles)
CHINA 5 CH.

Hémorroïdes

Pour les hémorroïdes elles-mêmes, utiliser :

AESCULUS COMPOSÉ,
dix gouttes trois fois par jour.

Localement :
pommade et suppositoires AESCULUS COMPOSÉ,
une ou deux applications par jour.

Pour les complications

- en cas de fistule,
  BERBERIS 9 CH,
  SILICEA 9 CH,
  trois granules de chaque trois fois par jour.
- en cas de caillot, ou thrombose, trois gra-

nules toutes les heures ou trois fois par jour, selon l'intensité de la douleur,

LACHESIS 5 CH.

- en cas de fissure anale,

GRAPHITES 9 CH,
NITRICUM ACIDUM 9 CH,
RATANHIA 9 CH,
trois granules de chaque trois fois par jour.

Appliquer localement de la pommade au RATANHIA.

Hepar sulfuris calcareum

Substance de base : préparation de Hahnemann à base de fleur de soufre (*Sulfur*) et de couche moyenne d'huître (*Calcarea carbonica*).

Convient de préférence :
Au sujet impulsif, s'évanouissant facilement, irritable.

***Symptômes les plus caractéristiques traités par* Hepar sulfuris calcareum :**
Infection de la peau et des muqueuses ; suppuration de mauvaise odeur ; douleurs piquantes ; aggravation par le toucher et à l'air frais ; désir d'acide ; toux rauque ; hypersensibilité générale à l'air froid.

Principaux usages cliniques :
Suppurations diverses ; abcès ; furoncles ; phlegmon ; sinusite ; orgelets ; otites ; ulcères de jambe.

Hépatique

Insuffisance hépatique, ➲ VOIR **Foie.**

Colique hépatique, ➲ VOIR **Colique.**

Hépatite virale

Pour la médecine classique, le principal traitement de l'hépatite virale A est le repos et le régime (sans gras, sans café, sans alcool). Les « reconstituants de la cellule hépatique » sont peu convaincants, de l'aveu même de leurs utilisateurs.

On n'aura donc aucun scrupule à préférer l'homéopathie. On pourra prendre :

CHELIDONIUM 9 CH,
SEPIA 7 CH,
PHOSPHORUS 15 CH,
trois granules de chaque trois fois par jour.

Si on a la possibilité de consulter un médecin pratiquant l'homéopathie, ce sera encore mieux, car il pourra « individualiser le cas », c'est-à-dire sélectionner les médicaments en fonction des symptômes particuliers.

Les hépatites B, C, D, E, etc. doivent être traitées par le médecin.

Hering (Constantin)

Introducteur de l'homéopathie en Amérique.

➲ VOIR **Histoire de l'homéopathie.**

Hernie

La douleur de la hernie hiatale (hernie de l'estomac à travers le diaphragme) réagira à :

ARGENTUM NITRICUM 9 CH,
IRIS VERSICOLOR 9 CH,
trois granules de chaque avant les trois repas,

à poursuivre pendant toute la vie dans les périodes de douleurs.

L'opération est indispensable en cas de hernie importante.

La hernie inguinale est à opérer. On peut prendre :

OPIUM 30 CH,
une dose en cas de hernie étranglée ;

ce médicament peut aider à la « réduire » ; on évitera ainsi l'occlusion.

NUX VOMICA 9 CH,
trois granules trois fois par jour,

à prendre pendant les trois mois qui suivent l'intervention pour hernie inguinale.

HISTOIRE DE L'HOMÉOPATHIE

Voici les noms marquants de l'histoire de l'homéopathie.

HIPPOCRATE (460-377 av. J.-C.) avait, pour ainsi dire, prévu l'homéopathie puisqu'il affirmait qu'il y a deux manières de soigner : par les contraires et par les semblables.

PARACELSE (1493-1541) connaissait lui aussi cette dualité. Il soignait la diarrhée avec de l'hellébore (sachant très bien que l'hellébore peut provoquer la diarrhée). Il donnait des doses très petites : la vingt-quatrième partie d'une goutte. L'homéopathie va beaucoup plus loin dans la dilution, et n'a pas conservé l'aspect ésotérique de l'œuvre de Paracelse.

CHRISTIAN SAMUEL HAHNEMANN (1755-1843) fut le véritable fondateur de la méthode homéopathique. Il redécouvrit en 1790 le principe de similitude (VOIR **Théorie homéopathique**), et généralisa son utilisation. Il disait : « Que les semblables guérissent les semblables[1]. » Il s'aperçut dans un second temps qu'il suffit de dilutions infinitésimales (VOIR **Théorie homéopathique**) pour obtenir cette guérison. Il publia son livre fondamental, l'Organon de l'art de guérir, en 1810 en Allemagne. La première traduction française date de 1824. Hahnemann, né en Saxe, termina sa vie à Paris. Il est enterré au cimetière du Père-Lachaise.

SÉBASTIEN DES GUIDI (1769-1863), comte d'origine italienne, médecin, introduisit l'homéopathie en France (et plus précisément à Lyon).

CONSTANTIN HERING (1800-1880) introduisit l'homéopathie en Amérique. Il prolongea l'œuvre de Hahnemann en découvrant des médicaments importants, par exemple LACHESIS.

JAMES TYLER KENT (1849-1916), médecin américain de grande renommée, laissa une empreinte durable sur l'homéopathie en insistant sur la nécessité de ne donner qu'un seul médicament homéopathique à la fois. Il publia un répertoire des symptômes homéopathiques, encore utilisé actuellement.

ANTOINE NEBEL, à Lausanne, LÉON VANNIER, à Paris, CHARLES ROUSSON, à Lyon, sont les grands noms du XXe siècle. Par leur enseignement, ils ont contribué au renom de l'homéopathie.

1. Soit, en latin, selon la formule qu'il nous a donnée : « *Similia similibus curentur.* »

La hernie discale n'est pas du domaine de l'homéopathie.

Herpès

L'herpès, ou « bouton de fièvre » (mais on peut l'avoir sans fièvre), est dû à un virus qui se manifeste en cas de faiblesse de l'organisme (surmenage, contrariété, règles, fièvre). Il s'agit d'une vésicule (parfois plusieurs) pleine d'eau et douloureuse siégeant sur une lèvre, aux parties génitales ou sur une fesse. Il y a généralement un ganglion satellite.

Pour l'accès aigu, utiliser :

RHUS TOXICODENDRON 9 CH,
trois granules trois fois par jour ;

CALENDULA TM,
une à deux gouttes trois fois par jour en application locale.

Le traitement de fond sera établi par un médecin pratiquant l'homéopathie pour empêcher (ou espacer) les récidives. **NATRUM MURIATICUM** et **SEPIA** sont les deux médicaments de terrain les plus souvent prescrits pour l'herpès.

Pour l'herpès circiné, VOIR **Mycose.**

HOMÉOPATHE

Qu'est-ce qu'un médecin homéopathe ? C'est un docteur en médecine qui exerce (exclusivement ou partiellement) l'homéopathie. Il a fait des études officielles, puis s'est spécialisé (VOIR **Enseignement**). Il vit quotidiennement les problèmes de l'homéopathie, se perfectionne par la fréquentation des congrès, la lecture de revues et de livres professionnels.

C'est un médecin comme un autre, qui a élargi son arsenal thérapeutique.
C'est un conseiller (il peut très bien être le « médecin de famille »), un hygiéniste, un philosophe, ou encore un écologiste.
Il y a environ 10 000 médecins homéopathes en France, pour 180 000 médecins.

HOMÉOPATHIE

Étymologie

Le mot homéopathie vient de deux mots grecs : *homoïos* (« semblable ») et *pathos* (« maladie »). Il donne donc à juste titre la primauté au principe de similitude.

Définition

L'homéopathie est une thérapeutique basée sur le principe de similitude où l'on utilise les médicaments à dose infinitésimale.

VOIR ÉGALEMENT **Théorie homéopathique.**

HÔPITAUX

Il y a en France deux hôpitaux (Saint-Jacques à Paris, Saint-Luc à Lyon) où l'on pratique l'homéopathie en consultation externe, ainsi que des dispensaires.
Il n'existe pas de services médicaux où l'on puisse être hospitalisé. C'est relativement peu gênant, car les maladies pour lesquelles on est admis à l'hôpital sont la plupart du temps **organiques** (VOIR CE MOT) et justiciables de l'**allopathie** (VOIR CE MOT).

Hippocrate

Hippocrate parlait déjà des semblables.

➲ VOIR **Histoire de l'homéopathie.**

Hiver

Pour bien préparer l'hiver, on peut prendre une fois par semaine trois granules d'un ou plusieurs des médicaments suivants :

INFLUENZINUM 30 CH,

préventif de la grippe ;

TUBERCULINUM 30 CH,

préventif des coups de froid ;

PSORINUM 30 CH,

pour les personnes particulièrement frileuses (contre-indiqué si l'on a des antécédents d'eczéma).

Hodgkin (maladie de)

Maladie du ressort de l'allopathie, qui d'ailleurs, de nos jours, est efficace.

On peut consulter un médecin pratiquant l'homéopathie pour les séquelles.

Hoquet

En cas de hoquet, prendre :

CUPRUM 9 CH,
HYOSCYAMUS 9 CH,
trois granules en alternance de deux en deux minutes jusqu'à cessation.

NUX VOMICA 9 CH sera intercalé, à raison de trois granules, si le hoquet se produit après un repas trop copieux.

Ce traitement convient également au hoquet du nourrisson.

Humidité (sensibilité à l')

Prendre :

THUYA 9 CH,
DULCAMARA 9 CH,
trois granules de chaque trois fois par jour, quinze jours par mois pendant quelques mois.

Hydarthrose

➲ VOIR **Synovite.**

HORAIRE

Horaire de prise des médicaments

Il s'établit le plus fréquemment comme suit :

- les doses seront prises le matin à jeun (une heure avant le petit déjeuner) à la date désignée par le médecin ;
- les granules (sauf indication contraire) seront pris trente minutes avant les repas (dix minutes si l'on ne peut pas faire autrement) ; ils sont généralement au nombre de trois.

Symptômes

L'horaire de survenue des symptômes (accès de fièvre, recrudescence de la douleur, apparition de frissons, début de la migraine) peut être une indication précieuse pour le médecin pratiquant l'homéopathie. Il faut donc le noter à son intention.

HYGIÈNE

En dehors des conseils élémentaires et classiques d'hygiène qu'il donne comme tout médecin, l'homéopathe peut personnaliser ses recommandations en fonction des médicaments homéopathiques indiqués.
Par exemple, lorsque le remède de fond du patient est natrum muriaticum, le médecin sait qu'il faut se méfier des séjours prolongés sur la Côte d'Azur car ils aggravent les symptômes : 50 % des personnes ayant les caractéristiques de natrum muriaticum sont fatiguées après un séjour de plus d'une semaine dans cette région. Il faut donc leur recommander la prudence.

Hydrastis canadensis

Substance de base : la racine du sceau d'or.

***Symptômes les plus caractéristiques traités par* Hydrastis canadensis :**
Sécrétions jaunes, visqueuses, épaisses, chroniques des muqueuses ; constipation chronique sans faux besoin ; sensation de vide à l'estomac avec dyspepsie aggravée par le pain ; gros foie.

Principaux usages cliniques :
Insuffisance hépatique ; constipation ; pharyngite ; sinusite ; dyspepsie ; gastrite.

Hydrocèle

VOIR **Testicule.**

Hygroma

Il s'agit d'un épanchement de liquide dans une bourse séreuse (le tapis intérieur d'une articulation), formant une petite boule.

Badigeonner une ou deux fois de la teinture d'iode (ne pas répéter l'opération plus de deux fois) et prendre :

APIS MELLIFICA 9 CH,
trois granules trois fois par jour, jusqu'à disparition.

Hyoscyamus niger

Substance de base : la jusquiame noire.

***Symptômes les plus caractéristiques traités par* Hyoscyamus niger :**
Délire violent avec loquacité incessante, peur d'être empoisonné, tendance à se découvrir, marmonnement, grimaces, rires ; spasmes musculaires ; hoquet après les repas ; toux sèche dès qu'on est allongé ; selles involontaires ; énurésie.

Principaux usages cliniques :
Délire fébrile ; convulsions ; hoquet ; toux ; typhoïde.

Hypericum perforatum

Substance de base : le millepertuis.

Convient de préférence :
Aux suites de traumatisme des nerfs ; aux blessures des régions richement innervées.

***Symptômes les plus caractéristiques traités par* Hypericum perforatum :**
Douleurs remontant le long des nerfs, à partir des plaies lacérées, à type de fourmillement intolérable ; aggravation par le toucher ; douleurs du coccyx après une chute, remontant tout le long de la colonne vertébrale ; douleurs des « oignons » (nom scientifique : hallux valgus).

Principaux usages cliniques :
Traumatismes des terminaisons nerveuses ; douleurs des plaies ; douleurs du coccyx.

Hypertension artérielle

➲ VOIR **Tension artérielle.**

Hypotension artérielle

➲ VOIR **Tension artérielle.**

Hystérie

➲ VOIR **Névrose.**

I

Iberis amara

Substance de base : les graines d'ibéris amer.

***Symptômes les plus caractéristiques traités par* Iberis amara :**
Palpitations au moindre mouvement ; pouls irrégulier ; le malade a la conscience physique d'avoir un cœur ; suffocation ; gros cœur.

Principaux usages cliniques :
Palpitations ; extra-systoles ; gros cœur nerveux.

Ictère

Nom médical de la « jaunisse ». Celle-ci a plusieurs causes, notamment l'**hépatite** (VOIR CE MOT) virale, les **calculs** (VOIR CE MOT) biliaires, les lésions du pancréas, etc.

Consulter. On recevra un traitement médical homéopathique ou le conseil de se faire opérer, selon le cas.

Idées fixes

Un des symptômes de l'obsession.

VOIR **Névrose.**

Ignatia amara

Substance de base : la fève de Saint-Ignace.

Convient de préférence :
Aux suites d'émotion, de contrariétés, de chagrin.

***Symptômes les plus caractéristiques traités par* Ignatia amara :**
Sensation de boule à la gorge ; bâillements nerveux ; oppression respiratoire avec besoin de soupirer ; humeur changeante ; chagrin silencieux, « rumination » des soucis ; irritabilité avec tendance à la contradiction ; hypersensibilité aux odeurs, spécialement de café et de tabac ; migraine à type de clou ; sensation de creux à l'estomac ; douleurs erratiques, sous formes de points.

Principaux usages cliniques :
Migraine nerveuse ; dépression nerveuse ; spasmes après contrariétés ; rhumatismes d'origine nerveuse.

IMMUNOLOGIE

L'immunologie est une science qui étudie les possibilités réactionnelles de l'organisme devant les agressions les plus diverses.
Cette définition est à mettre en parallèle avec celle de l'homéopathie (VOIR **Théorie homéopathique**). Elle nous laisse deviner que le lien scientifique entre l'homéopathie et la science se trouve au niveau de l'immunologie.

VOIR ÉGALEMENT **Terrain.**

Principaux usages cliniques :
Goitre ; maladie de Basedow ; pancréatite.

Ipeca

Substance de base : la racine d'ipéca.

Symptômes les plus caractéristiques traités par Ipeca :
Nausées constantes avec langue propre ; salivation abondante ; toux avec nausées ; sensation de constriction de la poitrine ; essoufflement ; sensation d'estomac relâché ; hémorragies de sang rouge vif, spécialement par le nez ; diarrhée ; aggravation par le vent humide et chaud ; aggravation annuelle.

Principaux usages cliniques :
Asthme ; asthme des foins ; toux ; bronchite ; coqueluche ; indigestion ; diarrhée.

ISOTHÉRAPIQUES

Les isothérapiques (ou isopathiques) sont des dilutions préparées selon la méthode homéopathique (VOIR **Médicament homéopathique**) à partir de substances responsables de la maladie à traiter. On distingue deux isothérapiques.

Les auto-isothérapiques

On fait un prélèvement sur le malade en espérant recueillir ainsi l'agent causal de sa maladie, le plus souvent un microbe ; on peut ainsi préparer une dilution à partir de sang, de pus d'abcès, d'urines, de sécrétion nasale, d'expectoration, etc. La dilution ôte tout caractère dangereux ou repoussant au produit. Il s'agit d'une sorte d'autovaccin.

Les hétéro-isothérapiques

On les prépare à partir d'une substance extérieure au malade, mais supposée être responsable de ses troubles ; on peut ainsi faire une dilution d'un produit ménager (par exemple une lessive qui lui a provoqué un eczéma), des poils de l'animal familier (générateurs d'asthme), d'un médicament allopathique ayant déclenché une allergie, de pollens, etc.

Les isothérapiques ont été initialement préparés par un vétérinaire, M. Lux, du temps de Hahnemann, lequel en eut connaissance. Ils n'empêchent pas la prescription d'un traitement de fond, mais sont utiles pour lever un barrage à l'action de celui-ci.

Les isothérapiques sont proches des **biothérapiques** (VOIR CE MOT), mais ces derniers sont préparés à l'avance et non spécifiquement, sur demande du médecin, pour un malade donné.

Les isothérapiques sont différents du médicament homéopathique habituel, car ils sont faits à partir de l'« identique » (l'agent qui a provoqué la maladie) et non du « semblable » (une substance donnant les mêmes symptômes que l'agent causal mais de nature différente par elle-même).

Iris versicolor

Substance de base : le glaïeul bleu.

***Symptômes les plus caractéristiques traités par* Iris versicolor :**
Hyperacidité du tube digestif avec sensation de brûlures à la bouche, la gorge, l'œsophage, l'estomac, l'intestin ou l'anus ; migraine ophtalmique avec vomissements brûlants.

Principaux usages cliniques : Migraines ophtalmiques ; migraines bilieuses ; pancréatite.

Iritis

Inflammation de l'iris.

➲ VOIR **Yeux.**

Irritabilité

Les médicaments contre l'irritabilité sont nombreux ; parmi les principaux, on pourra prendre trois granules trois fois par jour de l'un de ceux qui suivent :

- pour l'irritabilité de l'enfant,
  CHAMOMILLA 9 CH ;
- pour l'irritabilité avec tendance à la contradiction,
  IGNATIA 9 CH ;
- pour l'irritabilité avec impatience,
  NUX VOMICA 9 CH.

Isopathiques

➲ VOIR PAGE CI-CONTRE **Isothérapiques.**

Ivresse

En cas d'ivresse, donner au sujet :

AGARICUS MUSCARIUS 9 CH,
NUX VOMICA 9 CH,
trois granules de chaque en alternance de cinq en cinq minutes.

J

Jalousie

Lorsque la jalousie est trop marquée, elle gêne celui qui en est atteint et son entourage. Prendre :

HYOSCYAMUS 30 CH,
une dose par semaine pendant trois mois.

Jambes

Lourdes

HAMAMELIS COMPOSÉ,
10 gouttes trois fois par jour.

Sans repos (jambes), besoin incessant de remuer les jambes, impatiences dans les jambes

ZINCUM METALLICUM 9 CH,
trois granules à chaque fois que le trouble se produit.

➲ VOIR ÉGALEMENT **Ulcère.**

Jaunisse

➲ VOIR **Ictère.**

Joues

Dartres, ➲ VOIR CE MOT.

Rouges (joues), ➲ VOIR Couperose.

K

Kalium bichromicum

Substance de base : le bichromate de potassium.

Convient de préférence :
À l'inflammation, l'exsudation ou l'ulcération des muqueuses.

***Symptômes les plus caractéristiques traités par* Kalium bichromicum :**
Grande sécrétion de mucus filant, visqueux, jaune-vert ; croûtes dans le nez ; perte de l'odorat ; parole nasillante ; polypes dans le nez ; douleurs erratiques ; ulcérations diverses ; alternance de rhumatismes et de diarrhées ; douleurs brûlantes de l'estomac aggravées par la bière ; migraines ophtalmiques.

Principaux usages cliniques :
Rhumatismes ; sciatique ; coryza chronique ; sinusite ; bronchite ; ulcère d'estomac ; migraine ophtalmique.

Kalium bromatum

Substance de base : le bromure de potassium.

***Symptômes les plus caractéristiques traités par* Kalium bromatum :**
Engourdissement général du système nerveux ; abolition des facultés intellectuelles ; tristesse avec pleurs incontrôlables ; perte des désirs sexuels ; agitation incessante, spécialement des mains ; terreurs nocturnes ; spasmes divers ; acné.

Principaux usages cliniques :
Dépression nerveuse ; spasmes ; agitation ; terreurs nocturnes ; énurésie ; acné.

Kalium carbonicum

Substance de base : le carbonate de potassium.

Convient de préférence :
Aux suites de grossesse ; aux personnes âgées.

Symptômes les plus caractéristiques traités par Kalium carbonicum :
Angoisse et douleurs sont perçues à l'estomac ; fatigue intellectuelle et physique ; douleurs de la région lombaire ; transpiration facile ; douleurs piquantes indépendantes du mouvement ; irritation des muqueuses ; ballonnement de l'estomac et du ventre ; inflammation du coin interne de la paupière supérieure.

Principaux usages cliniques :
Asthme ; coqueluche ; douleurs lombaires ; goutte ; rhumatismes ; fatigue ; dépression nerveuse.

Kalium phosphoricum

Substance de base : le phosphate de potassium.

Convient de préférence :
Aux suites de surmenage intellectuel.

***Symptômes les plus caractéristiques traités par* Kalium phosphoricum :**
Épuisement cérébral ; incapacité de réfléchir avec malgré tout irritabilité ; terreurs nocturnes, cauchemars ; maux de tête après effort intellectuel ; diarrhée de mauvaise odeur avec langue jaune.

Principaux usages cliniques :
Dépression nerveuse ; épuisement cérébral ; énurésie.

Kalmia latifolia

Substance de base : la kalmie, ou laurier des montagnes.

Symptômes les plus caractéristiques traités par Kalmia latifolia :
Douleurs erratiques et fulgurantes le long des nerfs, se déplaçant de haut en bas ; sensation d'engourdissement ; palpitations violentes ; douleurs du cœur irradiées au membre supérieur gauche ; pouls lent.

Principaux usages cliniques :
Névralgies, spécialement névralgie faciale ; rhumatismes erratiques ; douleurs du cœur.

Kent (James Tyler)

Un des plus célèbres homéopathes américains.

➲ VOIR **Histoire de l'homéopathie.**

Kreosotum

Substance de base : la créosote (produit extrait du goudron de hêtre).

Convient de préférence :
Aux cas d'irritation violente des muqueuses.

Symptômes les plus caractéristiques traités par Kreosotum :
Écoulements irritants et de mauvaise odeur ; hémorragie des muqueuses à la moindre pression ; dents cariées en forme de coin.

Principaux usages cliniques :
Bronchite ; gingivite ; inflammation des paupières ; gastrite ; pertes blanches ; prurit vulvaire ; ulcère du col utérin ; énurésie ; dents cariées.

Kyste

Dents : faire enlever le kyste, il n'y a pas de traitement homéopathique.

Ovaires : le traitement homéopathique est possible pour certains cas, notamment au début. Consulter un médecin.

Paupières, ➲ VOIR CE MOT.

Peau : faire enlever le kyste, il n'y a pas de traitement homéopathique.

Seins, ➲ VOIR CE MOT.

Tendons : faire enlever le kyste.

Thyroïde, ➲ VOIR CE MOT.

KORSAKOV (MÉTHODE DE)

Méthode particulière de préparation des **médicaments** (VOIR CE MOT). Habituellement, la dilution se fait par la méthode de Hahnemann des flacons séparés (un flacon différent pour chaque dilution). Dans la méthode de Korsakov, on vide le flacon et on ajoute du solvant (mélange d'eau et d'alcool) dans le même flacon, considérant qu'il reste suffisamment de produit sur la paroi.

L

Lac caninum

Substance de base : le lait de chienne.

Symptômes les plus caractéristiques traités par Lac caninum :
Symptômes changeant sans cesse de côté (migraines, douleurs de gorge, rhumatismes, douleurs des ovaires) ; seins gonflés, spécialement avant les règles ; fausses membranes dans la gorge.

Principaux usages cliniques :
Congestion des seins ; troubles menstruels ; diphtérie ; rhumatismes.

Lachesis mutus

Substance de base : le venin du serpent lachesis.

Convient de préférence :
Aux femmes à la ménopause.

Symptômes les plus caractéristiques traités par Lachesis mutus :
Excitation nerveuse le soir, dépression le matin ; rêves de mort ; loquacité ; hypersensibilité au contact ; angine débutant du côté gauche et passant ensuite à droite, avec intolérance des liquides chauds et de l'attouchement du cou ; bouffées de chaleur avec congestion violacée de la peau ; tendance générale aux hémorragies de sang noirâtre ; ecchymoses ou hématomes spontanés ; amélioration générale par la survenue des règles ; prédominance à gauche de tous les symptômes, ou passage de ceux-ci de gauche à droite.

LABORATOIRES HOMÉOPATHIQUES

Au début de l'homéopathie les médicaments étaient fabriqués par les médecins eux-mêmes. Comme il y avait beaucoup de tubes différents à préparer, ils faisaient des échanges entre eux.
Puis des pharmaciens eurent l'idée de se spécialiser dans l'homéopathie. La première pharmacie spéciale s'ouvrit à Paris vers 1840.
Dans un troisième temps, des laboratoires se créèrent afin de préparer des médicaments homéopathiques pour la distribution à tous les pharmaciens. Le premier laboratoire français date de 1920.
Aujourd'hui, il y a en France deux laboratoires principaux (et des laboratoires régionaux), qui délivrent dans des délais très rapides des médicaments préparés dans les meilleures conditions de fiabilité.
Un soin particulier doit être apporté à l'élaboration du médicament homéopathique : du fait de son extrême dilution, il ne peut être identifié après coup par analyse.
D'où le caractère particulièrement exigeant des opérations en chaîne qui aboutissent à sa fabrication.

Principaux usages cliniques :
Angine ; amygdalite ; ulcère de jambe ; abcès, furoncle ; dépression nerveuse ; asthme ; migraine ; hémorragies diverses ; infections graves ; ménopause.

Lachnantes

Substance de base : la « racine rouge ».

Symptômes les plus caractéristiques traités par Lachnantes :
Douleurs et raideur du cou ; tête penchée sur le côté.

Principaux usages cliniques :
Torticolis rhumatismal ; angine avec torticolis.

Lait

Allaitement, ➲ VOIR CE MOT.

Lait dans les seins chez les jeunes filles ou les jeunes femmes, sans qu'il n'y ait eu grossesse :

PULSATILLA 9 CH,
trois granules trois fois par jour.

Lambliase

Maladie intestinale due à la présence du parasite *lamblia*, responsable de douleurs et de diarrhée ; comme toute parasitose, elle nécessite un traitement chimique pour détruire l'agent responsable.

Un traitement homéopathique est ensuite le bienvenu pour modifier le terrain et éviter les rechutes. Consulter.

En attendant la consultation, on peut prendre :

MERCURIUS DULCIS 9 CH,
trois granules trois fois par jour.

Langue

L'état de la langue est un symptôme qui permet parfois à l'homéopathe de penser à la bonne prescription, même si la maladie principale est ailleurs.

Prendre trois granules trois fois par jour de l'un des médicaments indiqués ci-dessous, selon le cas.

Langue chargée

- langue recouverte d'un enduit blanchâtre ressemblant à la peau du lait,
  ANTIMONIUM CRUDUM 9 CH.
- langue noire,
  CARBO VEGETABILIS 9 CH.
- langue jaune,
  HYDRASTIS CANADENSIS 9 CH.
- langue chargée seulement dans sa moitié postérieure,
  NUX VOMICA 9 CH.
- en cas de triangle rouge à la pointe de la langue,
  RHUS TOXICODENDRON 9 CH.
- langue « en carte de géographie », c'est-à-dire avec des îlots normaux au milieu d'endroits plus chargés,
  TARAXACUM OFFICINALE 9 CH.

Langue enflée

- la langue semble enflée et est difficile à sortir ; elle est tremblante,
  GELSEMIUM SEMPERVIRENS 9 CH.
- langue réellement enflée et dont le bord garde l'empreinte des dents,
  MERCURIUS SOLUBILIS 9 CH.

Langue brûlante

- douleurs brûlantes après avoir mis dans la bouche un liquide trop chaud,
  CANTHARIS 9 CH.
- douleurs brûlantes de la langue, sans cause apparente,
  IRIS VERSICOLOR 9 CH.

En cas de sensation de brûlure de la langue, vérifier qu'on n'a pas dans la bouche deux métaux de nature différente (après traitements dentaires).

Dans ce cas, voir le dentiste, car il y a effet électrique de pile.

Lapis albus

Substance de base : le fluo-silicate de calcium.

Principal usage clinique :
Fibrome avec douleurs brûlantes.

Larmoiement

Le larmoiement chronique peut être dû à des causes différentes ; une consultation est nécessaire.

S'il est récent, prendre :

CONIUM 9 CH,
EUPHRASIA 9 CH,
trois granules de chaque trois fois par jour.

➲ VOIR ÉGALEMENT **Yeux, Conjonctivite.**

Laryngite

Laryngite aiguë

Prendre trois granules trois fois par jour d'un ou deux des médicaments ci-dessous, selon les symptômes (douleur et aphonie sont les plus fréquents). Consulter s'il n'y a pas d'amélioration après quelques jours.

- laryngite après coup de froid sec,
  ACONITUM NAPELLUS 9 CH.
- laryngite avec sensation, en avalant, d'écharde dans la gorge,
  ARGENTUM METALLICUM 9 CH.
- laryngite avec baisse de la voix ou aphonie après l'avoir trop fait travailler,
  ARUM TRIPHYLLUM 9 CH.
- en cas de douleurs vives avec aphonie,
  CAUSTICUM 9 CH.
- en cas d'aphonie d'origine nerveuse,
  IGNATIA 9 CH.
- douleurs pires le soir, avec voix rauque,
  PHOSPHORUS 9 CH.
- aphonie améliorée quand on parle,
  RHUS TOXICODENDRON 9 CH.

Laryngite chronique

Consulter obligatoirement.

Laxatifs

➲ VOIR **Constipation.**

Ledum palustre

Substance de base : le lédon des marais.

Symptômes les plus caractéristiques traités par **Ledum palustre :**
Gonflement des articulations, qui sont froides au toucher ; douleurs améliorées par un bain dans l'eau froide ; rhumatismes remontant de bas en haut ; bles-

LÉGISLATION (LA LOI ET L'HOMÉOPATHIE)

Les médicaments homéopathiques sont parfaitement légaux, dans la mesure d'une liste limitative qui en a été donnée. Ils sont remboursés par la **Sécurité sociale** (VOIR cette rubrique). Les pharmaciens ont donc le droit de les vendre.

Quant aux médecins, ils ont le devoir de soigner leurs malades « conformément aux données acquises de la science », ce qui ne les empêche pas de prescrire de l'homéopathie, mais leur impose certaines limites de prudence.

LENTEUR

L'homéopathie est-elle une thérapeutique d'action lente ? Dans les cas aigus récents, l'homéopathie agit très rapidement. Dans les maladies chroniques, l'homéopathie semble agir lentement, car il y a rarement des résultats immédiats. En revanche, l'homéopathie permet de guérir en quelques années des maladies qui auraient duré sans elle toute la vie : elle est donc rapide, tout est une question de relativité.

Pour la lenteur de caractère, ➲ VOIR **Lymphatisme.**

sures par instruments piquants ou par insectes ; ecchymoses, spécialement autour des yeux, « œil au beurre noir ».

Principaux usages cliniques :
Piqûres diverses ; acné rosacée ; goutte ; traumatismes des yeux.

Lésion

➲ VOIR **Organique (maladie).**

Leucémie

Hors du domaine de l'homéopathie, sauf pour certaines séquelles ; consulter.

Leucorrhées

➲ VOIR **Pertes blanches.**

Lèvres

Prendre trois granules trois fois par jour du médicament cité, selon le cas.

Enflées, œdème de Quincke (enflure allergique du visage et spécialement des lèvres)

- sans soif,

  APIS MELLIFICA 9 CH.

- avec soif,

  BELLADONNA 9 CH.

Fendues

- crevasse à fond jaune au coin de la bouche,

  GRAPHITES 9 CH.

- crevasse à fond rouge au coin de la bouche,

  NITRICUM ACIDUM 9 CH.

- lèvre fendue verticalement au milieu,

  NATRUM MURIATICUM 9 CH.

Sèches

BRYONIA 9 CH,

dans les cas les plus courants.

ARUM TRIPHYLLUM 9 CH

doit être ajouté si on a tendance à arracher les peaux.

➲ VOIR ÉGALEMENT **Herpès.**

Lichen

Maladie de peau d'origine mal connue, caractérisée par des papules qui démangent beaucoup ; prendre :

ANACARDIUM ORIENTALE 9 CH,
RHUS TOXICODENDRON 9 CH,
trois granules de chaque trois fois par jour.

Si l'affection est survenue après un choc nerveux, ajouter aux médicaments précédents :

IGNATIA 9 CH,
trois granules trois fois par jour.

LIMITES DE L'HOMÉOPATHIE

Les limites de l'homéopathie sont la **psychose** (VOIR CE MOT) et la maladie **organique** (VOIR CE MOT), car les malades porteurs de ces types d'affection n'ont plus de possibilité réactionnelle (VOIR **Réactionnel [mode]**).

➲ VOIR ÉGALEMENT **Maladie.**

Lilium tigrinum

Substance de base : le lis tigré.

Symptômes les plus caractéristiques traités par Lilium tigrinum :
Dépression nerveuse, avec pleurs aggravés par la consolation, et malgré tout irritabilité ; besoin d'activité incessante ; peurs irraisonnées ; excitation sexuelle ; sensation de pesanteur du bas-ventre ; palpitations avec sensation de cœur dans un étau.

Principaux usages cliniques :
Dépression nerveuse ; congestion utérine ; fausse angine de poitrine ; excitation sexuelle.

Lipomes

Il s'agit de tumeurs bénignes graisseuses de la peau. Elles sont habituellement hors des possibilités de l'homéopathie. On peut toutefois essayer :

GRAPHITES 5 CH.
trois granules trois fois par jour, pendant deux mois.

En cas d'échec, ne rien faire, sauf si les lipomes sont particulièrement disgracieux ; on peut alors les faire enlever.

Lipothymie

➲ VOIR **Syncope.**

Lithiase (biliaire, urinaire)

➲ VOIR **Calculs.**

Lithothérapie déchélatrice

➲ VOIR **Para-homéopathie.**

Lordose

Courbure concave de la **colonne vertébrale** (VOIR CETTE RUBRIQUE en cas de douleurs dues à la lordose).

Loupes

➲ VOIR **Chevelu (cuir).**

Lumbago

➲ VOIR **Colonne vertébrale.**

Lycopodium clavatum

Substance de base : les spores du pied-de-loup.

Convient de préférence :
Aux sujets sédentaires, éliminant mal ; à ceux ayant un tube digestif paresseux (spécialement le foie), d'intelligence vive.

Symptômes les plus caractéristiques traités par Lycopodium clavatum :
Colères rentrées ; désir d'une présence silencieuse à côté de soi ; réveil difficile le matin ; lenteur de la digestion ; rougeur de la figure après les repas ; somnolence après les repas avec aggravation par la sieste ; ballonnement abdominal, surtout de la partie inférieure du ventre ;

désir de sucre ; indigestion ou aversion des huîtres ; hémorroïdes ; crises d'acétone ; sable rouge dans les urines ; désir d'air ; nez bouché ; angine débutant par l'amygdale droite et passant ensuite à gauche, améliorée par les boissons chaudes ; latéralité droite très marquée de tous les symptômes ; aggravation générale vers 17 heures.

Principaux usages cliniques :
Insuffisance hépatique ; dépression nerveuse ; goutte ; hypertension artérielle ; artérite ; mauvaise digestion ; colique hépatique ou néphrétique ; constipation chronique ; hémorroïdes ; infection urinaire.

Lycopus virginicus

Substance de base : le lycope de Virginie.

Symptômes les plus caractéristiques traités par Lycopus virginicus :
Palpitations avec cœur faible et émission d'urine aqueuse ; gros yeux, comme exorbités.

Principaux usages cliniques :
Cœur excitable ; palpitations ; complications de l'hyperthyroïdie.

Lymphangite

Se manifeste par de grandes traînées rouges remontant le long d'un membre à partir d'une plaie. Il y a un ganglion à l'aisselle ou à l'aine.

On peut prendre, quoiqu'il soit plus prudent de faire confirmer ceci par un médecin homéopathe :

ANTHRACINUM 9 CH,
BUFO 9 CH,
trois granules de chaque trois fois par jour.

Lymphatisme

Tempérament lent. Prendre (en espérant seulement une légère amélioration, car il s'agit d'un trait de caractère) :

GELSEMIUM 9 CH,
NATRUM MURIATICUM 9 CH,
trois granules de chaque quinze jours par mois, en alternance pendant trois mois.

M

Magnesia carbonica

Substance de base : le carbonate de magnésium.

Symptômes les plus caractéristiques traités par Magnesia carbonica :
Hyperacidité générale, spécialement de la transpiration et de la diarrhée ; selles vertes comme l'eau d'une mare à grenouilles ; douleurs des dents améliorées par la marche.

Principaux usages cliniques :
Gastro-entérite ; dyspepsie acide ; douleurs dentaires.

Magnesia muriatica

Substance de base : le chlorure de magnésium.

Symptômes les plus caractéristiques traités par Magnesia muriatica :
Constipation avec selles en billes rondes ; gros foie avec douleurs aggravées par la palpation ; indigestion du lait.

Principaux usages cliniques :
Constipation ; insuffisance hépatique.

Magnesia phosphorica

Substance de base : le phosphate de magnésium.

Symptômes les plus caractéristiques traités par Magnesia phosphorica :
Spasmes ; douleurs fulgurantes à type de crampes ; amélioration quand on est plié en deux, par la chaleur et la pression forte.

Principaux usages cliniques :
Névralgie faciale ; douleurs des dents ; crampe de l'écrivain ; coliques abdominales, hépatiques et néphrétiques ; douleurs des règles ; sciatique.

Mains

Pour les rhumatismes des mains, consulter la rubrique Rhumatismes. En cas de rhumatismes déformants, ajouter au traitement sélectionné :

KALIUM IODATUM 9 CH,
trois granules trois fois par jour.

Malaise

➲ VOIR **Syncope.**

MAGISTRALES (PRÉPARATIONS)

Une préparation magistrale est un médicament élaboré par le pharmacien selon les indications particulières inscrites sur l'ordonnance du médecin. En homéopathie, cela correspond avant tout à des mélanges de médicaments et à toutes les substances diluées au-delà de la 9 CH.

➲ VOIR Complexes, Drainage.

MAIGREUR

Il n'y a pas de thérapeutique spécifique de la maigreur en homéopathie. Il faut consulter un médecin pour faire établir le traitement de fond, qui sera à chaque fois la meilleure arme contre la maigreur. À noter que celle-ci ne cédera qu'en dernier, après que tous les autres symptômes du sujet se seront amendés.
Quand la maigreur disparaît après un traitement homéopathique, on peut affirmer que le traitement de fond a opéré des changements définitifs dans l'organisme.

MALADIE

Quelle définition le médecin homéopathe donne-t-il de la maladie ?

La maladie est un état de déséquilibre de l'organisme, perturbé dans son **dynamisme** (VOIR CE MOT) vital par les agressions extérieures (climat, microbes, erreurs alimentaires, traumatismes, problèmes psychologiques). Mais la maladie n'est pas une préoccupation suffisante pour le médecin pratiquant l'homéopathie. Il s'intéresse avant tout à son malade, et aux **symptômes** (VOIR CE MOT) particuliers de celui-ci. C'est ce qui lui permet de sélectionner le traitement qui convient à chaque cas.

Maladie aiguë, maladie chronique

Une maladie aiguë passagère se soigne rapidement par l'homéopathie. Si cette maladie (l'asthme par exemple) se reproduit à plusieurs reprises malgré le traitement de ses symptômes, c'est qu'elle est l'expression d'un **terrain** (VOIR CE MOT) à consolider.
L'homéopathe considère alors que son malade est atteint d'une maladie chronique. C'est pourquoi, dans son interrogatoire et son examen, il tient compte non seulement des symptômes aigus passagers mais aussi des troubles qui peuvent survenir entre les crises, et qui sont parfois anciens.

Quel type de maladies peut-on soigner par l'homéopathie ?

Les « indications » principales de l'homéopathie sont :
- les maladies **fonctionnelles** (VOIR CE MOT) ;
- les **allergies** (VOIR CE MOT) ;
- les maladies infectieuses bénignes ;
- les maladies de peau ;
- les maladies **nerveuses** (angoisse, insomnie, dépression) ;
- les troubles digestifs (insuffisance hépatique, gastro-entérite, gastrite, hépatite, ulcère gastro-duodénal) ;
- les migraines ;
- certaines maladies gynécologiques (comme les troubles des règles) ;
- les maladies des **enfants** (VOIR CE MOT) ;
- les troubles circulatoires (hypertension artérielle, jambes lourdes, etc.) ;
- les rhumatismes, les douleurs (mais pas toujours la cause des douleurs), et de nombreuses maladies mal étiquetées.

Malaria

➲ VOIR **Paludisme.**

Mal de Pott

Tuberculose de la colonne vertébrale (rare de nos jours) ; se soigne par l'allopathie. Pour les séquelles, on peut consulter un médecin pratiquant l'homéopathie.

Mal des montagnes

➲ VOIR **Montagne.**

Mal des transports

➲ VOIR **Transports (mal des).**

Malte (fièvre de)

➲ VOIR **Brucellose.**

Maniaco-dépressive (psychose)

Maladie avec alternance d'états d'excitation nerveuse et de dépression. L'homéopathie associée à du lithium à dose forte donne des résultats ; consulter un psychiatre homéopathe.

MATIÈRE MÉDICALE

La *Matière médicale* est un livre où le médecin étudie l'action des divers médicaments homéopathiques qu'il doit employer[1]. Chaque étude de médicament s'appelle une « pathogénésie ».
Une pathogénésie regroupe trois sortes de symptômes :
– les symptômes recueillis après expérimentation chez l'homme sain de la substance considérée (VOIR **Théorie homéopathique**) ;
– les symptômes recueillis lors des intoxications (volontaires ou accidentelles) ;
– les symptômes observés par les médecins homéopathes et ayant été guéris par la prescription d'un médicament, bien que non trouvés lors des expérimentations originales.

1. Les professionnels de la santé pourront se reporter à *la Matière médicale homéopathique pour la pratique quotidienne*, par le Dr Alain Horvilleur, éditions Camugli, Lyon.

MÉCANISME D'ACTION DE L'HOMÉOPATHIE

On ne le connaît pas exactement. On sait seulement que le médicament homéopathique excite le système de défense de l'organisme et l'induit à chasser lui-même les symptômes. Les médicaments homéopathiques n'agissent pas par leur masse, mais par leur présence.

On peut espérer que l'immunologie (VOIR CE MOT) nous donnera un jour de plus amples renseignements sur le mécanisme d'action des médicaments homéopathiques.

➲ VOIR ÉGALEMENT **Dynamisme, Réactionnel (mode), Théorie homéopathique.**

MÉDICAMENT HOMÉOPATHIQUE

D'où vient-il ?

Le médicament homéopathique est un produit tiré de l'un des trois règnes de la nature. Par exemple :

– **NUX VOMICA**, la noix vomique, pour le règne végétal ;

– **CANTHARIS**, la mouche de Milan, pour le règne animal ;

– **FERRUM PHOSPHORICUM**, le phosphate ferrique, pour le règne minéral.

Comment le fabrique-t-on ?

Il est habituellement fabriqué dans des **laboratoires** (VOIR CE MOT) par dilutions successives les unes des autres (VOIR **Théorie homéopathique** [L'infinitésimal]). Entre chaque dilution, on procède à une série de secousses du produit, ou **dynamisation** (VOIR CE MOT). Les préparations se font sous la « hotte à flux laminaire », enceinte extrêmement propre où il n'y a pratiquement pas de particules en suspension dans l'air.

Le médicament homéopathique est-il fiable ?

Bien que l'extrême dilution des médicaments homéopathiques rende leur contrôle difficile, on reconnaît au médicament homéopathique une grande **fiabilité** (VOIR CE MOT), due au caractère très étudié des chaînes de fabrication dans les grands **laboratoires**.

Le médicament homéopathique est-il toxique ?

Il ne l'est pas à partir du moment où il est suffisamment dilué. Certains produits de base, délivrés tels quels, sont toxiques (VOIR **Danger**).

Le médicament homéopathique est-il officiel ?

Oui, il est inscrit au Codex pharmaceutique (voir **Législation**) depuis 1965, et remboursé par la **Sécurité sociale** (VOIR CETTE RUBRIQUE).

Quelles sont les différentes présentations du médicament homéopathique ?

Les deux formes les plus typiques sont :

les tubes de granules ;
les granules sont gros comme des petites perles ; il y en a environ soixante-quinze dans chaque tube ; ils sont généralement pris par groupe de trois (à laisser fondre sous la langue) ; cette prise est à répéter plusieurs fois par jour selon les indications du médecin ;

les doses de globules ;
les grains sont beaucoup plus petits ; on doit prendre tout le contenu du tube en une fois (et le laisser fondre sous la langue ; on ne répète l'absorption que sur les indications du médecin).

Toutes les formes de présentation habituelles peuvent être prescrites en homéopathie : suppositoires, ampoules buvables ou injectables, pommades, ovules, comprimés. Deux formes, bien que non spécifiquement propres à l'homéopathie, sont courantes : les gouttes et les poudres, ou triturations.

MÉDICAMENT HOMÉOPATHIQUE (SUITE)

Comment se fait la prescription du médicament par le médecin ?

➲ VOIR **Consultation, Ordonnance.**

Comment se fait la délivrance par le pharmacien ?

Certains pharmaciens spécialisés ont les produits courants en rayon et préparent les autres eux-mêmes. Les autres pharmaciens commandent les médicaments dans un laboratoire. La livraison se fait en douze à vingt-quatre heures.

Comment absorber le médicament homéopathique ?

Il faut mettre directement les granules ou les globules sous la langue, et les laisser fondre lentement. On ne doit pas les toucher avec les doigts. Pour les granules, se servir du bouchon-doseur afin de les compter (VOIR ÉGALEMENT **Antidotes**).

Conservation des médicaments homéopathiques

Sous forme de granules et de globules, ils peuvent se conserver plusieurs années. Veiller seulement à ce qu'il n'y ait pas de camphre dans l'endroit où on les range.
On peut aisément se constituer une **pharmacie** (VOIR CE MOT) familiale, ce qui permettra de se servir efficacement du présent guide dans les circonstances les plus inattendues.

Manie

Au sens médical du terme, excitation aiguë du psychisme ; à soigner par l'allopathie.

Marche

Le déséquilibre à la marche, la sensation d'être ivre peuvent se soigner avec :

ARGENTUM NITRICUM 9 CH,
trois granules trois fois par jour.

Mastoïdite

Du domaine exclusif du médecin pratiquant l'homéopathie (les médicaments les plus indiqués sont CAPSICUM, SILICEA).

Mastose

➲ VOIR **Seins.**

Masturbation

➲ VOIR **Sexuels (troubles).**

Médecin homéopathe

➲ VOIR **Homéopathe.**

Méduse

Si l'on a été touché par une méduse, prendre dès que possible :

APIS MELLIFICA 9 CH,
MEDUSA 9 CH,
trois granules de chaque en alternance de cinq en cinq minutes.

Si l'on n'a pas MEDUSA 9 CH, prendre :

APIS MELLIFICA 9 CH,
toutes les cinq minutes.

Appliquer localement une rondelle de tomate crue.

Mélancolie

Au sens médical (et non littéraire) du terme, elle peut se soigner par l'homéopathie sous la conduite exclusive d'un médecin pratiquant l'homéopathie. Il s'agit d'une dépression nerveuse grave avec sentiment de culpabilité, auto-accusation et risque suicidaire majeur.

Melilotus

Substance de base : le mélilot.

Symptômes les plus caractéristiques traités par Melilotus :
Mal de tête congestif, avec figure rouge et amélioration par un saignement de nez.

Principaux usages cliniques :
Migraines ; saignement de nez.

Mémoire

Le fait d'avoir, ou non, de la mémoire est avant tout une question d'attention. Intéressez-vous à ce qui vous entoure. Étonnez-vous au prochain visage que vous croiserez, au prochain nom que vous entendrez. Respirez de temps en temps de façon consciente. Servez-vous de vos sens (vision, ouïe) plus que de votre intelligence.

Ainsi vous conserverez la mémoire. Pour vous aider, utilisez l'un des conseils qui suivent, en prenant trois granules trois fois par jour du médicament retenu.

Selon la cause de la perte de mémoire

- chez une personne âgée,
  BARYTA CARBONICA 9 CH.
- chez un enfant intellectuellement retardé,
  BARYTA CARBONICA 9 CH.
- en cas de lenteur à comprendre,
  CONIUM 9 CH.
- en cas de surmenage cérébral,
  KALIUM PHOSPHORICUM 9 CH.
- en cas de perte de mémoire avec apathie, indifférence à tout,
  PHOSPHORICUM ACIDUM 9 CH.

Selon ce qu'on oublie

- oubli des noms,
  ANACARDIUM ORIENTALE 9 CH.
- des rues dans un quartier que l'on connaît bien,
  BARYTA CARBONICA 9 CH.
- du fil de la pensée ou des gestes que l'on doit faire,
  CALADIUM SEGUINUM 9 CH.
- on confond les mots, les phrases,
  LYCOPODIUM 9 CH.
- oubli des événements récents,
  SULFUR 9 CH.

Ménière (maladie de)

Cette maladie, caractérisée par des accès de vertiges accompagnés le plus souvent de bourdonnements d'oreilles, nausées ou surdité soudaine, peut être améliorée par :

CHININUM SULFURICUM 9 CH.
trois granules trois fois par jour.

Prendre ce traitement pendant quelques jours, mais de toute manière consulter, car seul un traitement de fond permet de se débarrasser de cette maladie.

Méningite

Si elle est virale, elle est du ressort de l'homéopathie ; de toute manière, consulter.

Ménopause

Pendant la ménopause, on pourrait croire que le traitement hormonal est absolument nécessaire. « Il faut bien remplacer les hormones défaillantes », pensent certains. À qui sait bien manier le traitement homéopathique, ce n'est pas indispensable. Voici une première approche du problème : prendre trois granules trois fois par jour d'un ou plusieurs des médicaments ci-dessous, selon les symptômes éprouvés pendant la ménopause.

Agitation
LACHESIS 9 CH.

Besoin d'air
SULFUR 9 CH.

Bouffées de chaleur
- aggravées par la survenue des règles,
ACTEA RACEMOSA 9 CH.
- améliorées par le retour des règles,
LACHESIS 9 CH.

Dépression nerveuse
SEPIA 9 CH.

Fatigue générale
CHINA RUBRA 9 CH.

Hémorragies
LACHESIS 9 CH.

Hémorroïdes
LACHESIS 9 CH.

Intolérance aux chemisiers fermés, aux colliers, aux écharpes autour du cou
LACHESIS 9 CH.

Joues rouges
SANGUINARIA 9 CH.

Migraines
SANGUINARIA 9 CH.

Rhumatismes
ACTEA RACEMOSA 9 CH.

Saignement de nez
LACHESIS 9 CH.

Tristesse
SEPIA 9 CH.

Volubilité, loquacité
LACHESIS 9 CH.

Si on ne trouve pas ce que l'on cherche, voir dans les autres rubriques ou, mieux, consulter.

La ménopause est une étape physiologique importante de la vie féminine : elle doit être vécue le plus harmonieusement possible.

Menthe

La menthe est-elle interdite pendant un traitement homéopathique ?

➲ VOIR **Antidotes.**

Menyanthes trifoliata

Substance de base : le trèfle d'eau.

Principal usage clinique :
Migraine avec sensation de froid glacial, spécialement au niveau des pieds.

Mer (intolérance à l'air de la)

Si l'on est énervé, abattu, somnolent ou insomniaque à la mer, le mieux est de ne pas y aller !
C'est spécialement la Méditerranée qui trouble certaines personnes. Si l'on est obligé d'y séjourner, ne pas dépasser huit à dix jours, et prendre pendant ce temps :

NATRUM MURIATICUM 9 CH,
trois granules trois fois par jour.

Pour le mal de mer, ➲ VOIR **Transports (mal des).**

Mercurius corrosivus

Substance de base : le sublimé corrosif.

Symptômes les plus caractéristiques traités par Mercurius corrosivus **:**
Ulcération des muqueuses ; désir incessant d'aller à la selle, non amélioré par l'émission d'une selle ; désir incessant d'uriner ; inflammation violente de l'œil ; ulcération de la gorge et de la bouche ; inflammation violente de l'urètre.

Principaux usages cliniques :
Colite ; recto-colite ; dysenterie ; cystite ; urétrite ; iritis ; ophtalmie ; aphtes ; angine ulcéreuse.

Mercurius cyanatus

Substance de base : le cyanure de mercure.

Symptômes les plus caractéristiques traités par Mercurius cyanatus :
Ulcération de la gorge ; fausses membranes grises dans la gorge ; haleine fétide ; prostration.

Principal usage clinique :
Diphtérie maligne.

Mercurius solubilis

Substance de base : le mercure « soluble », selon une préparation spéciale de Hahnemann.

Symptômes les plus caractéristiques traités par Mercurius solubilis :
Mauvaise haleine ; langue gardant l'empreinte des dents ; salivation importante (le sujet bave sur l'oreiller) ; gencives saignantes ; angine à points blancs ; diarrhée ; tendance à l'ulcération et à la suppuration ; ganglions ; sueurs nocturnes ; fièvre à recrudescence nocturne avec frissons à fleur de peau ; fièvre prolongée ; tremblement des mains.

Principaux usages cliniques :
Angine ; phlegmon ; gingivite ; aphtes ; pyorrhée ; otite ; blépharite ; cholécystite (inflammation de la vésicule biliaire) ; rectite ; cystite ; jaunisse.

Métrite

➲ VOIR **Utérus.**

Mezereum

Substance de base : le bois gentil.

Symptômes les plus caractéristiques traités par Mezereum :
Vésicules cutanées évoluant vers la croûte blanche sous laquelle il y a une ulcération ; démangeaisons très intenses, aggravées la nuit ; névralgie ; alternance d'éruptions et de troubles internes.

Principaux usages cliniques :
Eczéma ; impétigo ; zona ; névralgie après zona ; névralgie faciale.

Microbes

En cas de présence de microbes dans l'organisme (quelle qu'en soit la localisation), l'homéopathie agit le plus souvent. Le traitement n'est pas choisi d'après le nom du microbe, mais en fonction des symptômes que celui-ci provoque.

➲ VOIR ÉGALEMENT **Antibiotiques.**

Miction (troubles de la)

➲ VOIR **Uriner.**

Migraines

Traitement de la crise

Comme l'indique l'étymologie, il s'agit de douleurs (profondes) qui occupent la moitié du crâne. Certaines crises de migraines passeront avec l'un des médicaments ci-dessous. Prendre trois granules toutes les demi-heures en commençant dès les premiers symptômes, sinon il y aura plus de chance de réussite avec l'allopathie.

- en cas de migraine avec battement,
  BELLADONNA 9 CH.
- avec tête chaude et extrémités froides,
  CARBO VEGETABILIS.
- migraine de l'arrière du crâne avec paupières lourdes, se terminant par une émission d'urine abondante et incolore,
  GELSEMIUM 9 CH.

- migraine ophtalmique,
  IRIS VERSICOLOR 9 CH.
- avec vomissements bilieux et brûlures d'estomac,
  IRIS VERSICOLOR 9 CH.
- avec diarrhée bilieuse,
  NATRUM SULFURICUM 9 CH.
- précédée de faim impérieuse ou de sensation de bien-être,
  PSORINUM 9 CH.
- avec éructations,
  SANGUINARIA CANADENSIS 9 CH.
- avec joues rouges, spécialement la droite,
  SANGUINARIA CANADENSIS 9 CH.
- avec fatigue,
  SEPIA 9 CH.

Consulter en outre la rubrique **Tête (mal de),** car si les deux troubles sont différents sur le plan clinique, ils peuvent éventuellement répondre au même médicament.

Traitement de fond

Si le traitement homéopathique de la crise aiguë de migraine ne réussit pas, consulter un médecin pratiquant l'homéopathie car c'est au niveau du traitement de fond, préventif des accès, que l'homéopathie peut donner toute sa mesure.

Millefolium

Substance de base : l'achillée millefeuille.

Principal usage clinique :
Hémorragie de sang rouge vif.

Moignons (douleurs des)

VOIR **Amputation**

Mongolisme

VOIR **Trisomie 21**

Mononucléose infectieuse

Maladie caractérisée par la coexistence d'une forte angine avec de gros ganglions dans le cou, de la fièvre et une grande fatigue. C'est la prise de sang qui assure le diagnostic (présence en trop grand nombre de certains globules blancs, dits « mononucléaires », positivité des tests spécifiques de la mononucléose). C'est une affection bénigne, qui n'a rien à voir avec la leucémie.

Voir le médecin homéopathe.

Si pour une raison ou une autre c'est impossible, prendre :

MERCURIUS SOLUBILIS 9 CH,
NATRUM MURIATICUM 9 CH,
trois granules de chaque trois fois par jour jusqu'à disparition complète de la fatigue et retour à la normale de l'examen de sang.

Montagne

Ne pas y séjourner est, bien sûr, le meilleur préventif. Si l'on ne peut faire autrement, prendre :

- pour combattre le vertige des hauteurs ou l'impression d'être écrasé par les masses montagneuses,
  ARGENTUM NITRICUM 9 CH,
  trois granules trois fois par jour ;
- pour les symptômes survenant du fait d'un séjour en altitude : anxiété, insomnie, mal de tête, bourdonnement d'oreilles, vertiges, essoufflement, palpitations, fatigues,
  COCA 9 CH,
  trois granules trois fois par jour.

Morphologie

VOIR **Typologie.**

Morsure d'animal

Traitement général

LACHESIS 5 CH,
LEDUM 5 CH,
trois granules de chaque en alternant toutes les heures.

Traitement local

CALENDULA TM,
quelques gouttes sur une compresse en application locale permanente.

➲ VOIR ÉGALEMENT Vipères.

Mort

Les maladies à risque mortel sont plus exceptionnellement du domaine de l'homéopathie que les autres, car elles sont **organiques** (VOIR CE MOT).

Cependant, à l'époque où il n'y avait pas de traitement chimique efficace, les anciens homéopathes ont pu soigner avec succès des maladies graves, comme le choléra, la diphtérie, la typhoïde.

Pour aider un mourant

ARSENICUM ALBUM 9 CH,
CARBO VEGETABILIS 9 CH,
TARENTULA CUBENSIS 9 CH,
dix granules de chaque dans un verre d'eau, une cuillerée à café toutes les heures.

Ce traitement, sans hâter ni ralentir un mal inexorable, empêchera les dernières souffrances.

Moschus

Substance de base : le musc.

Symptômes les plus caractéristiques traités par Moschus :
Évanouissement avec impression de souffrance excessive ; rire incontrôlable ; humeur querelleuse ; spasmes divers.

Principaux usages cliniques :
Crises nerveuses ; évanouissement.

Mouches volantes

➲ VOIR **Yeux.**

Mouille son lit (l'enfant)

➲ VOIR **Énurésie.**

Moustique (piqûre de)

➲ VOIR **Insectes.**

Muguet

➲ VOIR **Candidose.**

Muscle

Claquage (on a l'impression d'avoir reçu un coup de poignard dans un muscle)

ARNICA 9 CH,
trois granules trois fois par jour.

Contracture musculaire

MAGNESIA PHOSPHORICA 9 CH,
trois granules trois fois par jour.

Courbatures, ➲ VOIR CE MOT.

Crampes, ➲ VOIR CE MOT.

Douleurs musculaires

RHUS TOXICODENDRON 9 CH,
trois granules trois fois par jour.

Spasmes, ➲ VOIR CE MOT.

Mycose

Parasitage de la peau par des champignons inférieurs. Prendre :

ARSENICUM IODATUM 5 CH,
SEPIA 5 CH,
trois granules de chaque trois fois par jour.

Localement :

CALENDULA TM,
à badigeonner deux fois par jour.

Myopathie

Maladie musculaire congénitale caractérisée par l'atrophie et la faiblesse des muscles. Un traitement homéopathique peut être pris, en plus des traitements conseillés par le spécialiste, afin de ralentir l'évolution. Il s'agit de : **PHOSPHORUS 12 CH**, une dose par semaine pendant plusieurs années.

N

Nævus

Il n'y a pas de traitement homéopathique du nævus pigmentaire, ou « grain de beauté ». Il ne faut pas faire enlever les grains de beauté, sauf :

– ceux qui sont en permanence irrités par un élément extérieur (rasoir, col de chemise, armature ou bride de soutien-gorge, etc.) ;

– ceux qui sont en train de changer d'aspect (couleur, forme, épaisseur) ; dans ce cas, prendre

PHOSPHORUS 5 CH,
THUYA 5 CH,
trois granules de chaque trois fois par jour pendant les quinze jours qui suivent l'ablation.

Pour les nævus vasculaires, ou « tache de vin », ➲ VOIR Angiome.

Naja tripudians

Substance de base : le venin de cobra.

Convient de préférence :
Au cardiaque.

Symptômes les plus caractéristiques traités par Naja tripudians :
Souffle cardiaque par lésion des valvules ; palpitations empêchant de parler ; douleurs de la région du cœur ; cœur faible ; hypotension.

Principaux usages cliniques :
Palpitations ; angine de poitrine ; cœur faible ; remise en forme du cardiaque.

Naphtalinum

Substance de base : la naphtaline.

Principal usage clinique :
Permet de limiter l'évolution des maladies lésionnelles de l'œil (décollement de la rétine, cataracte, opacité de la cornée).

Natrum carbonicum

Substance de base : le carbonate de sodium.

Convient de préférence :
Aux suites chroniques d'une insolation.

Symptômes les plus caractéristiques traités par Natrum carbonicum :
Dépression aggravée par l'exercice mental et par la chaleur de l'été ; œdème généralisé ; maux de tête après exposition au soleil ; entorses chroniques ou à répétition.

Principaux usages cliniques :
Suites d'insolation ; dépression nerveuse ; entorse.

Natrum muriaticum

Substance de base : le chlorure de sodium naturel.

Convient de préférence :
Au sujet maigre, surtout de la partie supérieure du corps, et qui cependant mange bien ; à sueurs huileuses ; réservé, peu communicatif, distrait.

Symptômes les plus caractéristiques traités par Natrum muriaticum :
Tristesse, dépression ; aggravation par la compagnie et la consolation maladroite ; rumination du chagrin ; désir de sel ; grande soif ; sécheresse des muqueuses ;

langue en « carte de géographie » ; rhumes allergiques à répétition ; herpès ; éruption à la limite des cheveux ; maux de tête aveuglants ; douleurs de la région lombaire améliorées en se couchant sur un plan dur ; aggravation à la mer et par le soleil.

Principaux usages cliniques :
Migraines ophtalmiques ; coryza spasmodique ; rhume des foins ; sinusite ; allergie au soleil ; eczéma ; herpès ; aphtose ; anémie ; maladie de Basedow ; spasmophilie ; dépression nerveuse.

Natrum sulfuricum

Substance de base : le sulfate de sodium.

Convient de préférence :
Aux suites de traumatismes crâniens.

Symptômes les plus caractéristiques traités par **Natrum sulfuricum :**
Hypersensibilité morale après traumatisme crânien ; aggravation par la musique ; migraines bilieuses ; diarrhée après le petit déjeuner, contenant de la bile ; asthme par changement de temps ; aggravation générale par l'humidité ; eczéma en larges squames jaunâtres ; démangeaisons au déshabillage.

Principaux usages cliniques :
Dépression nerveuse ; séquelles de traumatisme crânien ; migraine ; diarrhée ; asthme ; rhumatismes ; eczéma.

Nausées

En cas de nausées, prendre trois granules du médicament sélectionné, selon les circonstances, toutes les heures ou trois fois par jour.

Selon la cause

- après une opération de l'abdomen,
  BISMUTHUM 9 CH.
- après un coup de froid,
  COCCULUS INDICUS 9 CH.
- pendant un voyage ou à la vue du mouvement,
  COCCULUS INDICUS 9 CH.
- à la vue, à l'odeur, à la pensée des aliments,
  COLCHICUM 9 CH.
- à la fin d'une quinte de toux,
  IPECA 9 CH.
- après les repas,
  NUX VOMICA 9 CH.
- en fumant,
  NUX VOMICA 9 CH.
- pendant les règles,
  NUX VOMICA 9 CH.
- en se brossant les dents,
  SEPIA 9 CH.

NATURELLE (PRINCIPES GÉNÉRAUX DE MÉDECINE)

L'homéopathie est une thérapeutique basée sur les possibilités **réactionnelles** (VOIR CE MOT) de la nature humaine. Il faut donc se soigner par l'homéopathie, mais également respecter les principes généraux de médecine naturelle[1], c'est-à-dire se comporter de manière à éviter au maximum les agressions inutiles de l'organisme. Éviter en particulier les **déodorants,** les **interventions chirurgicales** non urgentes, la **pilule**, les **pommades** à base de cortisone, les scléroses d'**hémorroïdes** ou de **varices** (voir toutes ces rubriques).

1. Pour la manière d'aborder les petits détails de la vie quotidienne, voir l'ouvrage du Dr Pierre Lowys *Vous ne pouvez plus ignorer la médecine naturelle*, deux tomes, éditions Camugli, Lyon.

- pendant la grossesse,

  SEPIA 9 CH.

Selon les modalités

- nausées améliorées en buvant,

  BRYONIA 9 CH.

- nausées améliorées en mangeant,

  SEPIA 9 CH.

Selon les symptômes concomitants

- nausées avec vertiges,

  COCCULUS INDICUS 9 CH.

- nausées avec langue propre et salivation abondante,

  IPECA 9 CH.

Neige

On est mal à l'aise par temps de neige

SEPIA 9 CH,
trois granules trois fois par jour.

Ophtalmie des neiges (inflammation de l'œil par les rayons ultraviolets en regardant la neige)

ACONITUM NAPELLUS 9 CH,
APIS MELLIFICA 9 CH,
trois granules de chaque trois fois par jour.

Se méfier des mauvaises lunettes de soleil achetées dans un magasin non spécialisé et qui, souvent, ne protègent pas des rayons ultraviolets, mais seulement de l'éclat de la lumière.

Néphrétique (colique)

➲ VOIR **Colique.**

Néphrite

Certains cas de néphrite aiguë (inflammation du rein avec enflure généralisée, urines rares et contenant de l'albumine) sont du

NERVOSITÉ

Nous sommes tous plus ou moins nerveux et, dans une certaine mesure, c'est heureux ! C'est notre capacité à réagir nerveusement qui nous permet de faire face aux différentes situations qui se présentent dans la vie et qui pourraient devenir dangereuses par notre inaction. Acceptons donc d'être « nerveux » s'il s'agit d'un état modéré.
La véritable nervosité commence lorsque la réaction est exagérée, ou qu'un état de tension persiste lorsque nul événement extérieur ne le justifie plus. L'état est pathologique lorsque les nerfs dominent la personne, alors qu'habituellement la personne domine ses nerfs.
Ne refusez pas de parler de ce problème avec votre médecin homéopathe. S'il vous pose des questions sur vos « nerfs » alors que vous le consultez pour une maladie apparemment sans rapport avec eux, répondez soigneusement. Tous les symptômes sont bons au médecin pour trouver le traitement qui vous convient, les nerfs pas plus que les autres, mais pas moins non plus. C'est l'ensemble de votre personnalité que l'homéopathe cherche à saisir.

Pour le traitement des états nerveux passagers, ➲ VOIR **Angoisse, Dépression nerveuse, Émotion, Enfant, Névrose.**

ressort de l'homéopathie, d'autres non. Consulter de toute manière un médecin homéopathe.

Néphrose lipoïdique

Lésion dégénérative des reins, responsable d'une importante albuminurie et de corpuscules graisseux dans les urines, avec enflure des membres inférieurs. L'homéopathie est efficace. Consulter.

Neurasthénie

Mot désignant une forme mineure de **dépression nerveuse** (VOIR CETTE RUBRIQUE).

Névralgies

Les douleurs vives le long des nerfs peuvent être supprimées par l'homéopathie.

Prendre, selon les circonstances, trois granules, trois fois par jour ou toutes les heures, d'un ou plusieurs des médicaments ci-dessous.

Selon la cause de la névralgie

- après coup de froid sec,
  ACONITUM NAPELLUS 9 CH.
- par temps humide,
  DULCAMARA 9 CH.
- après traumatisme d'un nerf,
  HYPERICUM PERFORATUM 9 CH.
- après zona,
  MEZEREUM 9 CH.

Selon les modalités

Aggravation :

- par les courants d'air,
  CHINA 9 CH ;
- la nuit,
  MEZEREUM 9 CH ;
- par temps orageux,
  RHODODENDRON 9 CH.

Amélioration :

- par la pression forte, la chaleur, ou quand on est plié en deux,
  MAGNESIA PHOSPHORICA 9 CH.

Selon la sensation

- avec sensation d'engourdissement,
  ACONITUM NAPELLUS 9 CH.
- de battements,
  BELLADONNA 9 CH.
- le trajet est étroit, pas plus large qu'un fil,
  COFFEA 9 CH.
- douleurs se déplaçant le long du nerf,
  COLOCYNTHIS 9 CH.
- douleurs en éclairs fulgurants,
  KALMIA LATIFOLIA 9 CH.
- douleurs violentes, de survenue brusque,
  MAGNESIA PHOSPHORICA 9 CH.
- douleurs à type de secousses électriques,
  PHYTOLACCA 9 CH.
- besoin de remuer les jambes sans véritable douleur,
  ZINCUM 9 CH.

Selon la localisation

➲ VOIR LES RUBRIQUES CORRESPONDANTES : **Dents, Face, Intercostales, Sciatique.**

Névrite

➲ VOIR **Névralgie.**

Névrose

État pathologique du système émotif, qui rend le comportement du malade pénible pour lui-même et son entourage. Le patient n'a pas perdu le sens de la réalité, se rend très bien compte qu'il n'est pas « comme les autres », mais n'arrive pas à s'en sortir seul ; la névrose est à bien différencier de la **psychose** (VOIR CE MOT). Dans la névrose, on garde pleine conscience du caractère anormal de son comportement.

Le traitement d'une névrose marquée ne peut se passer de la **psychothérapie** (VOIR CE MOT). Celle-ci sera entreprise lorsque l'on se sentira prêt à la faire. On pourra la rendre plus efficace en suivant un traitement homéopathique, de préférence mis au point pas un médecin homéopathe. Néanmoins, on peut commencer par l'un des conseils suivants, à raison de trois granules trois fois par jour du médicament sélectionné.

- En cas de conséquences corporelles des troubles nerveux (oppression, boule à la gorge, etc.),

  IGNATIA 9 CH.

- En cas de rumination constante des idées, besoin de toujours contrôler ce qu'on vient de faire, obsession,

  NATRUM MURIATICUM 9 CH.

- En cas d'angoisse irraisonnée avec besoin de compagnie et peur d'être gravement malade,

  PHOSPHORUS 9 CH.

- En cas d'impossibilité de sortir de chez soi,

  ARGENTUM NITRICUM 9 CH.

Pour les peurs, ou « phobies », ➲ VOIR LA RUBRIQUE **Peurs.**

Nez

Prendre trois granules trois fois par jour de l'un des médicaments qui suivent.

Bouché

NUX VOMICA 9 CH.

Croûtes dans le nez

KALIUM BICHROMICUM 9 CH.

Démangeaisons dans le nez

CINA 9 CH.

Éternuements

NUX VOMICA 9 CH.

Fissures au coin d'une narine

NITRICUM ACIDUM 9 CH.

Furoncle

HEPAR SULFURIS CALCAREUM 9 CH.

Odorat

- hypersensibilité aux odeurs d'aliments,

  COLCHICUM 9 CH.

- hypersensibilité aux odeurs de tabac, de café, de parfum,

  IGNATIA 9 CH.

- hypersensibilité à l'odeur des fleurs,

  SABADILLA 9 CH.

- sensation que tout a une mauvaise odeur,

  SULFUR 9 CH.

- perte de l'odorat, ou anosmie,

  KALIUM BICHROMICUM 9 CH.

Rhume, ➲ VOIR CE MOT.

Rhume des foins, ➲ VOIR CETTE RUBRIQUE.

Rougeur extérieure du nez

CARBO ANIMALIS 9 CH.

Saignement, ➲ VOIR **Hémorragies.**

Sinusite, ➲ VOIR CE MOT.

Ulcérations dans le nez

KALIUM BICHROMICUM 5 CH.

Nitricum acidum

Substance de base : l'acide nitrique.

Convient de préférence :
Au sujet irritable, ne supportant pas les marques de sympathie.

Symptômes les plus caractéristiques traités par Nitricum acidum :
Fissures au niveau des points de jonction de la peau et des muqueuses, avec sensation de douleurs piquantes et saignement ; verrues entourées de peau jaune, avec douleurs piquantes à la pression ; écoulements excoriants et de mauvaise odeur ; ulcérations.

Principaux usages cliniques :
Eczéma fissuraire ; fissures anales ; aphtes ; verrues ; ulcères de jambe.

Nourrisson

➲ VOIR **Enfant.**

Nux moschata

Substance de base : la noix muscade.

Symptômes les plus caractéristiques traités par Nux moschata :
Somnolence irrésistible ; tendance à l'évanouissement ; humeur changeante ; sécheresse extrême des muqueuses, en particulier bouche sèche, mais sans soif ; sensation de salive cotonneuse ; ballonnement abdominal.

Principaux usages cliniques :
Somnolence ; dyspepsie par flatulence.

Nux vomica

Substance de base : la noix vomique.

Convient de préférence :
Au sujet irritable, surmenant son tube digestif, consommant beaucoup de café et de tabac, sédentaire.

Symptômes les plus caractéristiques traités par Nux vomica :

Hypersensibilité à tout (bruit, lumière, odeurs, froid) ; éternuements fréquents le matin ; nez bouché la nuit et coulant le jour ; spasmes digestifs ; douleurs à l'estomac après les repas ; somnolence après les repas avec amélioration par une courte sieste ; constipation avec faux besoins ; hémorroïdes internes ; crampes musculaires.

Principaux usages cliniques :
Indigestion ; dyspepsie spasmodique ; gastrite ; constipation ; hémorroïdes ; hypertension artérielle ; migraines digestives ; jaunisse ; goutte ; colique néphrétique ; lumbago ; coryza ; rhume des foins.

Nymphomanie

➲ VOIR **Sexuels (troubles).**

O

Obésité

➲ VOIR **Amaigrissant (traitement).**

Obsessions

➲ VOIR **Névrose.**

Occlusion intestinale

Blocage complet de l'intestin avec vomissements, arrêt des matières et gaz, douleurs aiguës.

Il faut de toute manière voir un médecin d'urgence. En attendant son diagnostic, on peut donner sans danger au malade :

OPIUM 30 CH,
une dose.

Ne pas redouter l'occlusion intestinale chaque fois que l'on est constipé.

Ocimum canum

Substance de base : le basilic du Brésil.

Principal usage clinique :
Colique néphrétique avec vomissements et sable rouge (urates) dans les urines.

Odorat

➲ VOIR **Nez.**

Œdème

Il s'agit de l'enflure des tissus, en particulier du tissu conjonctif sous-cutané, avant tout d'origine circulatoire. La plupart des causes étant organiques, voir le médecin.

Pour l'œdème dû aux **varices**, ➲ VOIR CE MOT.

Pour l'œdème de Quincke, manifestation allergique avec enflure de la face, prendre trois granules toutes les heures du médicament suivant, selon le cas.

- si l'œdème n'est pas accompagné de soif,
  APIS MELLIFICA 9 CH.
- s'il est accompagné de soif,
  BELLADONNA 9 CH.

Œil

➲ VOIR **Yeux.**

Œsophage

Prendre trois granules avant les trois repas, selon les symptômes :

- en cas de sensation de boule remontant le long de l'œsophage,
  ASA FOETIDA 9 CH ;
- de douleurs brûlantes de l'œsophage pendant la migraine,
  IRIS VERSICOLOR 9 CH ;
- de brûlures de l'œsophage après les repas,
  NUX VOMICA 9 CH.

En cas de spasme de l'œsophage (les aliments s'arrêtent derrière le sternum lorsqu'on vient de les avaler), consulter.

OLIGOÉLÉMENTS

Les oligoéléments sont des éléments vitaux, qui se trouvent dans le sang en très petites quantités et contribuent à l'équilibre biologique général.
La thérapeutique par les oligoéléments est donc naturelle, et elle trouve souvent un succès de prescription auprès des homéopathes. Elle donne de bon résultats. Elle n'a rien à voir avec l'homéopathie, car elle n'est pas basée sur le principe de similitude (VOIR **Théorie homéopathique**) et utilise des doses qui ne sont pas infinitésimales ; elles sont très petites, mais encore pondérables, ce qui n'est pas le cas de l'homéopathie.

Officielle (médecine)

➲ VOIR **Allopathie.**

Oignon

L'enflure de l'articulation du gros orteil, ou « oignon », sera traitée avec :

APIS MELLIFICA 9 CH,
trois granules trois fois par jour.

Localement :

HYPERICUM PERFORATUM T. M.,
une application par jour.

L'opération (pour redresser le gros orteil) ne sera faite que dans les cas où la déformation est très importante (hallux valgus) ou très douloureuse.

Ongles

L'état des ongles est le reflet de ce qui se passe à l'intérieur de l'organisme. On a donc intérêt à prendre un traitement homéopathique s'ils n'ont pas leur aspect normal. Ne compter en aucun cas sur les applications locales pour les fortifier. Il faut prendre par la bouche trois granules trois fois par jour pendant deux mois de l'un des médicaments suivants, selon le cas.

- s'ils sont craquelés, ou déformés, ou fendus, ou s'ils ne poussent pas,

  ANTIMONIUM CRUDUM 9 CH.
- s'ils sont cassants, ou s'effritent, ou enflammés au niveau de la matrice, ou épais,

  GRAPHITES 9 CH.
- s'ils sont trop bombés,

  NITRICUM ACIDUM 9 CH.
- s'ils sont cannelés (dans le sens de leur longueur) ou tachés de blanc,

  SILICEA 9 CH.
- s'ils sont incarnés (à prendre après passage chez le pédicure, pour éviter la récidive).

  TEUCRIUM MARUM 9 CH.
- s'ils sont mous ou ondulés (dans le sens de leur largeur),

  THUYA 9 CH.

OPHTALMOLOGISTES HOMÉOPATHES

Il existe des ophtalmologistes soignant par l'homéopathie ; même dans ce domaine très spécialisé, l'homéopathie a son mot à dire. ➲ VOIR LA RUBRIQUE **Yeux.**

ORDINATEUR

L'ordinateur fait désormais partie de la panoplie des homéopathes. Rien ne remplace, bien sûr, l'expérience du médecin, qui sélectionne soigneusement les symptômes qu'il considère comme importants chez son patient. C'est donc lui qui décide des données à retenir pour le diagnostic informatisé. Si elles sont judicieuses, l'ordinateur suggère des médicaments avec rapidité et fiabilité. De toute manière, c'est au médecin qu'appartient en dernier ressort la décision, et non au matériel[1].

1. Les professionnels de la santé intéressés par ce sujet pourront utiliser AideHoméo, logiciel conçu par les docteurs Horvilleur, Chassaing et Demeestère.

Opération

➲ VOIR **Intervention chirurgicale.**

Opium

Substance de base : l'opium.

***Symptômes les plus caractéristiques traités par* Opium :**
Figure rouge sombre ; sueurs chaudes ; pupille très contractée ; somnolence ou sommeil stuporeux ; respiration lente et ronflante ; paralysies diverses ; constipation par inertie du rectum (sans besoin) ; abolition de la sensibilité.

Principaux usages cliniques :
Attaque ; constipation ; occlusion intestinale.

Oppression respiratoire

Si elle est d'origine nerveuse, prendre :

IGNATIA 9 CH,
trois granules toutes les heures ou trois fois par jour selon l'intensité.

Sinon, ➲ VOIR **Essoufflement.**

ORDONNANCE

L'ordonnance homéopathique est variable d'un médecin à l'autre bien que, pour un cas donné, un ou deux remèdes centraux reviennent toujours, même si l'on change d'homéopathe. En effet, un sujet doit recevoir un traitement de fond en fonction de ses symptômes personnels, et aucun autre n'est possible.
Pour l'aspect extérieur des médicaments qu'on doit prendre, VOIR LA RUBRIQUE **Médicaments.**
Pour interpréter une ordonnance, consulter dans le présent guide les rubriques correspondant aux noms des médicaments, en sachant que sont cités ici les deux cents plus courants (il existe environ mille cinq cents substances) et que les symptômes qu'ils contrôlent sont résumés. On aura donc toutes les chances de pouvoir comprendre la prescription du médecin si le cas particulier étudié est statistiquement fréquent.

ORGANIQUE (MALADIE)

La maladie organique, ou lésionnelle (c'est la même chose), est le plus souvent hors d'atteinte de l'homéopathie, sauf pour en limiter la progression ou supprimer certains symptômes gênants (douleur, par exemple).
Elle s'oppose à la maladie **fonctionnelle** (VOIR CE MOT).

Orage

Malaise général à l'approche de l'orage

RHODODENDRON 9 CH,
trois granules toutes les demi-heures.

Peur de l'orage

PHOSPHORUS 9 CH,
même posologie.

Orchite

➲ VOIR **Testicules.**

Oreilles

➲ VOIR **Bourdonnement, Mastoïdite, Otite.**

Oreillons

Inflammation des glandes parotides, qui se trouvent, comme leur nom l'indique, près des oreilles.

Si le diagnostic est déjà fait par un médecin, on peut soigner soi-même cette maladie bénigne (de nature virale) avec :

MERCURIUS SOLUBILIS 9 CH,
PULSATILLA 9 CH,
SULFUR 9 CH,
trois granules de chaque trois fois par jour pendant dix jours.

Pour la prévention des oreillons chez l'adulte afin d'éviter la stérilité, prendre :

TRIFOLIUM REPENS 3 DH,
dix gouttes trois fois par jour pendant dix jours.

Organothérapie

➲ VOIR **Para-homéopathie.**

ORGANON

L'*Organon de l'art de guérir* est le premier livre de C.S. Hahnemann (VOIR **Histoire de l'homéopathie**), fondateur de la méthode. Il fut publié en Allemagne en 1810. Sa première traduction française date de 1824.
Le premier paragraphe de l'*Organon* stipule : « La première et unique vocation du médecin est de rétablir la santé des personnes malades ; c'est ce que l'on nomme l'art de guérir. » Le fait que Hahnemann parle du malade avant d'exposer sa méthode est significatif : il annonce que l'homéopathie a pour but la guérison, et non la spéculation intellectuelle. Hahnemann était un humaniste.

Orgelet

Il s'agit d'un petit furoncle du bord de la paupière.

Traitement général

HEPAR SULFURIS CALCAREUM 9 CH,
PULSATILLA 9 CH,
trois granules de chaque trois fois par jour.

Traitement local

Pommade au CALENDULA,
en application deux fois par jour.

Os

La décalcification, l'ostéoporose, l'ostéomyélite peuvent être traitées par un médecin homéopathe. Consulter.

➲ VOIR ÉGALEMENT **Déminéralisation, Fracture, Rhumatismes.**

Otite

Otite aiguë

BELLADONNA 9 CH,
CAPSICUM 9 CH,
FERRUM PHOSPHORICUM 9 CH,
trois granules toutes les heures en alternance.

Consulter au bout de quelques heures s'il n'y a pas amélioration.

Otite à répétition

Voir le médecin homéopathe, qui prescrira un traitement de fond.

Otite chronique avec suppuration permanente et disparition du tympan

Il faut également voir le médecin, qui prescrira un traitement de longue durée. Ne faire greffer un tympan que lorsque la suppuration est tarie depuis longtemps, et après un traitement homéopathique de fond.

Ovaires

Douleurs

APIS MELLIFICA 9 CH,
BELLADONNA 9 CH,
trois granules de chaque trois fois par jour, en attendant de consulter.

Kystes, ➲ VOIR CE MOT.

Ovulation

Pour les douleurs du ventre au moment de l'ovulation, prendre :

COLOCYNTHIS 9 CH,
SABINA 9 CH,
trois granules de chaque trois fois dans la journée.

Oxyures

➲ VOIR **Vers.**

PQ

Pæonia

Substance de base : la pivoine.

Principal usage clinique :
Hémorroïdes avec fissure anale.

Pâleur

➲ VOIR **Anémie.**

Palpitations

Trouble, le plus souvent nerveux, dû à une perception désagréable des battements (réguliers ou anarchiques) du cœur.

➲ VOIR **Cœur.**

Paludisme, malaria

La crise de paludisme se soigne par l'allopathie. Pour les séquelles (on ne se sent plus jamais en forme lorsque l'on a eu du paludisme), prendre :

CHINA RUBRA 9 CH,
trois granules trois fois par jour, vingt jours par mois pendant trois mois.

Panaris

Traitement général

DIOSCOREA VILLOSA 9 CH,
HEPAR SULFURIS CALCAREUM 9 CH,
trois granules de chaque trois fois par jour.

Traitement local

CALENDULA TM,
vingt-cinq gouttes dans de l'eau chaude en bain prolongé.

Pancréatite

La pancréatite (aiguë ou chronique) peut être améliorée par l'homéopathie. Dans les deux cas, il faut consulter.

Si pour une raison ou une autre on ne le peut pas, prendre :

PHOSPHORUS 9 CH,
trois granules toutes les heures ou trois fois par jour, selon les cas.

Ce traitement calme les douleurs et rend les selles moins pâteuses.

Paralysie

Les causes des paralysies sont multiples. On ne peut donner ici aucun conseil ; il faudra voir un homéopathe pour savoir si le cas particulier relève de son art.

➲ VOIR ÉGALEMENT **Attaque, Face (paralysie faciale).**

Parasites

Quel que soit le parasite (champignons, levure, ver, agent infectieux d'une maladie tropicale), il faut un traitement double : allopathique pour tuer le parasite, homéopathique pour modifier le terrain et empêcher son retour. Consulter.

Parathyroïdes

Les maladies des parathyroïdes sont à opérer s'il s'agit d'une maladie **organique**

PARA-HOMÉOPATHIE

L'homéopathie est fondée sur le principe de similitude (VOIR **Théorie homéopathique**). Il existe des thérapeutiques voisines basées sur un raisonnement par analogie (VOIR, À LA RUBRIQUE **Analogie**, la différence entre « analogie » et « similitude »). Elles ne sont donc pas basées sur l'**expérimentation** (VOIR CE MOT) **sur l'homme sain**, mais sur la ressemblance entre la maladie à traiter et le médicament à opposer à celle-ci, sans passage par l'expérimentation. On peut ainsi décrire :

– L'organothérapie,

dilution d'organe animal ; l'organe prescrit ressemble à l'organe à traiter ; par exemple, on prescrit des dilutions d'estomac de porc pour traiter l'estomac humain ;

– La gemmothérapie,

dilution de bourgeons de plantes ; les modifications biologiques au cours de la maladie à traiter ressemblent aux modifications biologiques engendrées expérimentalement par le bourgeon correspondant sur des animaux ;

– La lithothérapie déchélatrice,

dilution de certains minéraux ; la boule terrestre ressemble à un embryon au stade primitif, et les pierres (*lithos*, en grec) qu'on y trouve sont assimilées aux organes de l'être humain ;

– Les sels de Schuessler,

dilution des douze sels que l'on retrouve dans les cendres de tissus organiques brûlés ; l'action de chaque sel ressemble à l'action de l'organe d'où il est tiré.

Ces diverses thérapeutiques présentent leurs médicaments dilués et dynamisés (VOIR **Médicaments, Dynamisation**), à la manière des médicaments homéopathiques.
La confusion est donc possible, d'autant plus que tous ces médicaments sont fabriqués par les mêmes laboratoires et prescrits par les mêmes médecins.
Le *Guide familial* ne s'occupe que de l'homéopathie authentique. On ne trouvera pas de conseils d'organothérapie, de gemmothérapie, etc. L'application de la doctrine *stricto sensu* n'empêchera pas, bien au contraire, l'efficacité des conseils donnés.

(VOIR CE MOT), ou à traiter par l'homéopathie s'il s'agit d'une maladie **fonctionnelle** (VOIR CE MOT). Seul un médecin peut en décider.

Paratyphoïde

La paratyphoïde était du domaine de l'homéopathie avant l'apparition d'antibiotiques efficaces. Elle l'est encore en théorie, mais il faut être sûr à cent pour cent de son choix thérapeutique pour traiter une paratyphoïde exclusivement par l'homéopathie. Consulter éventuellement un médecin pratiquant l'homéopathie.

Pareira brava

Substance de base : le cissampélos.

Symptômes les plus caractéristiques traités par Pareira brava :
Cystite violente avec besoins constants ; impossibilité d'uriner ; le sujet doit forcer, parfois même se mettre à quatre pattes ; grosse prostate.

Principaux usages cliniques :
Cystite ; prostatisme ; colique néphrétique.

Paris quadrifolia

Substance de base : la parisette à quatre feuilles.

Symptômes les plus caractéristiques traités par Paris quadrifolia :
Sensation d'yeux tirés en arrière ; sensation de poids sur la nuque ; sensation de cuir chevelu contracté ; névralgies.

Principaux usages cliniques :
Maux de tête ; migraine ; névralgies.

Parkinson (maladie de)

Maladie **organique** (VOIR CE MOT), malheureusement hors de l'action de l'homéopathie. Il s'agit d'un tremblement dû à une lésion du cerveau.

Parodontose

➲ VOIR **Dents.**

Parotides

Pour les **oreillons**, ➲ VOIR CE MOT.

Pour les autres maladies des parotides : consulter un médecin.

Pathogénésie

➲ VOIR **Matière médicale.**

Paupières

Chalazion

Cette petite tumeur bénigne des paupières est à faire enlever chirurgicalement. Prendre par la suite, pour éviter les récidives,

STAPHYSAGRIA 9 CH,
THUYA 9 CH,
trois granules de chaque trois fois par jour pendant trois mois.

Collées le matin

GRAPHITES 9 CH,
trois granules trois fois par jour.

Enflammées (blépharite)

GRAPHITES 9 CH,
même posologie.

Kystes, ➲ VOIR CI-DESSUS *Chalazion*.

Orgelet, ➲ VOIR CE MOT.

Ptosis (chute des paupières)

CAUSTICUM 9 CH,
trois granules trois fois par jour.

Spasmes, clignement d'yeux

BELLADONNA 9 CH,
trois granules trois fois par jour.

Peau

Le traitement des maladies de peau est une des grandes réussites de l'homéopathie.

➲ VOIR LES RUBRIQUES **Abcès, Acné, Anthrax, Blessure, Cicatrices, Démangeaison, Eczéma, Engelures, Érysipèle, Gelures, Herpès, Impétigo, Infection, Mycose, Panaris, Psoriasis, Soleil (coup de), Transpiration, Urticaire, Verrues, Zona.**

Pour l'application locale d'une **pommade**, ➲ VOIR CE MOT.

Pédiatre homéopathe

➲ VOIR **Enfant.**

Pelade

➲ VOIR **Cheveux.**

Pellicules

➲ VOIR **Cheveux.**

Périarthrite

Inflammation des tendons, elle siège le plus souvent à l'**épaule** (VOIR CE MOT).

Péricardite

Inflammation de l'enveloppe du cœur

Éventuellement du domaine de l'homéopathe. Consulter.

Périphlébite

➲ VOIR **Phlébite.**

Péritonite

N'est pas du domaine de l'homéopathie.

Perlèche

Inflammation du coin de la bouche.

Traitement général

GRAPHITES 9 CH,
trois granules trois fois par jour.

Traitement local

Pommade au CALENDULA,
une ou deux applications par jour.

Pertes blanches

Appelées « leucorrhées » par les médecins, les pertes blanches, si elles sont peu abondantes, claires et sans symptôme d'accompagnement, sont « physiologiques », c'est-à-dire qu'elles correspondent à un écoulement normal, qui n'a pas à être traité.

En revanche, si elles ont un aspect inhabituel, il faut les soigner. Essayer le traitement ci-dessous (trois granules trois fois par jour du ou des médicaments retenus), mais consulter en cas d'échec.

Selon la couleur

- pour les pertes comme du blanc d'œuf,
  BORAX 9 CH.
- si elles sont comme de l'eau,
  LUESINUM 9 CH.
- si elles sont verdâtres,
  MERCURIUS SOLUBILIS 9 CH.
- si elles sont marron ou sanguinolentes,
  NITRICUM ACIDUM 9 CH.
- si elles sont jaunes ou de couleur crème,
  PULSATILLA 9 CH.
- si elles sont comme de l'amidon,
  SABINA 9 CH.

Selon l'écoulement

- pour un écoulement très abondant,
  ALUMINA 9 CH.
- s'il prédomine le jour,
  ALUMINA 9 CH.
- s'il prédomine la nuit,
  MERCURIUS SOLUBILIS 9 CH.

Selon l'irritation

- si les pertes sont jaunes et très irritantes,
  KREOSOTUM 9 CH.
- si elles sont jaunes et non irritantes,
  PULSATILLA 9 CH.

Divers

- pour les pertes blanches des petites filles,
  CUBEBA 9 CH.
- si elles empèsent le linge, ou sont de mauvaise odeur,
  KREOSOTUM 9 CH.

Traitement local

HYDRASTIS-CALENDULA,
un ovule chaque soir au coucher.

Cesser, dans tous les cas, l'utilisation des « protections internes ».

Petit mal

➲ VOIR **Épilepsie.**

Petroleum

Substance de base : le pétrole.

Symptômes les plus caractéristiques traités par Petroleum :
Peau fissurée, d'aspect sale, spécialement l'hiver ; maux de tête dans la région de l'occiput ; vertiges ressentis à l'occiput ; aggravation par le mouvement passif.

Principaux usages cliniques :
Eczéma fissuré ; engelures ; mal des transports ; migraines.

Petroselinum

Substance de base : le persil.

Symptômes les plus caractéristiques traités par Petroselinum :
Besoin irrésistible d'uriner ; prurit de l'urètre ; écoulement urétral d'aspect laiteux.

Principaux usages cliniques :
Cystite chronique ; miction impérieuse ; urétrite.

Peurs

Une peur modérée est normale ; elle nous aide à éviter les embûches de la vie quotidienne. C'est lorsqu'elle domine la vie qu'elle devient pathologique. On peut alors s'aider des conseils suivants (trois granules trois fois par jour et vingt jours par mois pendant quelques mois).

Animaux (des)
BELLADONNA 9 CH.

Avenir (de l')
CALCAREA CARBONICA 9 CH.

Claustrophobie (peur d'être enfermé)
ARGENTUM NITRICUM 9 CH.

Folie (de la)
ACTEA RACEMOSA 9 CH.

Foule (de la)
ACONITUM NAPELLUS 9 CH.

Hauteurs (des)
ARGENTUM NITRICUM 9 CH.

Maladies (des)
PHOSPHORUS 9 CH.

Mort (de la)
ACONITUM NAPELLUS 9 CH.

Noir (du)
STRAMONIUM 9 CH.

Orage (de l')
PHOSPHORUS 9 CH.

Tomber (de)
BORAX 9 CH.

PHARMACIEN HOMÉOPATHE

Tous les pharmaciens de France vendent les produits homéopathiques, qui leur sont livrés par les **laboratoires** (VOIR CE MOT).
Certains pharmaciens ont un diplôme spécial universitaire. Cela leur permet de donner des conseils éclairés en homéopathie. Ils inscrivent généralement sur leur porte la mention : « Attesté d'homéopathie ».

PHARMACIE FAMILIALE

Pour parer aux petits maux de la vie quotidienne, il est bon d'avoir une pharmacie familiale (ou une trousse pour le voyage) contenant les trente médicaments suivants :

ACONITUM NAPELLUS 9 CH
ANTIMONIUM CRUDUM 9 CH,
ANTIMONIUM TARTARICUM 9 CH,
ARGENTUM NITRICUM 9 CH,
ARNICA 9 CH,
ARSENICUM ALBUM 9 CH,
BELLADONNA 9 CH,
BRYONIA 9 CH,
CALENDULA TM,
CARBO VEGETABILIS 9 CH,
CHAMOMILLA 9 CH,
CHINA RUBRA 9 CH,
CINA 9 CH,
COFFEA 9 CH,
EUPATORIUM PERFOLIATUM 9 CH,
EUPHRASIA 9 CH,
GELSEMIUM 9 CH,
HEPAR SULFURIS CALCAREUM 9 CH,
IGNATIA 9 CH,
IPECA 9 CH,
LYCOPODIUM 9 CH,
MAGNESIA PHOSPHORICA 9 CH,
MERCURIUS SOLUBILIS 9 CH,
NUX VOMICA 9 CH,
PHOSPHORUS 9 CH,
PODOPHYLLUM 9 CH,
PULSATILLA 9 CH,
RHUS TOXICODENDRON 9 CH,
SAMBUCUS NIGRA 9 CH,
SULFUR 9 CH.

Tunnel (dans un)

STRAMONIUM 9 CH.

Voleurs (des)

NATRUM MURIATICUM 9 CH.

➲ VOIR ÉGALEMENT **Émotions** (pour les suites de peur).

Pharyngite

Cette inflammation de l'arrière-gorge bénéficiera des conseils qui suivent.

Traitement général

- en cas de granulations au fond de la gorge, avec besoin constant de racler,

  ARGENTUM NITRICUM 9 CH,
  trois granules trois fois par jour.
- pharyngite à répétition,

  BARYTA CARBONICA 9 CH,
  même posologie.
- pharyngite avec mucus jaune,

  HYDRASTIS CANADENSIS 9 CH.

Traitement local

CALENDULA TM,
vingt-cinq gouttes dans un bol d'eau tiède bouillie, deux fois par jour, en gargarisme.

➲ VOIR ÉGALEMENT **Rhino-pharyngite.**

Phimosis

Impossibilité de décalotter le gland chez les petits garçons.

Lorsque le phimosis est très serré, il faut le faire opérer (en principe en dehors de la saison chaude). S'il l'est moins, le médecin essaye de « forcer en douceur » sur le prépuce, et arrive quelquefois à éviter l'opération.

En cas de « para-phimosis » (le gland est

PHILOSOPHIE

L'homéopathie est sous-tendue par une philosophie dont l'essentiel est le respect des lois de la nature et des faits, la préséance donnée à la guérison sur les prétentions de l'esprit humain ; la philosophie traditionnelle de l'empirisme au sens non péjoratif du terme (voir les dictionnaires de philosophie) lui convient.

engagé dans l'anneau trop étroit du prépuce et se congestionne), essayer :

DIOSCOREA 9 CH,
trois granules tous les quarts d'heure.

Consulter d'urgence en cas d'échec au bout d'une heure.

Phlébite

La jambe enfle soudain et est douloureuse, le pouls est accéléré.

Le repos et le traitement classique (à base d'anticoagulants) sont de mise.

Le traitement homéopathique est ici un appoint intéressant et sans danger, même avec les médicaments anticoagulants. Prendre :

PHOSPHORUS 5 CH,
PULSATILLA 5 CH,
VIPERA 5 CH,
trois granules de chaque trois fois par jour jusqu'à guérison.

On entend souvent parler de « paraphlébite », comme si le malade était au début d'une phlébite qui ensuite tournerait court. Il s'agit d'une mauvaise interprétation du terme médical « périphlébite », qui signifie « phlébite périphérique », c'est-à-dire inflammation des veines périphériques. Cette affection est beaucoup moins dangereuse que la phlébite habituelle, qui touche les veines profondes. La périphlébite peut se soigner à l'aide des médicaments ci-dessus, sans adjonction d'anticoagulants classiques.

Phlegmon

Le phlegmon de la gorge (enflure de toute la gorge avec menace d'abcès) peut être avorté s'il est soigné à temps avec le traitement suivant :

HEPAR SULFURIS CALCAREUM 9 CH,
PYROGENIUM 9 CH,
trois granules de chaque toutes les deux heures en alternance.

Si le phlegmon est avancé, voir un médecin pratiquant l'homéopathie. Il pourra peut-être encore éviter les antibiotiques. Parfois, il recommandera une incision.

Phobies

➲ VOIR **Névrose, Peurs.**

Phosphates dans les urines

➲ VOIR **Urines.**

Phosphoricum acidum

Substance de base : l'acide phosphorique.

Convient de préférence :
Aux suites de surmenage cérébral.

Symptômes les plus caractéristiques traités par Phosphoricum acidum :
Indifférence à tout par épuisement cérébral ; apathie intellectuelle ; épuisement physique ; oppression de la poitrine ; diarrhée blanche ; urines chargées en phosphates ; perte des cheveux ; sueurs nocturnes.

Principaux usages cliniques :
Pertes de mémoire ; dépression nerveuse ; surmenage intellectuel ; perte de phosphates.

Phosphorus

Substance de base : le phosphore.

Convient de préférence :
Aux jeunes gens vite poussés en hauteur, ayant facilement le contact avec autrui, passionnés, généreux, ne pouvant soutenir longtemps le même effort.

Symptômes les plus caractéristiques traités par Phosphorus :
Anxiété le soir ; désir de compagnie ; peur de l'orage ; hypersensibilité aux odeurs ; saignements faciles ; grande faim ; grande soif ; congestions localisées ; douleurs brûlantes ; tendance aux lésions diverses.

Principaux usages cliniques :
Asthme ; congestion pulmonaire ; laryngite ; hépatite ; pancréatite ; néphrite ; inflammation de l'œil ; hémorragies ; anxiété ; dépression nerveuse.

Phytolacca decandra

Substance de base : la phytolaque.

Symptômes les plus caractéristiques traités par Phytolacca decandra :
Gorge rouge sombre avec amygdales enflées ; douleurs brûlantes de la gorge, irradiées aux oreilles ; douleurs rhumatismales dues à l'inflammation de la gorge ; douleurs de la face externe de la cuisse.

Principaux usages cliniques :
Angine ; pharyngite ; douleurs musculaires ; névralgie du nerf fémorocutané.

Pieds

➲ VOIR **Cor au pied, Oignon, Rhumatismes.**

Pilule

➲ VOIR **Contraception.**

Piqûres

Piqûres accidentelles de la peau,
➲ VOIR **Blessure.**

Piqûres d'insectes, ➲ VOIR **Insectes.**

Injections (intraveineuses, sous-cutanées, intramusculaires)
Y a-t-il besoin de « piqûres » en homéopathie ? Elles ne sont pas indispensables. Même dans les cas urgents, les granules ou les doses de globules (VOIR **Médicaments**) agissent rapidement par absorption à travers la muqueuse de la bouche.

Néanmoins, si le médecin désire prescrire

PHYTOTHÉRAPIE

La phytothérapie est la thérapeutique par les plantes, ce qui n'est pas synonyme d'homéopathie.
L'homéopathie emploie non seulement des plantes, mais également des produits animaux et minéraux (VOIR **Allopathie**, note de bas de page).
En outre, la phytothérapie n'emploie pas les plantes selon les grands principes de l'homéopathie (VOIR **Théorie homéopathique**) : le principe de similitude n'est pas respecté (par ses effets « contre les symptômes », la phytothérapie se rapproche plus de l'allopathie que de l'homéopathie) ; l'infinitésimal n'est pas utilisé, la phytothérapie se sert de doses pondérables.

PLACEBO

Un placebo est un produit qui n'a pas d'effet thérapeutique et qui est prescrit au malade à son insu pour étudier, par comparaison, l'effet de la substance véritablement active. Les médecins homéopathes ont utilisé des placebos pour s'assurer de l'efficacité de leur méthode, et ils ont trouvé une plus grande activité de leurs médicaments que des substances neutres.

des piqûres, elles peuvent être préparées facilement.

Pityriasis

Pityriasis versicolor (champignon parasite de la peau), ➲ VOIR **Mycose.**

Pityriasis de Gibert (et non de « Gilbert », comme on le voit dans certains livres non médicaux)

Éruption rosée bénigne de forme ovale, dont le diagnostic est fait par un médecin. Prendre :

ARSENICUM IODATUM 9 CH,
trois granules trois fois par jour pendant un mois.

Plaie

➲ VOIR **Blessure.**

Plantago major

Substance de base : le grand plantain.

Symptômes les plus caractéristiques traités par Plantago major :
Douleurs dentaires avec salivation abondante ; énurésie avec émission abondante d'urine.

Principaux usages cliniques :
Douleurs dentaires ; énurésie.

Platina

Substance de base : le platine.

Convient de préférence :
À une jeune femme brune à l'allure un peu fière.

Symptômes les plus caractéristiques traités par Platina :
Mépris de l'entourage ; les objets paraissent plus petits qu'ils ne sont en réalité ; excitation sexuelle (mentale et physique) ; hypersensibilité des organes génitaux ; douleurs constructives à survenue et disparition progressives ; constipation en voyage.

Principaux usages cliniques :
Crampes ; spasmes ; névralgies ; règles douloureuses ; constipation ; excitation sexuelle.

Pleurésie

Épanchement liquidien autour du poumon. Le traitement homéopathique est possible dans certains cas, et permet d'éviter la ponction pleurale ; consulter.

Plumbum metallicum

Substance de base : le plomb.

Symptômes les plus caractéristiques traités par Plumbum metallicum :
Douleurs spasmodiques violentes (spécialement du ventre) ; constipation par paralysie de l'intestin ; spasmes des muscles abdominaux, qui sont rétractés « en bateau » ; atrophies musculaires ; paralysies localisées, spécialement des extrémités, avec atrophies.

POLLENS

Au moment des pollens (de mai à septembre, selon les régions et les végétaux en cause), on constate beaucoup de cas (et même de plus en plus depuis quelques années) de rhume des foins et d'asthme polliniques. VOIR LES RUBRIQUES **Asthme, Rhume.**

Principaux usages cliniques :
Spasmes, paralysies diverses ; sciatique paralysante ; hypertension artérielle ; artérite ; néphrite chronique.

Pneumonie

Le traitement de la pneumonie (inflammation du poumon avec douleurs de poitrine et crachement de sang) par l'homéopathie est possible s'il est effectué par un médecin entraîné.

Podophyllum peltatum

Substance de base : la podophylle.

Symptômes les plus caractéristiques traités par Podophyllum peltatum **:**
Diarrhée profuse, aqueuse avec bile ; sortie de la muqueuse rectale ; congestion du foie, améliorée par le massage de la région ; amélioration quand le sujet est couché sur le ventre ; aggravation le matin de bonne heure.

Principaux usages cliniques :
Congestion du foie ; calculs biliaires ; colique hépatique ; diarrhée, spécialement du nourrisson ; prolapsus du rectum ; troubles de la dentition avec diarrhée.

Poignet (douleurs du)

Consulter la rubrique **Rhumatismes**, et ajouter au traitement choisi :

RUTA 9 CH,
trois granules trois fois par jour.

Point de côté

Voici un conseil de bonne *fame* (c'est-à-dire de bonne réputation, et non de « bonne femme » comme on le croit souvent) : joindre les talons ; se pencher en avant sans plier les genoux ; ramasser un caillou (ou faire semblant) ; se redresser complètement ; reposer le caillou (ou faire semblant) au même endroit, en cassant de nouveau la taille ; se relever… le point de côté a disparu.

On peut également prendre :

CEANOTHUS 5 CH,
trois granules au moment de la douleur, à répéter au bout de deux minutes si nécessaire.

Poliomyélite

On connaît des cas authentiques de poliomyélite guéris par **GELSEMIUM**, mais le mal avait été traité au stade invasif (lors de l'aspect pseudogrippal, inflammatoire, de la maladie). Le diagnostic fut fait après coup par des neurologues sur l'existence de minimes séquelles non invalidantes.

Au stade où le virus a lésé la corne antérieure de la moelle épinière, l'homéopathie est inactive.Il est donc impératif de prévenir la poliomyélite par la vaccination (VOIR **Vaccins**). Malgré les inconvénients qu'elle peut avoir, elle est la seule à garantir de manière absolue contre la poliomyélite[1].

1. Certains objectent qu'il suffit, si la poliomyélite se déclare, de la combattre par le chlorure de magnésium. Ne l'ayant jamais essayé, je ne puis donner d'avis, mais je n'ai pas envie de changer ma manière actuelle de pratiquer. Il n'est pas question de faire prendre un risque à mes patients.
Dr A. H.

POMMADE

Les pommades « efficaces » suppriment la lésion de peau sans modifier le terrain sous-jacent, et la maladie rechute dès l'arrêt de la pommade (à moins que ne lui fasse suite une maladie interne plus sérieuse, comme lorsque l'eczéma laisse la place à l'asthme).
On peut admettre l'utilité d'une pommade antiseptique (sans antibiotique), encore que la pommade au calendula, préparée par les laboratoires homéopathiques, suffise le plus souvent.
En cas de parasites de la peau, en revanche, une application locale d'un produit de médecine classique est indispensable.

POSOLOGIE

Les notions de similitude et d'infinitésimal sont supposées connues (VOIR **Théorie homéopathique**). Voici les principes généraux de posologie en homéopathie.
Plus la similitude entre les symptômes du malade et l'expérimentation du médicament à prescrire est étroite, plus le médecin aura tendance à choisir une haute dilution. Dans les conseils qui sont donnés ici, une dilution moyenne est recommandée, le plus souvent la neuvième centésimale hahnemannienne, ou 9 CH.
Le nombre de trois granules est conforme à la tradition établie.
La posologie est la même, du nouveau-né au vieillard.

Pollutions nocturnes

➲ VOIR **Sexuels (troubles).**

Polyarthrite rhumatismale

La polyarthrite rhumatismale (déformation des os avec importants signes biologiques d'inflammation à la prise de sang) correspond à une lésion invalidante des os. Certaines formes peuvent bénéficier de l'homéopathie. En attendant de voir le médecin homéopathe, prendre :

STREPTOCOCCINUM 12 CH,
trois doses par semaine pendant plusieurs mois, voire plusieurs années.

Polypes

Les polypes, en particulier du nez, de l'utérus et de la vessie, ne sont pas directement du ressort de l'homéopathie ; elle ne peut les faire disparaître.

Il faut les faire enlever sous traitement homéopathique afin d'éviter les récidives. Sans homéopathie, plus on enlève les polypes plus ils repoussent vite. Le traitement de fond (à demander à un médecin homéopathe), au contraire, ralentit le rythme des ablations, et ce jusqu'à disparition des rechutes.

Pouls

Le pouls irrégulier n'est pas, en lui-même, un diagnostic. Il faut consulter.

L'homéopathe peut régulariser certains pouls, mais en intégrant ce symptôme dans l'ensemble des symptômes du malade.

Poumon

➲ VOIR **Congestion, Essoufflement, Pleurésie, Pneumonie, Toux, etc.**

Précipitation

Un sujet précipité, voulant avoir terminé son travail avant de l'avoir commencé, peut bénéficier de :

ARGENTUM NITRICUM 9 CH,
trois granules trois fois par jour.

Prémenstruel (syndrome)

Pendant toute la période d'inconfort (soit environ du 15e au 25e jour), mais rien n'empêche d'adapter la prise du médicament au cas particulier, utiliser systématiquement :

LAC CANINUM 9 CH,
trois granules trois fois par jour.

Pour avoir un effet durable, rien ne vaut un traitement de fond établi par un médecin homéopathe. Si une consultation n'est pas possible dans l'immédiat, on peut prendre :

SEPIA OFFICINALIS 12 CH,
une dose par semaine.

Primo-infection

Lorsqu'un sujet est pour la première fois en contact avec le microbe de la tuberculose, il peut (s'il n'a pas été vacciné) avoir quelques symptômes généraux, sans lésion franche. C'est la « primo-infection ». Un traitement de fond par l'homéopathie est amplement suffisant. Consulter.

Prolapsus

Le prolapsus génital de la femme, ou « descente d'organes », s'opère. Il n'y a pas de traitement homéopathique. En attendant l'opération, prendre :

ALETRIS FARINOSA 9 CH,
trois granules trois fois par jour.

Cesser huit jours avant la date prévue et passer au traitement préopératoire (VOIR **Intervention chirurgicale**).

Pour le prolapsus rectal du nourrisson, remettre doucement la muqueuse en place et donner à l'enfant :

PODOPHYLLUM 9 CH,
trois granules trois fois par jour pendant quinze jours.

Prostate (troubles de la)

Les troubles de la prostate sont du ressort de l'homéopathie, spécialement l'adénome qui est l'hypertrophie bénigne de cet organe. Prendre (quels que soient les symptômes particuliers) :

PRÉVENTION DES MALADIES PAR L'HOMÉOPATHIE

Il y a quelques préventifs spécifiques en homéopathie (VOIR **Grippe, Oreillons, Scarlatine**).
Mais, la plupart du temps, c'est le traitement de fond bien conduit qui constitue le meilleur préventif des maladies.

SABAL SERRULATA COMPOSÉ,
dix gouttes trois fois par jour en attendant la consultation chez un médecin, de toute manière obligatoire.

Prurigo strophulus

Maladie bénigne de l'enfant consistant en une éruption ressemblant à des piqûres de puces. Donner à l'enfant :

RHUS TOXICODENDRON 5 CH,
trois granules trois fois par jour, jusqu'à guérison.

Prurit

➲ VOIR **Démangeaison.**

Pour le prurit anal, ➲ VOIR **Anus.**

Psoriasis

Éruption squameuse et rouge, souvent en taches rondes, siégeant de façon caractéristique au cuir chevelu, au coude, au creux du genou.

Maladie difficile à chasser. On connaît des cas de guérison par l'homéopathie lorsque le traitement a été entrepris dès le début. Dans les cas anciens, on arrive seulement à freiner les poussées. On peut prendre trois granules trois fois par jour du ou des médicaments sélectionnés.

Selon l'aspect du psoriasis

- desquamation de fine poudre blanche,
  ARSENICUM ALBUM 9 CH.
- larges squames,
  ARSENICUM IODATUM 9 CH.
- si la peau est très épaissie,
  GRAPHITES 9 CH.
- psoriasis en taches rondes,
  SEPIA 9 CH.

Selon les modalités

- démangeaison améliorée par la chaleur,
  ARSENICUM ALBUM 9 CH.
- démangeaison aggravée par la chaleur,
  KALIUM ARSENICOSUM 9 CH.
- éruption aggravée l'hiver,
  PETROLEUM 9 CH.
- éruption aggravée au printemps,
  SEPIA 9 CH.

Selon la localisation

- psoriasis du cuir chevelu,
  CALCAREA CARBONICA 9 CH.
- psoriasis du thorax,
  NATRUM ARSENICOSUM 9 CH.
- psoriasis des sourcils,
  PHOSPHORUS 9 CH.
- psoriasis des plis du coude, des creux des genoux, du visage ou des ongles,
  SEPIA 9 CH.

Il n'y a pas de traitement local.

Il faudra de toute manière consulter pour avoir un traitement de fond.

Psorinum

Substance de base : la sérosité d'une vésicule scabieuse.

Symptômes les plus caractéristiques traités par Psorinum :
Éruptions diverses démangeant beaucoup ; faim constante, spécialement la veille des migraines ; asthme amélioré quand on est étendu les bras en croix ; frilosité extrême ; absence de réaction aux médicaments homéopathiques les plus indiqués ; alternance d'eczéma et de diarrhée.

Principaux usages cliniques :
Tendance aux rhumes ; coryza spasmodique ; rhinite chronique ; asthme ; migraine ; eczéma ; séquelles de gale.

PSYCHIATRIE

Il existe des psychiatres homéopathes. Ils utilisent le plus souvent possible l'homéopathie et la **psychothérapie** (VOIR CE MOT). En certaines circonstances, ils ont besoin de la thérapeutique allopathique, mais en limitent l'utilisation aux cas où elle est indispensable.

Psychanalyse

➲ VOIR **Psychothérapie.**

Psychasthénie

Équivalent mineur de la **dépression nerveuse** (VOIR CETTE RUBRIQUE, car le traitement est le même).

Psychose

Nom scientifique de la « folie ». Elle est, contrairement à la **névrose** (VOIR CE MOT), du domaine de l'allopathie.

➲ VOIR ÉGALEMENT **Maniaco-dépressive (psychose).**

Psychosomatiques (troubles)

Symptômes physiques tirant leur origine des altérations du psychisme. Le traitement homéopathique est efficace. Consulter.

Ptelea trifoliata

Substance de base : l'orme à trois feuilles

Symptômes les plus caractéristiques traités par Ptelea trifoliata :
Douleurs du foie, comme une pesanteur ; aggravation quand on est couché sur le côté gauche ; sensation de pierre à l'estomac.

Principaux usages cliniques :
Insuffisance hépatique ; dyspepsie.

Ptosis

➲ VOIR **Paupières.**

Puberté

Si les premières règles ne s'établissent pas, ou bien sont en retard après avoir été normales, on peut demander l'avis d'un gynécologue, mais il faut éviter (sauf cas pathologique) tout traitement hormonal. Celui-ci ne rétablirait les règles que pendant le temps où il serait pris.

PSYCHOTHÉRAPIE

La psychothérapie, thérapeutique par la verbalisation des troubles (ou son équivalent plus profond, la psychanalyse), est indiquée à chaque fois que l'on en sent le besoin. C'est là sa meilleure indication.
La consultation homéopathique est, en quelque sorte, un début de psychothérapie armée, en ce sens que l'homéopathe s'intéresse aux symptômes de la sphère mentale et, s'il en trouve, les intègre dans le cadre général de l'ensemble des symptômes du patient. Le médicament prescrit à partir de cet ensemble aidera beaucoup à la réussite de la psychothérapie.

Avec l'homéopathie (voir un médecin homéopathe), le résultat sera plus lent, mais définitif.

➲ VOIR ÉGALEMENT **Anorexie (mentale).**

En cas de retard pubertaire chez le garçon, il faut consulter. En attendant, on peut recommander :

PULSATILLA 9 CH,
trois granules trois fois par jour.

Chez le jeune garçon, on a parfois au moment de la puberté une tension dans les seins, suivie d'un *gonflement*. Cela s'explique par un remaniement hormonal passager. En général, les seins gonflent l'un après l'autre. De toute manière, il ne faut rien faire, le gonflement cède spontanément.

Puce (piqûre de)

RHUS TOXICODENDRON 5 CH,
trois granules trois fois par jour, pendant trois jours.

Pulsatilla

Substance de base : l'anémone pulsatille.

Convient de préférence :
Au sujet timide, émotif, rougissant et pleurant facilement, mais vite consolé ; souvent, il s'agit d'une jeune fille à la puberté.

Symptômes les plus caractéristiques traités par Pulsatilla :
Inflammation des muqueuses avec écoulement d'un pus jaune, non irritant ; aversion ou indigestion du gras ; jamais soif ; congestion veineuse généralisée ; douleurs erratiques ; règles peu abondantes, tardives ; éruption de type rougeole ; aggravation générale dans une pièce surchauffée ; besoin de grand air ; variabilité des symptômes.

Principaux usages cliniques :
Orgelets ; troubles circulatoires ; engorgement veineux ; engelures ; troubles des règles ; puberté ; otite ; catarrhes divers ; rougeole ; oreillons ; conjonctivite ; coryza ; rhume des foins ; bronchite ; indigestion ; rhumatismes.

Purpura

Ce piqueté hémorragique de la peau est souvent assez sérieux et mérite une consultation. Si pour une raison ou une autre on ne peut pas, prendre :

PHOSPHORUS 5 CH,
trois granules toutes les heures ou trois fois par jour, selon l'intensité.

QUALITÉS DU MÉDECIN HOMÉOPATHE

Pour bien pratiquer l'homéopathie, il est préférable d'avoir certaines qualités de l'esprit qui permettent une meilleure technique de prescription.
- Humilité devant les faits et les symptômes (le médecin ne doit pas prescrire en fonction de sa conception intellectuelle du cas, mais des symptômes qu'il trouve).
- Sensibilité particulière permettant de déceler le moindre symptôme du malade.
- Savoir faire parler les patients.
- Avoir un bon esprit de synthèse.
- Avoir la même culture scientifique que ses confrères.

Pyélonéphrite

➲ VOIR **Urinaire (infection).**

Pyorrhée

➲ VOIR **Dents.**

Pyrogenium

Substance de base : viande de bœuf putréfiée.

Symptômes les plus caractéristiques traités par Pyrogenium :
Infection grave avec forte température et pouls normal ; le lit paraît dur ; langue vernissée.

Principaux usages cliniques :
Infection grave ; anthrax grave ; fièvre puerpérale.

Quincke (œdème de)

➲ VOIR **Lèvres (enflées).**

R

Rachitisme

Les principaux symptômes du rachitisme sont : retard à la fermeture des fontanelles, élargissement des poignets, creux dans le sternum, déformation d'un genou (ce qui fait marcher l'enfant avec le pied en dehors).

Une surveillance par le médecin homéopathe est préférable. En attendant, donner à l'enfant :

CALCAREA PHOSPHORICA 6 DH,
SILICEA 6 DH,
deux comprimés de chaque, trois fois par jour.

Rage

Elle se soigne avec le traitement classique (en particulier la vaccination, qui est obligatoire après une morsure suspecte). À l'issue du traitement, prendre pendant deux mois pour éviter les séquelles :

ARSENICUM ALBUM 5 CH,
HYPERICUM PERFORATUM 5 CH,
trois granules de chaque trois fois par jour.

Ramollissement cérébral

➲ VOIR **Attaque.**

Ranunculus bulbosus

Substance de base : le bouton d'or.

Symptômes les plus caractéristiques traités par Ranunculus bulbosus :
Douleurs thoraciques piquantes ; vésicules sur la paroi thoracique, d'aspect bleuté ; aggravation par le contact, le froid, les changements de temps, le mouvement (en particulier l'inspiration).

Principaux usages cliniques :
Herpès ; zona ; névralgies après zona ; séquelles de pleurésie ou de pneumonie.

Raphanus sativus

Substance de base : le radis noir.

Principal usage clinique :
Ballonnement abdominal avec rétention des gaz après une intervention chirurgicale.

Ratanhia

Substance de base : la racine du krameria (arbrisseau du Pérou).

Symptômes les plus caractéristiques traités par Ratanhia :
Hémorroïdes sortant pendant la selle ; fissures anales ; douleurs anales persistant pendant des heures après la selle ; spasme anal.

Principaux usages cliniques :
Hémorroïdes ; fissures anales ; douleurs anales.

Rate

Certaines maladies de la rate sont du domaine de l'homéopathie. De toute manière, il faut consulter un médecin pratiquant l'homéopathie. En attendant, et quels que soient les symptômes, on peut commencer à prendre :

HELIANTHUS 5 CH,
trois granules trois fois par jour.

Raynaud (maladie de)

La maladie de Raynaud consiste en troubles de la circulation artérielle à type de spasmes, spécialement sous l'effet du froid. Les doigts deviennent blancs puis, lorsque la circulation revient, rouges ou violets.

Prendre avant de sortir de chez soi, en période de froid :

SECALE CORNUTUM 5 CH,
NUX VOMICA 5 CH,
AGARICUS 5 CH,
trois granules de chaque, à répéter au retour.

Reclus (maladie de)

➲ VOIR **Seins, Mastose.**

Recto-colite hémorragique

Il s'agit d'une inflammation de la partie terminale de l'intestin, avec envie incessante d'aller à la selle, émission de sang et de glaires.

Elle peut être soignée par l'homéopathie. En cas d'urgence, prendre en attendant de le voir :

MERCURIUS CORROSIVUS 9 CH,
trois granules toutes les heures.

RÉACTIONNEL (MODE)

Le symptôme, en homéopathie, est l'expression du mode réactionnel du sujet. C'est une tentative de l'organisme pour chasser la maladie, une preuve de son **dynamisme** (VOIR CE MOT) vital.
Si l'on ingère un produit toxique, on vomit : c'est la réaction de l'organisme pour éliminer le danger.

De même, lorsque l'on a une bronchite, on tousse, ce qui fait cracher le pus (et éliminer les microbes qu'il contient) : c'est une réaction de l'organisme à la maladie[1].

➲ VOIR **Symptôme, Médicament, Théorie homéopathique.**

1. Ceci est un mode général de défense de la nature : la perle est un symptôme réactionnel de l'huître, une sécrétion de l'animal pour limiter les conséquences de la présence d'un corps étranger dans son organisme.

RECHERCHE SCIENTIFIQUE EN HOMÉOPATHIE

Il y a actuellement une activité scientifique importante en homéopathie afin d'asseoir la doctrine sur des bases solides.
On ne connaît pas encore avec certitude le devenir du médicament homéopathique dans l'organisme.

En revanche, des expériences montrent l'activité réelle de la dose infinitésimale, le pouvoir protecteur de certains médicaments contre des maladies expérimentales.

Rectum (prolapsus du)

➲ VOIR **Prolapsus.**

Règles

Prendre trois granules trois fois par jour du ou des médicaments retenus, en fonction des symptômes.

Abondantes (règles trop)

- en cas de règles abondantes avec fatigue,

  CHINA 9 CH,
  HELONIAS 9 CH,
  trois granules de chaque.
- en cas de règles abondantes de sang noir,

  CROCUS SATIVUS 9 CH.
- lorsque les règles coulent trop fortement si l'on bouge,

  ERIGERON 9 CH.

Absentes (règles), ou aménorrhée

- après peur,

  ACONITUM NAPELLUS 9 CH.
- après coup de froid,

  ACONITUM NAPELLUS 9 CH.
- après colère,

  COLOCYNTHIS 9 CH.
- après une dépression nerveuse,

  NATRUM MURIATICUM 9 CH.
- après avoir été mouillée,

  PULSATILLA 9 CH.
- sans cause, avec hémorragie d'un autre organe au moment des règles (par exemple, un saignement de nez),

  SENECIO 9 CH.

Avance (règles en)

- en avance, avec caillots,

  BELLADONNA 9 CH.
- à chaque contrariété,

  CALCAREA CARBONICA 9 CH.
- en avance et noires,

  CYCLAMEN 9 CH.
- en avance et rouges,

  SABINA 9 CH.

Avant les règles (symptômes)

- en cas de gonflement général, avec excitation nerveuse, envie de tout ranger dans la maison,

  SEPIA 9 CH.

Douloureuses (règles), ou dysménorrhée

- sensation de pesanteur vers le bas,

  BELLADONNA 9 CH.
- douleurs aggravées par les secousses (d'une voiture par exemple),

  BELLADONNA 9 CH.
- douleurs dans l'ovaire droit,

  BELLADONNA 9 CH.
- douleurs irradiées dans toutes les directions,

  CAULOPHYLLUM 9 CH.

RÉGIME

Le médecin pratiquant l'homéopathie recommande des régimes à ses patients, non seulement en fonction de la maladie qu'ils ont, mais aussi d'après le traitement de fond qu'il a établi pour eux.

Les symptômes recueillis lui laissent deviner un certain type de personnalité, un terrain fragile sur tel ou tel point : le diagnostic médicamenteux permet d'établir une diététique particulière si elle est nécessaire.

- douleurs intolérables,
  CHAMOMILLA 9 CH.
- douleurs dans l'ovaire gauche,
  LACHESIS 9 CH.
- survenue des douleurs lorsque les règles s'arrêtent (et cessation si elles reprennent),
  LACHESIS 9 CH.
- douleurs dans les cuisses, le sacrum ou le pubis,
  SABINA 9 CH.
- dans le dos,
  SENECIO 9 CH.
- avec sueurs froides,
  VERATRUM ALBUM 9 CH.

Insuffisantes (règles)

- les règles sont peu abondantes (on se change peu), ou s'arrêtent au milieu et recommencent,
  PULSATILLA 9 CH.
- le nombre de jours est insuffisant,
  SEPIA 9 CH.

Pendant les règles (symptômes généraux)

VOIR LES RUBRIQUES CORRESPONDANTES, en fonction des symptômes.

Retard (règles en)

- jusqu'à leur retour, prendre
  PULSATILLA 9 CH.

Sang entre les règles

CHINA 5 CH.

Consulter si cela se reproduit.

➲ VOIR ÉGALEMENT **Ovulation.**

Lorsqu'on a un traitement homéopathique à faire, il n'y a pas nécessité de l'interrompre pendant les règles, sauf indication contraire du médecin.

➲ VOIR ÉGALEMENT **Ménopause, Puberté.**

Renvois

➲ VOIR **Éructations.**

Retard de l'enfant

Selon le retard, prendre trois granules trois fois par jour de l'un des médicaments ci-après pendant vingt jours par mois :

Affectif (retard)

- l'enfant croit qu'on ne l'aime pas,
  PULSATILLA 9 CH.

Dentition (de la)

CALCAREA CARBONICA 9 CH.

Fontanelles (retard à la fermeture des)

➲ VOIR **Rachitisme.**

Marche (à la)

CALCAREA CARBONICA 9 CH.

Mental, intellectuel

BARYTA CARBONICA 9 CH.

Parler (pour)

NATRUM MURIATICUM 9 CH.

Poids (du)

SILICEA 9 CH.

Scolaire, consulter le médecin.

Taille (de la)

SILICEA 9 CH.

Rétention d'urines

➲ VOIR **Uriner (difficulté pour), ou dysurie.**

Rétine

➲ VOIR **Yeux (décollement de la rétine).**

Retour d'âge

➲ VOIR **Ménopause.**

RÊVES

Tout le monde rêve, mais on ne se souvient de ses rêves que si on est angoissé. Si vous avez un rêve (ou un thème de rêve) qui revient régulièrement, signalez-le à votre médecin homéopathe, cela équivaut à un symptôme.

Rheum officinale

Substance de base : la rhubarbe.

Symptômes les plus caractéristiques traités par Rheum officinale :
Diarrhée acide ; sueurs froides d'odeur acide.

Principaux usages cliniques :
Diarrhée ; complications de la dentition chez le nourrisson.

Rhinite

➲ VOIR **Rhume.**

Rhino-pharyngite

Donner à l'enfant qui présente une inflammation du nez et de l'arrière-gorge, selon les symptômes, trois granules du ou des médicaments retenus pendant toute la période aiguë.

Selon l'écoulement

- écoulement jaune irritant la lèvre supérieure,
  ARSENICUM IODATUM 9 CH.
- écoulement sentant mauvais,
  HEPAR SULFURIS CALCAREUM 9 CH.
- gros bouchons jaunes, surtout au fond de la gorge,
  HYDRASTIS CANADENSIS 9 CH.
- écoulement jaune verdâtre et filant,
  KALIUM BICHROMICUM 9 CH.
- croûtes dans le nez,
  KALIUM BICHROMICUM 9 CH.
- écoulement blanc grisâtre,
  KALIUM MURIATICUM 9 CH.
- jaune et chronique,
  KALIUM SULFURICUM 9 CH.
- jaune verdâtre irritant,
  MERCURIUS SOLUBILIS 9 CH.
- aqueux virant au jaune, non irritant,
  PULSATILLA 9 CH.

Nez bouché

- nez bouché et qui coule en même temps,
  NUX VOMICA 9 CH.
- bouché la nuit,
  NUX VOMICA 9 CH.
- bouché dans une pièce surchauffée,
  PULSATILLA 9 CH.
- bouché et sec,
  SAMBUCUS NIGRA 9 CH.
- pour l'enfant qui renifle tout le temps,
  SAMBUCUS NIGRA 9 CH.

Rhino-pharyngite compliquée d'otite
AGRAPHIS NUTANS 5 CH.

Si l'affection revient trop souvent, consulter un médecin homéopathe, qui donnera un traitement de fond. Au début de celui-ci, l'enfant continuera à avoir des crises, mais sans fièvre ; puis les crises disparaîtront.

Rhododendron

Substance de base : le rhododendron.

Symptômes les plus caractéristiques traités par Rhododendron :
Douleurs rhumatismales, douleurs des

dents ; douleurs des testicules ; aggravation par temps orageux.

Principaux usages cliniques :
Goutte ; rhumatismes ; maux de dents ; inflammation des testicules.

Rhumatismes

Rhumatisme articulaire aigu.

Le traitement homéopathique est possible, mais tout à fait à la limite des indications. Il est dangereux si l'homéopathe n'est pas très entraîné, car un échec serait à l'origine de complications. Acceptez la cortisone et la pénicilline si votre médecin homéopathe désire les adjoindre à son traitement.

Rhumatisme inflammatoire (arthrite)

➲ VOIR **Polyarthrite rhumatismale, Spondylarthrite ankylosante.**

Rhumatisme arthrosique

Pour les douleurs d'arthrose, prendre trois granules trois fois par jour du ou des médicaments sélectionnés, selon les circonstances.

Selon la cause

- douleurs rhumatismales après avoir été mouillé,
  DULCAMARA 9 CH.
- après un coup de froid,
  NUX VOMICA 9 CH.
- après surmenage physique,
  RHUS TOXICODENDRON 9 CH.

Selon les modalités

Amélioration :

- par temps de pluie,
  CAUSTICUM 9 CH ;
- par le froid,
  LEDUM 9 CH ;
- par la chaleur,
  RHUS TOXICODENDRON 9 CH ;
- par le mouvement, la marche, le « dérouillage »,
  RHUS TOXICODENDRON 9 CH.

Aggravation :

- pendant les règles,
  ACTEA RACEMOSA 9 CH ;
- par la marche, le mouvement,
  BRYONIA 9 CH ;
- par la neige,
  CALCAREA PHOSPHORICA 9 CH ;
- par la pluie, l'humidité,
  DULCAMARA 9 CH ;
- la nuit,
  KALIUM IODATUM 9 CH ;
- aux changements de temps et par l'orage,
  RHODODENDRON 9 CH ;
- au repos,
  RHUS TOXICODENDRON 9 CH.

Selon les symptômes concomitants

- alternance de rhumatismes et de diarrhées,
  ABROTANUM 9 CH.
- douleurs musculaires et non osseuses,
  ACTEA RACEMOSA 9 CH.
- douleurs avec enflure peu douloureuse au toucher,
  APIS MELLIFICA 9 CH.
- douleurs avec enflure douloureuse au toucher,
  BRYONIA 9 CH.
- avec raideur,
  CAUSTICUM 9 CH.
- alternance de rhumatismes et de gastrites,
  KALIUM BICHROMICUM 9 CH.

- rhumatismes erratiques,
  KALIUM SULFURICUM 9 CH.
- rhumatismes avec crampes,
  NUX VOMICA 9 CH.
- avec engourdissement,
  RHUS TOXICODENDRON 9 CH.
- avec douleurs dans les tendons,
  RHUS TOXICODENDRON 9 CH.

Selon la localisation, ➲ VOIR LA RUBRIQUE CORRESPONDANTE.

Goutte, ➲ VOIR CE MOT.

Rhume

Au moindre coup de froid, prendre :
OSCILLOCOCCINUM 200,
une dose dès les premiers symptômes ;
ACONITUM NAPELLUS COMPOSÉ,
trois granules toutes les heures après avoir pris la dose ci-dessus.

Si le rhume est installé, prendre trois granules trois fois par jour du médicament sélectionné.

- si le nez coule comme de l'eau,
  ALLIUM CEPA 9 CH.
- émission de gros bouchons jaunes,
  HYDRASTIS CANADENSIS 9 CH.
- écoulement jaune verdâtre,
  KALIUM BICHROMICUM 9 CH.
- croûtes dans le nez,
  KALIUM BICHROMICUM 9 CH.
- écoulement jaune et irritant,
  MERCURIUS SOLUBILIS 9 CH.
- s'il y a beaucoup d'éternuements,
  NUX VOMICA 9 CH.
- si le nez est bouché la nuit et coulant le jour,
  NUX VOMICA 9 CH.
- en cas d'écoulement jaune non irritant,
  PULSATILLA 9 CH.
- en cas de perte du goût et de l'odorat pendant le rhume,
  PULSATILLA 9 CH.
- si le nez est bouché et sec,
  SAMBUCUS NIGRA 9 CH.

Pour le rhume à répétition, consulter. Si l'on doit attendre pour le rendez-vous, prendre :
NATRUM MURIATICUM 9 CH,
trois granules trois fois par jour.

Rhume des foins, ou coryza spasmodique

Prendre systématiquement
POLLENS 9 CH,
ARSENICUM ALBUM 9 CH,
SABADILLA 9 CH,
trois granules de chaque trois fois par jour.

Ajouter, selon les symptômes

- si les yeux sont irrités,
  APIS MELLIFICA 9 CH.
- si l'on éternue,
  NUX VOMICA 9 CH.
- en cas d'asthme surajouté,
  IPECA 9 CH.

Localement, utiliser

- dans les yeux (une goutte trois fois par jour),
  collyre au CINERARIA,
  et mettre systématiquement des lunettes avant de sortir.
- dans le nez (un petit peu dans chaque narine chaque fois que l'on sort),
  pommade au CALENDULA.

Rhus aromatica

Substance de base : le sumac odorant.

Principal usage clinique :
Énurésie par atonie de la vessie.

Rhus toxicodendron

Substance de base : le sumac vénéneux.

Convient de préférence :
Aux suites d'effort.

Symptômes les plus caractéristiques traités par Rhus toxicodendron :
Raideur rhumatismale ; articulations enflées et douloureuses ; aggravation aux premiers mouvements ; amélioration par le mouvement continu ; aggravation par le froid humide ; vésicules qui démangent beaucoup ; inflammation des muqueuses ; rêves d'exercices fatigants.

Principaux usages cliniques :
Grippe ; coryza ; laryngite ; entorse ; tendinite ; rhumatismes ; excès de fatigue musculaire ; lumbago ; sciatique ; urticaire ; eczéma ; herpès ; varicelle ; oreillons.

Ricinus communis

Substance de base : le ricin,

Symptômes les plus caractéristiques traités par Ricinus communis :
Sensation de barre à l'estomac ; diarrhée sans douleur ; excès de lait dans les seins, ou au contraire manque de lait.

Principaux usages cliniques :
Gastro-entérite ; sevrage ; stimulation de la lactation.

Robinia

Substance de base : le faux acacia.

Principal usage clinique :
Brûlures d'estomac avec vomissements acides.

Ronflements en dormant

Prendre le soir au coucher :

OPIUM 9 CH,
trois granules.

Traiter les **polypes** (VOIR CE MOT) s'il y en a.

Rosacée

➲ VOIR **Acné.**

Rougeole

Si l'on est sûr du diagnostic (sinon, consulter), on peut donner à l'enfant :

BELLADONNA 9 CH,
MORBILLINUM 9 CH,
SULFUR 9 CH,
trois granules de chaque trois fois par jour.

Mettre dans ses yeux :
collyre à L'EUPHRASIA,
une goutte trois fois par jour, si nécessaire.

Rougir facilement (tendance à)

PULSATILLA 9 CH,
trois granules trois fois par jour pendant quelques mois permettent de réduire considérablement cette particularité émotive.

Rubéole

Si l'on est sûr du diagnostic (sinon, consulter), on peut donner à l'enfant :

PULSATILLA 9 CH,
SULFUR 9 CH,
trois granules de chaque trois fois par jour.

Une personne du sexe féminin doit obligatoirement consulter un médecin (à cause des risques encourus en cas de grossesse).

Rumex crispus

Substance de base : la patience sauvage.

Principal usage clinique :
Toux au moindre air froid.

Ruta graveolens

Substance de base : la rue fétide.

Symptômes les plus caractéristiques traités par Ruta graveolens :
Sensation de meurtrissure généralisée ; douleurs osseuses et tendineuses, avec contractures, spécialement des cuisses et des poignets ; fatigue des muscles oculaires ; prolapsus du rectum.

Principaux usages cliniques :
Traumatismes des ligaments ; tendinites ; douleurs des poignets ; lumbago ; sciatique ; entorse ; fatigue visuelle.

S

Sabadilla

Substance de base : la cévadille.

Symptômes les plus caractéristiques traités par Sabadilla :
Violents éternuements ; sensibilité à l'odeur des fleurs ; sensation de boule à la gorge avec besoin constant d'avaler ; démangeaisons anales.

Principaux usages cliniques :
Rhume des foins ; coryza spasmodique ; vers.

Sabal serrulata

Substance de base : le fruit du sabal, un palmier d'Amérique du Nord.

Symptômes les plus caractéristiques traités par Sabal serrulata :
Grosse prostate avec gêne urinaire et douleurs génitales pendant les rapports sexuels.

Principaux usages cliniques :
Troubles prostatiques : cystite ; difficultés sexuelles.

Sabina

Substance de base : la sabine.

Symptômes les plus caractéristiques traités par Sabina :
Douleurs allant du sacrum au pubis ; douleurs de la face antérieure des cuisses à la marche ; règles abondantes ; hémorragies utérines.

Principaux usages cliniques :
Douleurs de règles ; menace d'avortement au troisième mois de grossesse ; névralgie crurale.

Sagesse (accidents de la dent de)

➲ VOIR **Dents.**

Saignement de nez

➲ VOIR **Hémorragie.**

Salivaires (glandes)

Abcès

MERCURIUS SOLUBILIS 9 CH,
PYROGENIUM 9 CH,
trois granules de chaque trois fois par jour.

Grenouillette (augmentation de volume des glandes salivaires situées sous la mâchoire)

AMBRA GRISEA 9 CH,
THUYA 9 CH,
trois granules de chaque trois fois par jour.

Salive

Abondante (trop)

MERCURIUS SOLUBILIS 9 CH,
trois granules trois fois par jour.

Absente, rare

NUX MOSCHATA 9 CH,
même posologie.

Épaisse, cotonneuse

BERBERIS VULGARIS 9 CH,
même posologie.

Salpingite

Le diagnostic de cette inflammation des trompes utérines sera fait par un médecin. On peut la soigner sans antibiotiques grâce à l'homéopathie.

En attendant l'avis médical, on peut prendre sans risque :

MERCURIUS SOLUBILIS 9 CH,
trois granules trois fois par jour.

Se mettre au repos.

Sambucus nigra

Substance de base : le sureau.

Symptômes les plus caractéristiques traités par Sambucus nigra :
L'enfant se réveille en sursaut au milieu de la nuit avec le nez complètement bouché, ce qui l'empêche de respirer ; toux suffocante ; transpiration profuse.

Principaux usages cliniques :

Laryngite striduleuse, ou « faux croup » ; asthme ; coryza.

Sang (maladies du)

Les maladies majeures du sang (leucémie, maladie de Hodgkin) ne sont pas du ressort de l'homéopathie, sauf pour un traitement complémentaire de confort.

Sanglot (spasme du)

Il s'agit d'une perte de connaissance avec blocage respiratoire, intervenant chez l'enfant âgé de 2 à 4 ans après une contrariété. L'accès dure de toute façon moins d'une minute.

Cette maladie est bénigne malgré ses symptômes spectaculaires.

Donner à l'enfant :

IGNATIA 9 CH,
trois granules trois fois par jour, vingt jours par mois pendant quelques mois.

Sanguinaria canadensis

Substance de base : la sanguinaire du Canada.

Symptômes les plus caractéristiques traités par Sanguinaria canadensis :
Congestions localisées (à la tête, aux joues, aux mains, aux pieds) ; mal de tête battant avec joues rouges, bouffées de chaleur, amélioration en expulsant un gaz par en haut ou par en bas ; sécheresse des muqueuses avec sensation de brûlure à leur niveau ; polypes divers avec saignements ; toux sèche améliorée par les éructations.

Principaux usages cliniques : Migraines ; névralgies faciales ; palpitations ; bouffées de chaleur ; ménopause ; polypes ; coryza.

Sarsaparilla

Substance de base : la salsepareille.

Symptômes les plus caractéristiques traités par Sarsaparilla :

SANTÉ (BONNE)

La bonne santé, pour l'homéopathe, est un état d'équilibre entre les forces agressives qui menacent extérieurement un organisme et le système de défense interne. C'est également la disparition des symptômes, sans retour (et non leur simple suppression momentanée par un tranquillisant, un comprimé d'aspirine, ou une pommade « efficace ») et sans passage à d'autres manifestations.

Douleurs violentes à la fin de la miction ; miction goutte à goutte, plus facile quand on est debout ; sable blanc dans les urines ; peau sèche, craquelée, flasque ; aggravation par l'humidité et au printemps.

Principaux usages cliniques :
Calculs urinaires ; coliques néphrétiques ; cystite chronique.

Scarlatine

Avec la scarlatine, il faut choisir à tout prix le médicament indiqué par les symptômes, sinon on aura des risques de complications. Consulter obligatoirement.

Accepter les antibiotiques si le médecin les adjoint à son traitement, c'est que le cas n'est pas suffisamment net pour être sûr du diagnostic thérapeutique.

Prévention de la scarlatine

Dans une famille où il y a la scarlatine, donner aux enfants en contact avec le malade :

STREPTOCOCCINUM 9 CH,
trois granules trois fois par jour pendant quinze jours.

Scheuermann (maladie de), ou épiphysite de croissance

Il s'agit d'une maladie bénigne de l'adolescence par trouble de croissance des vertèbres, parfois douloureuse.
Soigner les douleurs selon la rubrique **Rhumatismes** et ajouter systématiquement au choix qu'on aura fait :

CALCAREA PHOSPHORICA 6 DH,
deux comprimés trois fois par jour pendant toute la durée des douleurs.

Schizophrénie

Psychose grave caractérisée avant tout par la perte du contact avec la réalité. Les formes débutantes sont seules du domaine de l'homéopathie.

Consulter un psychiatre homéopathe au début de la maladie, cela vaut vraiment la peine de tenter cette petite chance.

Schuessler (sels de)

➲ VOIR **Para-homéopathie.**

Sciatique

Il s'agit d'une douleur allant des « reins » au pied en passant par la face postérieure de la cuisse, la face latérale ou postérieure de la jambe.
Seule la sciatique rhumatismale peut se soigner par l'homéopathie. Si elle est due à une hernie discale, il faut, le plus souvent, opérer. Selon les circonstances, prendre trois granules trois fois par jour d'un ou plusieurs des médicaments qui suivent.

Selon les modalités

Aggravation :

- quand on est assis,
  AMMONIUM MURIATICUM 9 CH ;
- au moindre mouvement,
  BRYONIA 9 CH ;
- la nuit,
  KALIUM IODATUM 9 CH ;
- au repos, en restant au lit,
  RHUS TOXICODENDRON 9 CH ;
- par l'humidité,
  RHUS TOXICODENDRON 9 CH ;
- quand on est debout,
  SULFUR 9 CH ;
- en toussant, en éternuant, ou pendant la selle,
  TELLURIUM 9 CH.

Amélioration :

- quand on est couché sur le côté douloureux,
  BRYONIA 9 CH ;

- en repliant la jambe,
  COLOCYNTHIS 9 CH ;
- quand on est assis,
  GNAPHALIUM 9 CH ;
- en pressant sur le membre inférieur,
  MAGNESIA PHOSPHORICA 9 CH ;
- par la chaleur,
  MAGNESIA PHOSPHORICA 9 CH ;
- par le mouvement, la marche,
  RHUS TOXICODENDRON 9 CH.

Selon les sensations

- sensation de brûlure améliorée par la chaleur,
  ARSENICUM ALBUM 9 CH.
- de douleurs piquantes,
  BRYONIA 9 CH.
- d'engourdissement,
  GNAPHALIUM 9 CH.
- la douleur se déplace le long du membre inférieur,
  KALIUM BICHROMICUM 9 CH.
- sensation de courant électrique,
  KALMIA LATIFOLIA 9 CH.
- sciatique à bascule, passant d'un côté à l'autre et revenant,
  LAC CANINUM 9 CH.
- douleurs en éclair,
  MAGNESIA PHOSPHORICA 9 CH.
- sensation de crampes,
  NUX VOMICA 9 CH.

Selon les symptômes concomitants

- sciatique paralysante,
  CAUSTICUM 9 CH.
- sciatique avec atrophie musculaire,
  PLUMBUM 9 CH.

Sclérose des hémorroïdes et des varices

Les « scléroses » (ou injections de produit durcissant et obturant les veines) constituent un geste illogique et dangereux. Illogique, parce qu'il ne résout pas le problème général de la circulation veineuse : la veine sclérosée disparaît, mais une veine voisine peut se dilater en remplacement. Dangereux, car lorsqu'on a piqué toutes les veines gênantes, une autre maladie (qui n'a rien à voir avec la circulation) peut se déclarer.

Les symptômes provoqués par les **hémorroïdes** et les **varices** se soignent efficacement par l'homéopathie (VOIR LES RUBRIQUES CORRESPONDANTES).

Quant au problème esthétique, il doit malheureusement (mais prudemment) passer après le respect des principes naturels.

Sclérose en plaques

Hors du domaine de l'homéopathie.

Scoliose

Pour les douleurs de scoliose, VOIR **Colonne vertébrale**. Le redressement de la scoliose n'est pas du domaine de l'homéopathie.

Séborrhée

➲ VOIR **Chevelu (cuir).**

Secale cornutum

Substance de base : l'ergot de seigle.

Symptômes les plus caractéristiques traités par Secale cornutum :
Douleurs brûlantes ; peau froide au toucher, et cependant aggravation des douleurs par la chaleur ; sensation de four-

SÉCURITÉ SOCIALE

Les médicaments homéopathiques sont remboursés par la Sécurité sociale. C'est d'ailleurs son intérêt, car ils sont moins chers que la plupart des médicaments allopathiques[1]. D'autre part, l'homéopathie guérit des malades qui, sans elle, resteraient hors du circuit du travail.
Les médecin pratiquant l'homéopathie ont des situations variables vis-à-vis du système conventionnel, selon le choix qu'ils font eux-mêmes. Rappelons qu'une bonne consultation, pour un sujet que le médecin homéopathe voit pour la première fois, est obligatoirement longue (au minimum une demi-heure à trois quarts d'heure), car il doit étudier de nombreux organes, recueillir des symptômes variés et, ensuite, faire la synthèse de ces renseignements pour établir l'ordonnance.

1. Un homéopathe fait dépenser à la collectivité 47 % de moins que son confrère non homéopathe (statistiques de la CNAMTS, 1996).

millements ; tendance à la gangrène ; infection grave ; diarrhée verte.

Principaux usages cliniques :
Spasmes artériels ; début de gangrène ; diarrhée ; maladie de Raynaud.

Seins

Prendre trois granules trois fois par jour du ou des médicaments retenus.

Abcès
HEPAR SULFURIS CALCAREUM 9 CH.

Allaitement, VOIR CE MOT.

Atrophie
IODUM 5 CH.

Cancer, VOIR CE MOT.

Crevasses
GRAPHITES 9 CH.
Pommade au CASTOR EQUI,
localement, deux fois par jour.

Chirurgie esthétique, VOIR Esthétique.

Douleurs
- après un coup sur le sein,
  BELLIS PERENNIS 9 CH.
- spontanées au toucher,
  CONIUM MACULATUM 9 CH.
- des seins avant les règles,
  CONIUM MACULATUM 9 CH.
- dans les seins pendant la tétée,
  PHELLANDRIUM 9 CH.

Flasques
CONIUM MACULATUM 9 CH.

Gonflement avant les règles
SEPIA 9 CH.

Inflammation, simple rougeur
PHYTOLACCA 9 CH.

Kyste, VOIR CI-DESSOUS *Mastose*.

Lait dans les seins chez les jeunes filles
PULSATILLA 9 CH.

Mastose, ou maladie de Reclus
- en cas de nodule isolé,
  CONIUM MACULATUM 9 CH.
- pour la congestion diffuse,
  PHYTOLACCA 9 CH.

Tension dans les seins avant les règles
LAC CANINUM 9 CH.

Une fois par mois, après les règles :

– Regarder les seins dans une glace pour voir s'il y a une anomalie ;

– Les palper (la main étant bien à plat).

Signaler la moindre boule au médecin.

Selenium

Substance de base : le sélénium.

Principal usage clinique :
Acné à type de points noirs.

Semblables (loi des)

➲ VOIR LE PARAGRAPHE *Similitude,* DANS LA RUBRIQUE **Théorie homéopathique**.

Senecio aureus

Substance de base : le séneçon.

Principal usage clinique :
Règles abondantes avec phénomènes de compensation (saignement de nez, pertes blanches, rhume, lumbago).

Senna

Substance de base : la casse, ou séné.

Principal usage clinique :
Crise d'acétonémie.

Sepia officinalis

Substance de base : l'encre de seiche.

Convient de préférence :
Aux personnes tristes, ayant des cernes sous les yeux, épuisées par les grossesses.

Symptômes les plus caractéristiques traités par **Sepia officinalis :**
Irritabilité, avec aggravation par la consolation ; aversion pour la compagnie, le travail ; difficultés à supporter la famille ; manque de désir sexuel ; fatigue inexpliquée ; bouffées de chaleur (même avant la ménopause) ; herpès au moment des règles ; frilosité ; aggravation à la mer et par temps neigeux ; creux à l'estomac vers 11 heures du matin ; désir de sucre, de chocolat, de citron, de vinaigre ; sensation de pesanteur du petit bassin ; urines d'odeur forte ; éruptions rondes guérissant par le centre.

Principaux usages cliniques :

Dépression nerveuse ; frigidité ; impuissance ; infection urinaire ; cystite ; colibacillose ; troubles menstruels et prémenstruels ; troubles de la grossesse et après l'accouchement ; herpès ; jaunisse ; insuffisance hépatique ; constipation ; hémorroïdes ; migraines ; spasmophilie ; acné rosacée.

Septicémie

Certaines formes de septicémie (libre circulation de microbes dans le sang) peuvent bénéficier d'un traitement par l'homéopathie. On peut toujours le tenter dans les formes rebelles aux antibiotiques. Demander l'avis d'un médecin.

Seul ? (peut-on se soigner)

➲ VOIR **Automédication.**

Sevrage

➲ VOIR **Allaitement.**

Sexuels (troubles)

Prendre trois granules trois fois par jour du médicament choisi pendant vingt jours par mois. Consulter un homéopathe s'il n'y a pas de résultat par l'automédication.

Aversion pour les rapports sexuels

GRAPHITES 9 CH.

Continence (troubles liés à la)
CONIUM MACULATUM 9 CH.

Désir
- s'il est absent,

ONOSMODIUM 9 CH.
- s'il est excessif,

PLATINA 9 CH.

Douleurs pendant les rapports sexuels
- en cas de crampes avant l'éjaculation,

CAUSTICUM 9 CH.
- en cas de douleurs vaginales par vagin sec,

LYCOPODIUM 9 CH.

Éjaculation précoce
SELENIUM 9 CH.

Érection (troubles de l')
- l'érection cesse dès qu'on tente la pénétration,

ARGENTUM NITRICUM 9 CH.
- impossible malgré le désir,

CALADIUM SEGUINUM 9 CH.
- douloureuse en dormant,

CANTHARIS 9 CH.
- impossible malgré l'imagination érotique,

SELENIUM 9 CH.

Excitation sexuelle, idées sexuelles permanentes
STAPHYSAGRIA 9 CH.

Excès sexuels
SELENIUM 9 CH,
pour tous les troubles qui peuvent en résulter.

Exhibitionnisme, consulter à la fois un psychiatre et un homéopathe.

Fatigue après les rapports sexuels
LYCOPODIUM 9 CH.

Frigidité, ➲ VOIR LES PARAGRAPHES *Désir*, *Plaisir* DANS LA MÊME RUBRIQUE.

Impuissance, ➲ VOIR LES PARAGRAPHES *Désir*, *Éjaculation*, *Érection*, *Plaisir* DANS LA MÊME RUBRIQUE.

Masturbation, il n'y a pas de traitement car il ne s'agit pas d'une maladie.

Nymphomanie, ➲ VOIR LE PARAGRAPHE DÉSIR DANS LA MÊME RUBRIQUE.

Peur des rapports sexuels, peur du sexe opposé
PULSATILLA 9 CH.

Plaisir
- absent,

CALADIUM SEGUINUM 9 CH.
- retardé,

KALIUM PHOSPHORICUM 9 CH.

Pollutions nocturnes
- éjaculation spontanée par les idées sexuelles,

CONIUM MACULATUM 9 CH.
- pollutions spontanées la nuit,

PICRICUM ACIDUM 9 CH.

Vaginisme, ➲ VOIR CE MOT.

Aborder les problèmes sexuels avec l'homéopathe ; les symptômes sexuels lui serviront (parmi d'autres) à établir le traitement de fond, et il a des réponses à fournir à ces questions.

➲ VOIR ÉGALEMENT **Psychothérapie.**

Sida

Le syndrome immunodéficitaire acquis, ou sida, est une maladie virale qui s'attaque aux lymphocytes CD4, c'est-à-dire au système de défense de l'organisme. L'homéopathie, prise en plus des traitements classiques recommandés par les spécialistes, ralentit l'évolution. On peut prendre :

MERCURIUS SOLUBILIS 9 CH,
trois granules trois fois par jour,

si l'on doit attendre l'avis de l'homéopathe. Celui-ci ajoutera certainement un traitement de fond personnalisé.

Signatures (doctrine des)

➲ VOIR Analogie.

Silicea

Substance de base : la silice.

Convient de préférence :
Aux enfants ayant du mal à grandir, assimilant mal, déminéralisés ; aux suites de vaccinations.

***Symptômes les plus caractéristiques traités par* Silicea :**
Manque d'énergie morale et physique ; manque de confiance en soi ; la moindre plaie suppure ; tendance à la suppuration chronique des abcès, à la fistulisation ; sueurs fétides des pieds ; constipation avec selles « à ressort » (sortant du rectum puis remontant) ; frilosité.

Principaux usages cliniques :
Suppurations diverses ; abcès chroniques ; otites chroniques ; sinusites ; bronchites chroniques ; pyorrhée ; fistules ; rachitisme.

Similitude (principe de)

➲ VOIR Théorie homéopathique.

Sinusite

Pour la sinusite aiguë, prendre trois granules trois fois par jour du ou des médicaments sélectionnés, selon les symptômes.

- sans écoulement avec nez bouché,
  BELLADONNA 9 CH.
- avec douleurs aggravées au toucher,
  HEPAR SULFURIS CALCAREUM 9 CH.
- aggravées au moindre courant d'air,
  HEPAR SULFURIS CALCAREUM 9 CH.
- avec sécrétions épaisses, jaunes, élastiques, comme des « bouchons », presque à couper au couteau,
  HYDRASTIS CANADENSIS 9 CH.
- avec écoulement vert ou croûtes dans le nez,
  KALIUM BICHROMICUM 9 CH.
- avec pus mélangé de sang,
  PHOSPHORUS 9 CH.

Pour la sinusite chronique, essayer :
SILICEA 9 CH,
trois granules trois fois par jour.

Consulter en cas d'échec pour recevoir un traitement de fond personnalisé.

Sixième maladie

Maladie virale bénigne de l'enfant ressemblant à la rubéole.

SIMILLIMUM

Médicament le mieux adapté au cas, trouvé par application du principe de similitude (VOIR **Théorie homéopathique**). *Simillimum*, en latin, signifie « le plus semblable ». Cela rappelle que, d'après les symptômes du malade, plusieurs médicaments semblent convenir ; cependant, l'un d'entre eux couvre plus étroitement que les autres l'ensemble des symptômes, c'est le « simillimum », celui qui agira le plus sûrement.

PULSATILLA 9 CH,
trois granules trois fois par jour.

Soleil

L'exposition systématique au soleil vieillit prématurément la peau. Ne pas oublier que le brunissage est une réaction de l'organisme qui cherche à se protéger contre les effets nocifs des rayons ultraviolets du soleil. Lorsque le système est dépassé, il y a même risque de cancérisation.

Le soleil est indispensable à la vie, mais il faut s'y exposer avec prudence et respect.

Allergie au soleil

- en cas d'urticaire au soleil,

  APIS MELLIFICA 9 CH,
  trois granules trois fois par jour.

Coup de soleil

- pour la peau rouge et douloureuse,

  BELLADONNA 9 CH,
  trois granules trois fois par jour.
- en cas de brûlure avec cloque ou arrachement de la couche superficielle de la peau,

  CANTHARIS 9 CH,
  même posologie.

Insolation, malaise par la chaleur du soleil, donner à la victime :

GLONOÏNUM 9 CH,
OPIUM 9 CH,
trois granules de chaque en alternance de cinq en cinq minutes ou de quart d'heure en quart d'heure, selon la gravité.

Prévention

NATRUM MURIATICUM 9 CH
est le préventif pour les personnes qui ne supportent pas le soleil sur la peau. Prendre trois granules trois fois par jour, en commençant quinze jours avant la période d'exposition au soleil et en continuant pendant toute sa durée.

Solidago virga aurea

Substance de base : la verge d'or.

Symptômes les plus caractéristiques traités par Solidago virga aurea :
Douleurs de la région des reins ; urines peu abondantes et de mauvaise odeur bien que claires.

Principaux usages cliniques :
Colique néphrétique ; difficulté de la miction.

Sommeil (symptômes pendant le)

Trois granules trois fois par jour du médicament sélectionné, selon les symptômes.

Bouche ouverte (on dort la)
OPIUM 9 CH.

Chante (on)
CROCUS SATIVUS 9 CH.

Crie (on)
APIS MELLIFICA 9 CH.

Énurésie, ➲ VOIR CE MOT.

Grincement des dents
BELLADONNA 9 CH.

Mâchonnement
BRYONIA 9 CH.

Nez bouché
SAMBUCUS 9 CH.

Parle en dormant (on)
BELLADONNA 9 CH.

Pleurs
CHAMOMILLA 9 CH.

Prurit, démangeaison anale
COFFEA 9 CH.

Rire
LYCOPODIUM 9 CH.

Ronflement, ➲ VOIR CE MOT.

Somnambulisme, ➲ VOIR CE MOT.

Suffocation

- en s'endormant,

GRINDELIA 9 CH.

- dans le cours du sommeil,

LACHESIS 9 CH.

Sursauts

- en s'endormant,

BELLADONNA 9 CH.

- dans le cours du sommeil,

HYOSCYAMUS 9 CH.

Terreurs nocturnes

STRAMONIUM 9 CH.

Transpiration

CHAMOMILLA 9 CH.

Yeux demi-ouverts

LYCOPODIUM 9 CH.

➲ VOIR ÉGALEMENT **Insomnie, Somnolence.**

Somnambulisme

Ce trouble nerveux n'est pas si grave qu'on le croit. Contrairement à ce qu'on dit, on peut réveiller un somnambule et le reconduire à son lit. Le traitement préventif sera :

KALIUM BROMATUM 9 CH,
STRAMONIUM 9 CH,
trois granules de chaque trois fois par jour, vingt jours par mois pendant trois mois.

Somnolence

Continuelle

OPIUM 9 CH,
trois granules trois fois par jour.

Après les repas

Prendre trois granules avant les deux principaux repas de :

- si la somnolence s'accompagne d'une amélioration par une courte sieste,

NUX VOMICA 9 CH ;

- si la somnolence s'accompagne d'une aggravation de l'état général par la sieste,

LYCOPODIUM 9 CH.

Sourcils (chute des)

Prendre :

FLUORICUM ACIDUM 9 CH,
trois granules trois fois par jour, quinze jours par mois pendant quelques mois.

Spasmes

Gorge (de la)

IGNATIA 9 CH,
trois granules trois fois par jour.

Estomac (de l')

NUX VOMICA 9 CH,
même posologie.

Muscles (des)

BELLADONNA 9 CH,
même posologie.

Paupières (des), ➲ VOIR CE MOT.

➲ VOIR ÉGALEMENT **Convulsions, Sanglot (spasme du), Spasmophilie, Vaginisme.**

Spasmophilie

La spasmophilie est encore appelée « tétanie », ce qui n'a rien à voir avec le tétanos. Il s'agit d'un trouble de la répartition du calcium. Souvent, le taux du calcium dans le sang est normal mais les cellules ne le prélève pas.

En cas de crise de tétanie (engourdissement ou fourmillements des extrémités, essoufflement, etc.), prendre :

COCCULUS INDICUS 9 CH,
trois granules de cinq en cinq minutes ou de quart d'heure en quart d'heure, selon l'intensité.

En cas de crises à répétition, consulter un médecin homéopathe (les médicaments les

SPÉCIALITÉ

Y a-t-il des spécialistes prescrivant de l'homéopathie ?

De plus en plus, surtout des dermatologues, des gynécologues, des ophtalmologistes, des pédiatres et des psychiatres.

L'homéopathe est-il un spécialiste ?

Il n'est pas considéré comme tel par la Sécurité sociale.

SPÉCIFIQUE

Il n'y a pas, en homéopathie, de médicament spécifique d'une maladie, c'est-à-dire de médicament agissant automatiquement en fonction du nom de la maladie. Il faut toujours choisir le traitement d'après les symptômes particuliers au cas.

plus souvent prescrits comme traitement de terrain sont NATRUM MURIATICUM et SEPIA).

Spigelia anthelmia

Substance de base : le spigélie.

Symptômes les plus caractéristiques traités par Spigelia anthelmia :
Névralgie faciale, spécialement du côté gauche ; migraine gauche ; douleurs des yeux ; palpitations violentes ; douleurs intestinales.

Principaux usages cliniques :
Névralgies faciales ; migraines ; douleurs de glaucome ; troubles réflexes dus aux vers.

Spondylarthrite ankylosante

Rhumatisme inflammatoire, spécialement des articulations du sacrum avec l'os iliaque et des vertèbres entre elles. Certaines formes sont du domaine de l'homéopathie. En attendant une consultation, on peut commencer à prendre :

TUBERCULINUM 12 CH,
trois doses par semaine.

Spongia tosta

Substance de base : l'éponge torréfiée.

Symptômes les plus caractéristiques traités par Spongia tosta :
Sensation de sécheresse des muqueuses ; toux aboyante, comme un chien, améliorée en mangeant et en buvant ; suffocation anxieuse avec palpitations ; grosse thyroïde indurée ; induration des testicules.

Principaux usages cliniques :
Laryngite striduleuse ; asthme ; goitre induré ; pancréatite.

Sport

Préparation au sport
Prendre trois granules trois fois par jour du ou des médicaments retenus, en commençant quelques jours avant la compétition (il n'y a pas dopage par cette pratique) :

ARNICA 9 CH,
prépare à l'effort ;
GELSEMIUM 9 CH,
enlève le trac.

En cas de complication

Prendre trois granules trois fois par jour de :

- en cas de crampes musculaires,
  NUX VOMICA 9 CH ;
- pour la fatigue par excès musculaire, en cas de « claquage » musculaire, de courbatures, ou pour l'épicondylite,
  RHUS TOXICODENDRON 9 CH.

En cas de blessure, ➲ VOIR LA RUBRIQUE **Blessure.**

Squilla maritima

Substance de base : la scille.

Symptômes les plus caractéristiques traités par Squilla maritima :
Toux avec éternuements, larmoiement, émission d'urines, selles involontaires, douleurs piquantes dans la poitrine.

Principaux usages cliniques : Coryza ; catarrhe bronchique ; coqueluche.

Stannum metallicum

Substance de base : l'étain.

Symptômes les plus caractéristiques traités par Stannum metallicum :
Sensation de faiblesse de la poitrine empêchant de parler ; expectoration de goût douceâtre ; toux en parlant, en riant, en chantant ; transpiration nocturne épuisante.

Principaux usages cliniques :
Bronchite chronique ; dilatation des bronches.

Staphysagria

Substance de base : la staphysaigre.

Symptômes les plus caractéristiques traités par Staphysagria :
Irritabilité mal contenue ; idées sexuelles constantes ; hypersensibilité générale ; dents cariées ; douleurs brûlantes de l'urètre, améliorées en urinant ; verrues ; orgelets ; blessure par instrument tranchant.

Principaux usages cliniques :
Névralgies ; cystite nerveuse ; orgelets ; verrues ; cicatrisation des plaies chirurgicales.

Stérilité

Les causes de la stérilité sont la plupart du temps **organiques** (VOIR CE MOT), et doivent être corrigées par l'allopathie ou la chirurgie.

Seules les causes psychologiques sont du ressort de l'homéopathie. Consulter un médecin pratiquant l'homéopathie (gynécologue si possible).

Sticta pulmonaria

Substance de base : le pulmonaire du chêne.

Symptômes les plus caractéristiques traités par Sticta pulmonaria :
Nez bouché et sec, avec besoin constant de souffler par le nez ; pression douloureuse à la racine du nez ; toux sèche, aggravée la nuit ; rhumatisme et coryza en alternance.

Principaux usages cliniques :
Coryza aigu sec ; sinusite frontale après coryza ; toux séquellaire de la rougeole.

Stomatite

➲ VOIR **Bouche.**

Strabisme

Le strabisme n'est pas corrigible par l'homéopathie. Si on a eu du strabisme dans l'enfance, le signaler au médecin, il en tiendra compte dans l'établissement du traitement homéopathique de terrain.

En cas de strabisme accidentel au cours d'une fièvre, prendre :

GELSEMIUM 9 CH,
trois granules trois fois par jour.

Stramonium

Substance de base : la stramoine, ou pomme épineuse.

Symptômes les plus caractéristiques traités par Stramonium :
Terreurs nocturnes avec peur du noir et de la solitude ; bégaiement ; agitation avec tendance à mordre, à se taper la tête contre les murs sans paraître se faire mal.

Principaux usages cliniques :
Terreurs nocturnes ; bégaiement ; enfant capricieux et agité ; rougeole qui ne sort pas.

Strophantus hispidus

Substance de base : le strophantus.

Principal usage clinique :
Le cœur irritable des fumeurs et des buveurs.

Stupéfiants (usage de)

Après une cure de désintoxication en milieu spécialisé, un traitement homéopathique de fond permettra de consolider le résultat. Consulter.

Sucre dans les urines

➲ VOIR **Diabète, Urines (analyse d').**

Sueurs

➲ VOIR **Transpiration.**

Suicide (tendance au)

➲ VOIR **Dépression nerveuse.**

Sulfur

Substance de base : le soufre.

Convient de préférence :
À l'individu jovial, optimiste, porté à philosopher, congestif, sanguin, négligent dans sa façon de s'habiller.

Symptômes les plus caractéristiques traités par Sulfur :
Éruptions rouges, brûlantes, démangeantes, aggravées par l'eau ; tendance aux éliminations muqueuses (catarrhes divers, bronchite, diarrhée) et aux épanchements (pleurésie, synovite) ; désir de gras, d'alcool, de sucre ; excès de chaleur vitale ; sensation de congestion localisée (en particulier à la plante des pieds ; on doit sortir les pieds du lit) ; alternance des divers troubles ci-dessus ; aggravation générale par la chaleur et debout ; amélioration au grand air.

Principaux usages cliniques :
Eczéma ; diarrhée ; allergie ; migraine ; rhumatismes ; épanchements ; ménopause ; hypertension artérielle ; alcoolisme chronique.

Sulfuricum acidum

Substance de base : l'acide sulfurique, ou vitriol.

Convient de préférence :
Aux complications de l'excès d'alcool.

Symptômes les plus caractéristiques traités par Sulfuricum acidum :
Sensation de tremblement intérieur ; hémorragies de sang noir ; aphtes ; sensation de vide à l'estomac, améliorée par l'absorption d'alcool.

Principaux usages cliniques :
Aphtes ; stomatite ; hémorragie ; dégoût de l'alcool.

SUPPRESSION D'UNE MALADIE

Lorsqu'on soigne une maladie en ne considérant que les symptômes concernant l'organe atteint sans tenir compte de l'état général, on opère une « suppression » : on supprime les symptômes locaux mais, comme l'hydre de Lerne dont les têtes coupées repoussaient, ils reviennent après avoir disparu momentanément.

Ainsi, une pommade à la cortisone « supprime » l'eczéma au lieu de le guérir. Quand on cesse l'application locale, la maladie de peau revient. Le principe est le même pour **la sclérose des hémorroïdes et des varices** (VOIR CETTE RUBRIQUE).
Il n'est pas non plus logique de supprimer une transpiration spontanée, même abondante.

Si l'on ne s'arrête pas à temps, un accident grave de santé peut survenir.

Suppuration

➲ VOIR **Abcès.**

Surdité

La plupart des causes de surdité sont **organiques** (VOIR CE MOT), et l'homéopathie n'y peut rien.

Seule la surdité d'origine nerveuse (on entend mal en période d'anxiété) peut bénéficier d'un traitement homéopathique. Prendre :

ARGENTUM NITRICUM 9 CH,
trois granules trois fois par jour, pendant plusieurs mois.

Surmenage

Il faut éviter de tomber dans le piège du surmenage chronique : dans ce cas, on ressent moins la fatigue lorsqu'on travaille et on n'a jamais envie de s'arrêter. Il faut cependant le faire : les premiers jours sont pénibles puis, après deux semaines, tout rentre dans l'ordre, surtout si l'on prend :

- en cas de surmenage physique,
  ARNICA 9 CH,
  RHUS TOXICODENDRON 9 CH,
  trois granules trois fois par jour ;
- en cas de surmenage cérébral,
  KALIUM PHOSPHORICUM 9 CH,
  trois granules trois fois par jour.

Sympathique (système nerveux)

L'atteinte du système nerveux sympathique est tout à fait du ressort de l'homéopathie. Les symptômes sont très variables. Consulter.

Symphytum officinale

Substance de base : la consoude.

Principaux usages cliniques :
Traumatisme des os avec retard à la consolidation des fractures ; traumatisme des globes oculaires.

Syncope, évanouissement, lipothymie, malaise

Selon la cause de la syncope, on donnera au malade trois granules toutes les deux minutes (en attendant l'avis médical) de l'un des médicaments qui suivent. On peut sans danger glisser ces granules dans la bouche d'une personne inconsciente.

Attaque ➲ VOIR CE MOT.

Cause (malaise à la moindre)
MOSCHUS 9 CH.

SYMPTOMATIQUE (TRAITEMENT)

On appelle, en médecine « traitement symptomatique » un traitement qui vise les symptômes de la maladie et non ses causes. Par exemple, lorsqu'on prend de l'aspirine pour le mal de tête, on fait un traitement symptomatique.
Les conseils qui figurent dans ce guide sont du domaine symptomatique, et ne seront donc de mise que pour des maladies passagères. Dès que le trouble dure longtemps, revient après guérison apparente, ou bien constitue une maladie à rechute (migraine, asthme, etc.), il faut consulter un médecin pour recevoir un traitement de **terrain** (VOIR CE MOT).

SYMPTÔME

Le symptôme, pour l'homéopathe, doit s'intégrer dans la conception générale du malade, de la maladie et du traitement. Il est l'expression du mode **réactionnel** (VOIR CE MOT) du malade, c'est-à-dire une tentative de son organisme pour chasser la maladie.
C'est l'ensemble des symptômes du cas qui permet le diagnostic du médicament capable de le guérir.
On peut différencier le signe et le symptôme de la manière suivante :
– le **signe** est un fait observé par le médecin et qui appartient à la maladie à diagnostiquer ;
– le **symptôme** est ce même fait, dans la mesure où il est le propre d'un malade donné.
Par exemple : la douleur dans le bas-ventre à droite est un **signe** d'appendicite ; c'est le **symptôme** de l'enfant Y.

L'homéopathie s'intéressant encore plus au malade qu'à la maladie, il est juste d'employer ici le terme « symptôme ».

Chaleur
- malaise par la chaleur de l'été,
  ANTIMONIUM CRUDUM 9 CH.
- par la chaleur du soleil,
  GLONOÏNUM 9 CH.
- dans une pièce surchauffée,
  PULSATILLA 9 CH.

Colère (après une)
GELSEMIUM 9 CH.

Contrariété (après une)
IGNATIA 9 CH.

Douleur (par la)
CHAMOMILLA 9 CH.

Effort physique (par l')
SEPIA 9 CH.

Genoux (à)
SEPIA 9 CH.

Hémorragie (pendant une)
CHINA 9 CH.

Lit (en se levant du)
BRYONIA 9 CH.

Principaux usages cliniques :
Jaunisse ; insuffisance hépatique ; migraine.

Tarentula cubensis

Substance de base : la mygale de Cuba.

Principal usage clinique :
Anthrax grave, violacé, avec mauvais état général.

Tarentula hispanica

Substance de base : la tarentule.

Symptômes les plus caractéristiques traités par Tarentula hispanica :
Agitation nerveuse améliorée par la musique, aggravée quand on regarde le sujet ou qu'on le touche ; convulsions ; tête constamment en mouvement.

TEINTURE MÈRE

La teinture mère est la préparation de base des produits homéopathiques lorsqu'ils sont d'origine animale ou végétale.

On met à macérer la plante ou l'animal dans un mélange d'eau et d'alcool avant de faire les opérations de **dilution** et de **dynamisation** (VOIR CES MOTS) nécessaires à la préparation du **médicament** (VOIR CE MOT) homéopathique. La teinture mère (que l'on trouve communément désignée par « TM ») est encore à dose pondérable. On doit donc se méfier d'intoxications possibles (VOIR **Danger de l'homéopathie**).

TÉLÉPHONE

Le conseil par téléphone se pratique assez souvent chez les homéopathes lorsqu'ils connaissent leur client et que la maladie est bénigne.
Voici quelques conseils pour que la « consultation » téléphonique soit efficace :
– Donnez, outre votre nom, un détail original qui vous rappellera immédiatement au souvenir du médecin (si vous dites : « C'est moi qui ai de l'eczéma », vous resterez relativement perdu dans la masse des eczémateux ; si vous déclarez : « C'est moi qui élève des caniches nains », le médecin saura tout de suite qui parle) ;
– Munissez-vous d'un papier et d'un crayon, les noms des médicaments homéopathiques étant difficiles à retenir ;
– Ayez votre dernière ordonnance sous les yeux ;
– Apprenez, si possible, à bien étudier vos symptômes ; notez la circonstance déclenchante, l'horaire, les modalités d'aggravation ou d'amélioration (par le froid, par le chaud, dans une position donnée, par l'ingestion d'un liquide ou d'un aliment, etc.) ; plus vous fournirez de détails personnels sur vos troubles, plus le médecin aura de possibilités de vous conseiller efficacement.

TERRAIN

La notion de « terrain » est ancienne et considérée comme dépassée, sauf par les médecins pratiquant l'homéopathie. Le microbe n'est rien sans le terrain affaibli qui l'accueille. Quand l'organisme est en bonne santé, il se défend bien contre les agressions extérieures. Lorsque la défense est mauvaise, le microbe envahit l'organisme.
Pour la renforcer, il faut un traitement de terrain, un traitement « de fond ». Celui-ci sera mis au point par un médecin, car une longue expérience est nécessaire pour savoir dépasser la simple notion de symptômes locaux et faire la synthèse de toute une tranche de vie parsemée de troubles pathologiques.
L'**immunologie** (VOIR CE MOT) va sans doute remettre au goût du jour la notion de terrain. La voie dans ce domaine a été ouverte par le Pr Dausset (Prix Nobel de médecine), qui a découvert le système « HLA ». Il a montré que, dans certaines maladies, on retrouve présents de façon significative certains antigènes tissulaires, et ce selon une formule différente pour chaque individu.
L'homéopathie et l'immunologie se rejoignent au niveau de la conception du système de défense de l'organisme.

Principaux usages cliniques :
Enfant agité ; chorée (danse de Saint-Guy).

Tendinite

Inflammation d'un tendon, généralement après surmenage de celui-ci ou effort inhabituel. Prendre :

RHUS TOXICODENDRON 9 CH,
trois granules trois fois par jour.

Appliquer localement :

Pommade RHUS TOXICODENDRON 4 %
deux fois par jour.

Tension artérielle

Hypotension artérielle

Il vaut mieux consulter ; si l'on doit attendre le rendez-vous, prendre :

TUBERCULINUM 12 CH,
une dose (à ne pas renouveler).

Hypertension artérielle

Même recommandation ; en attendant le rendez-vous, on peut prendre :

NUX VOMICA 12 CH,
une dose (à ne pas renouveler).

Lorsque l'on a un traitement en cours par l'allopathie pour l'hypertension, il ne faut pas le supprimer brutalement. Le médecin homéopathe ajoutera son traitement aux remèdes chimiques puis, dans un second temps, fera supprimer progressivement ceux-ci. Il n'y a pas de danger à prendre simultanément, pendant la phase de transition, les deux types de médecine.

Il est, bien sûr, préférable de commencer le traitement de l'hypertension directement par l'homéopathie, sauf si les chiffres sont très élevés (au-dessus de 20).

Le traitement homéopathique de l'hypertension ne « casse » pas brutalement les chiffres. Ceux-ci reviennent en douceur à la normale, ce qui est préférable. En revanche, le traitement est de longue haleine.

Terebenthina

Substance de base : l'essence de térébenthine.

Symptômes les plus caractéristiques traités par Terebenthina :
Cystite avec urines brun foncé, d'odeur « de violette » ; douleurs brûlantes de la région des reins ; hémorragies diverses.

Principaux usages cliniques :
Cystite ; pyélonéphrite.

Terreurs nocturnes

Si un enfant, en pleine nuit, se met à hurler tout en dormant, donne l'impression d'avoir devant les yeux des visions effrayantes, se calme si on allume la lumière et qu'on reste auprès de lui, lui donner préventivement chaque soir au coucher :

STRAMONIUM 9 CH,
trois granules, à répéter dans la nuit si (au début) il se réveille quand même.

Testicules

Descendus (testicules non)

Dans un certain nombre de cas, seule l'opération fera descendre les testicules dans les bourses (l'opération doit être faite avant l'âge de 10 ans) ; dans d'autres cas, un traitement peut être efficace, et rien n'empêche de le tenter avant de passer au stade opératoire :

AURUM METALLICUM 9 CH,
trois granules trois fois par jour, vingt jours par mois pendant trois mois.

Douloureux

HAMAMELIS VIRGINIANA 9 CH,
trois granules trois fois par jour.

Eczéma des bourses

CROTON TIGLIUM 9 CH,
trois granules trois fois par jour.

Enflés

PULSATILLA 9 CH,
trois granules trois fois par jour.

Herpès des bourses

MERCURIUS SOLUBILIS 9 CH,
trois granules trois fois par jour.

Hydrocèle (épanchement aqueux autour d'un testicule)

RHODODENDRON 9 CH,
trois granules trois fois par jour.

Orchite (inflammation des testicules)

➲ VOIR *Enflés*, CI-DESSUS DANS LA MÊME RUBRIQUE.

Sensibles au toucher

SPONGIA TOSTA 9 CH,
trois granules trois fois par jour.

Tétanie

➲ VOIR **Spasmophilie.**

Tétanos

Le traitement classique est à faire de toute manière (dans un hôpital spécialisé). Malheureusement, il ne peut sauver toutes les personnes, et rien n'empêche d'augmenter les chances de survie en ajoutant :

CICUTA VIROSA 9 CH,
HYPERICUM PERFORATUM 9 CH,
LEDUM 9 CH,
dix granules de chaque dans un grand verre d'eau : en prendre une cuillerée à café toutes les heures, en commençant le plus tôt possible.

Le vaccin antitétanique (peu agressif) est à recommander, tout spécialement pour les gens qui travaillent la terre ou s'occupent de chevaux.

Tête (mal de), ou céphalée

Prendre, selon les circonstances, trois granules toutes les demi-heures du médicament sélectionné. Si l'on hésite entre deux ou trois médicaments, les prendre en alternance toutes les demi-heures, à raison de trois granules à chaque fois.

Selon la cause

- après avoir pris chaud,
  ANTIMONIUM CRUDUM 9 CH.
- après un bain froid,
  ANTIMONIUM CRUDUM 9 CH.
- après un coup de froid,
  BELLADONNA 9 CH.
- après une coupe de cheveux,
  BELLADONNA 9 CH.
- par constipation,
  BRYONIA 9 CH.
- après un travail intellectuel,
  CALCAREA PHOSPHORICA 9 CH.
- par temps froid et humide,
  DULCAMARA 9 CH.
- par une insolation,
  GLONOÏNUM 9 CH.
- par une odeur forte,
  IGNATIA 9 CH.
- à la ménopause,
  LACHESIS 9 CH.
- quand on a sauté un repas,
  LYCOPODIUM 9 CH.
- après une contrariété,
  NATRUM MURIATICUM 9 CH.
- après un traumatisme crânien,
  NATRUM SULFURICUM 9 CH.
- après un excès de table,
  NUX VOMICA 9 CH.
- par fatigue oculaire,
  ONOSMODIUM 9 CH.
- après avoir été mouillé,
  RHUS TOXICODENDRON 9 CH.
- après fatigue musculaire,
  RHUS TOXICODENDRON 9 CH.

Selon les modalités

Amélioration :

- par un enveloppement froid,
  ALOE 9 CH ;
- en serrant la tête dans un bandeau,
  ARGENTUM NITRICUM 9 CH ;
- par un saignement de nez (consulter par la suite pour surveillance de la tension artérielle),
  MELILOTUS 9 CH ;
- en marchant,
  PULSATILLA 9 CH ;
- par un enveloppement chaud,
  SILICEA 9 CH.

Aggravation :

- pendant les règles,
  ACTEA RACEMOSA 9 CH ;
- par le bruit ou la lumière,
  BELLADONNA 9 CH ;
- en toussant,
  BRYONIA 9 CH ;
- par le mouvement, même celui de bouger simplement les yeux,
  BRYONIA 9 CH ;
- à la montagne,
  COCA 9 CH ;
- en voiture,
  COCCULUS INDICUS 9 CH ;
- par le café,
  NUX VOMICA 9 CH ;
- avant l'orage,
  PHOSPHORUS 9 CH ;
- après les repas,
  PULSATILLA 9 CH ;

- par les courants d'air,
  SILICEA 9 CH ;
- par le thé,
  THUYA 9 CH ;
- par le vin,
  ZINCUM METALLICUM 9 CH.

Selon la sensation

- d'éclatement du crâne,
  ACTEA RACEMOSA 9 CH.
- de battements dans la tête,
  BELLADONNA 9 CH.
- de clou dans la tête,
  COFFEA 9 CH.
- de paupières lourdes,
  GELSEMIUM 9 CH.
- de battements aux carotides,
  GLONOÏNUM 9 CH.
- de mille petits marteaux tapant sur le cerveau,
  NATRUM MURIATICUM 9 CH.
- d'yeux tirés en arrière,
  PARIS QUADRIFOLIA 9 CH.

Selon la localisation

- au sommet du crâne,
  ACTEA RACEMOSA 9 CH.
- à une tempe,
  BELLADONNA 9 CH.
- dans toute la moitié droite de la tête,
  BELLADONNA 9 CH.
- à l'arrière du crâne (l'occiput),
  GELSEMIUM 9 CH.
- dans les deux moitiés du crâne, en alternance,
  LAC CANINUM 9 CH.
- au-dessus de l'œil droit,
  SANGUINARIA CANADENSIS 9 CH.
- au-dessus de l'œil gauche,
  SPIGELIA 9 CH.
- toute la moitié gauche de la tête,
  SPIGELIA 9 CH.

Selon les symptômes concomitants

- mal de tête avec soif,
  BRYONIA 9 CH.
- avec besoin d'uriner,
  GELSEMIUM 9 CH.
- avec troubles oculaires,
  IRIS VERSICOLOR 9 CH.
- avec vomissements brûlants,
  IRIS VERSICOLOR 9 CH.
- avec visage congestionné et saignement de nez,
  MELILOTUS 9 CH.
- avec larmoiement,
  PULSATILLA 9 CH.
- avec frissons ou frilosité,
  SILICEA 9 CH.
- avec battements de cœur,
  SPIGELIA 9 CH.
- avec diarrhée profuse,
  VERATRUM ALBUM 9 CH.
- avec sueurs froides,
  VERATRUM ALBUM 9 CH.

➲ VOIR ÉGALEMENT **Migraines.**

Tétée

➲ VOIR **Allaitement.**

Teucrium marum

Substance de base : la germandrée, ou herbe aux chats.

Symptômes les plus caractéristiques traités par Teucrium marum :
Polypes du nez ; prurit anal.

Principaux usages cliniques :
Rhinite atrophique ; polypes du nez ; verminose.

THALASSOTHÉRAPIE

Thérapeutique par les bienfaits de la mer (air, bains, rééducation en milieu marin). Bon complément de l'homéopathie.

THÉORIE HOMÉOPATHIQUE

L'homéopathie repose sur trois principes : la *similitude*[1], l'*infinitésimal* et une *conception particulière du malade et de la maladie.*

La similitude

Le principe de similitude est un phénomène naturel. C'est la base essentielle de l'homéopathie (notion rappelée dans l'étymologie du mot **homéopathie** [VOIR CE MOT]). Pour déterminer le médicament qui convient à un malade, il faut découvrir la substance qui a donné (expérimentalement chez l'homme sain) la même série de symptômes que ceux qu'il présente.
On expérimente une substance, par exemple l'ipéca, chez des sujets en bonne santé, et l'on s'aperçoit que cela provoque des nausées constantes et, malgré leur existence, une langue propre, une salivation abondante, une toux accompagnée de nausées, une sensation de constriction de la poitrine, des sifflements dans la poitrine. On peut appeler cet ensemble de symptômes le *tableau symptomatique expérimental.*
Dans la pratique médicale, on peut rencontrer un sujet (par exemple un asthmatique) qui présente le même ensemble de symptômes, ou un ensemble très voisin, et nous allons convenir d'appeler cet ensemble le *tableau symptomatique clinique.*
Lorsque le tableau symptomatique expérimental et le tableau symptomatique clinique sont voisins, semblables (ils ont beaucoup de symptômes en commun sans jamais être franchement identiques), nous pouvons appliquer le principe de similitude et remonter des symptômes de l'asthme du malade au médicament qui lui convient, ici l'ipéca.
La même démarche peut être faite pour tous les médicaments homéopathiques. À chaque fois que les symptômes du malade sont bien observés par le médecin (cela n'est pas toujours facile), le principe de similitude peut être appliqué avec succès.

L'infinitésimal

Une substance prescrite à dose forte selon le principe de similitude peut éventuellement aggraver le cas. C'est pourquoi Hahnemann (voir **Histoire de l'homéopathie**) fut amené, progressivement, à réduire la quantité de médicament qu'il donnait. Il s'aperçut que des doses infinitésimales étaient suffisantes et que, bien mieux, elles étaient plus actives que les doses pondérables. Cette conception heurte souvent les

1. Il y a une différence entre « similitude » et « analogie » : voir ce dernier mot.

THÉORIE HOMÉOPATHIQUE (SUITE)

esprits. On se demande comment des dilutions extrêmement exiguës peuvent agir. Certains prétendent qu'il n'y a plus rien dans le médicament homéopathique. C'est oublier que l'infinitésimal n'agit que dans la mesure où le médicament a été correctement choisi selon le principe de similitude. L'infinitésimal est un corollaire du principe de similitude.

Comment procède-t-on ? On part de la substance de base, le plus souvent une **teinture mère** (VOIR CE MOT), et on opère des dilutions successives, au 1/100 les unes des autres pour les « centésimales hahnemanniennes », désignées par « CH »[1] : 1 goutte de la substance de base mélangée à 99 gouttes de solvant (eau + alcool) donne la « première centésimale hahnemannienne », ou « 1 CH » ; en partant de 1 goutte de cette 1 CH et en ajoutant 99 gouttes de solvant, on obtient une nouvelle dilution, appelée « deuxième centésimale hahnemannienne », ou « 2 ch », et qui représente une dilution au 1/100 de la 1 CH, soit une dilution au 1/10 000 de la substance de base ; à partir de la 2 CH, une nouvelle dilution au 1/100 donne la 3 ch (soit une dilution au millionième de la substance de base). On peut ainsi monter, en France, jusqu'à la 30 CH.

Entre la 11e et la 12e centésimale, on considère, par référence à un calcul théorique, qu'il n'y a plus de molécule de base dans la préparation. C'est qu'on a dépassé le **nombre d'Avogadro**, soit 6,023 x 1023. Quand on a fait 11 dilutions au 1/100, il devrait rester 60,23 molécules (si l'on est parti d'une substance pour laquelle une molécule-gramme représente une goutte du produit de base). À la 12e dilution au 1/100 il ne devrait rien rester. Et l'on va malgré tout monter jusqu'à la 30 CH !

Le vertige de l'esprit n'y fera rien : l'homéopathie est active malgré le franchissement de cette barrière théorique. On doit s'incliner devant les faits, même si l'on ne saisit pas exactement ce qui se passe. La pratique (la constatation de milliers de guérisons) a sûrement raison de la théorie, ou plutôt est en avance sur elle. Un jour, la science nous expliquera comment l'homéopathie agit, et élargira nos connaissances dans le domaine de l'infinitésimal (VOIR **Recherche**).

En outre, la dilution du médicament n'est pas le seul fait important de sa préparation. On opère également une dynamisation : chaque préparation au 1/100 est secouée énergiquement avant d'être diluée de nouveau. Si l'on omet ce temps capital, le produit n'a pas d'activité thérapeutique.

Pour savoir comment le médecin choisit la dilution de ses médicaments, VOIR **Posologie**.

La conception homéopathique du malade et de la maladie

Le médicament homéopathique n'est pas appliqué aveuglément « contre » une maladie. Il n'y a pas de recette

1. Ou au 1/10 les unes des autres pour les « décimales hahnemanniennes », désignées par « DH » (ou « X »).

THÉORIE HOMÉOPATHIQUE (SUITE)

en homéopathie[1]. Il n'y a pas un traitement univoque de l'asthme, de l'eczéma, de la migraine ou de la rougeole. Le médecin doit sélectionner un traitement parmi plusieurs possibilités ; en même temps, il n'y a qu'un seul traitement valable pour une personne donnée, celui qui couvre l'ensemble des symptômes qu'elle présente. L'homéopathie est une médecine synthétique qui étudie l'homme dans sa totalité et qui utilise dans ce but le médicament le plus propre à exalter son mode **réactionnel** (VOIR CE MOT). Le traitement est toujours individualisé et toujours en accord avec les lois de la nature.

1. Il peut paraître étonnant de trouver des conseils thérapeutiques dans ce guide, puisque les « recettes » n'existent pas. En fait, le lecteur remarquera que, pour de nombreuses rubriques, il devra opérer un choix, adaptant ainsi la thérapeutique à son cas particulier.

Theridion curassavicum

Substance de base : le théridion, une araignée de l'île de Curaçao.

Symptômes les plus caractéristiques traités par Theridion curassavicum :
Hypersensibilité aux bruits ; le moindre bruit semble pénétrer les dents ; vertiges aggravés en fermant les yeux.

Principaux usages cliniques :
Hypersensibilité aux bruits ; vertiges ; migraines ; maladie de Ménière.

Thermalisme

➲ VOIR **Cures thermales.**

Thlaspi bursa pastoris

Substance de base : la bourse à pasteur.

Principal usage clinique :
Règles hémorragiques un mois sur deux.

Thrombose hémorroïdaire

➲ VOIR **Hémorroïdes.**

Thuya occidentalis

Substance de base : l'arbre de vie.

Convient de préférence :
Aux personnes ayant de la cellulite, spécialement au niveau des hanches, transpirant des parties découvertes ; aux suites de vaccination.

Symptômes les plus caractéristiques traités par Thuya occidentalis :
Ralentissement du psychisme ; faiblesse intellectuelle ; émotivité (la musique fait pleurer) ; perceptions erronées du corps (sensation de quelque chose de vivant dans le ventre, sensation que les os sont en verre) ; migraine à type de clou ; catarrhe des muqueuses avec excrétions verdâtres ; verrues humides et molles ; grosse prostate ; fibrome ; aggravation générale par l'humidité.

Principaux usages cliniques :
Verrues ; polypes ; fibromes ; rhumatismes ; pyorrhée alvéolo-dentaire (ou parodontose) ; diarrhée ; coryza chronique ; catarrhes chroniques.

Thyroïde

Les maladies de la thyroïde peuvent être soignées par l'homéopathie et, pour beaucoup d'entre elles, être guéries.

onnement de la thyroïde, ou asedow, est de son domaine, cas très aigus.

tionnement, ou myxœdème, est justiciable du traitement hormonal classique. Le goitre n'est pas en lui-même un diagnostic. Pour répondre à l'éventuelle question de son traitement par l'homéopathie, il faut encore savoir son origine.

Les kystes et les nodules thyroïdiens ne réagissent pas à l'homéopathie. Ils seront laissés en place ou opérés, selon leur nature.

De toute manière, on ne peut soigner seul les troubles thyroïdiens. Consulter.

Tics

Ne reprochez pas à votre enfant d'avoir des tics, ne les lui faites pas remarquer : il en est conscient et voudrait bien s'arrêter. Ne le menacez pas, et ne le récompensez pas lorsqu'il n'en présente plus.

Emmenez-le chez un médecin pratiquant l'homéopathie, qui l'aidera à s'en débarrasser. Si, pour une raison ou une autre, la consultation tarde, donnez-lui en attendant :

AGARICUS MUSCARIUS 9 CH,
NATRUM MURIATICUM 9 CH,
trois granules de chaque trois fois par jour.

Timidité

Elle peut se guérir avec de la volonté s'exerçant après un traitement homéopathique de fond. Consulter.

Torticolis

Torticolis rhumatismal

Prendre :

ACTEA RACEMOSA 9 CH,
ARNICA 9 CH,
BRYONIA 9 CH,
trois granules de chaque trois fois par jour.

Torticolis spasmodique (spasme du cou qui tire la tête sur le côté)

NATRUM MURIATICUM 9 CH,
trois granules trois fois par jour.

Tourniole

Panaris autour de l'ongle, ➲ VOIR **Panaris.**

Toux

La toux est un « bon » symptôme dans la mesure où elle permet l'élimination du mucus bronchique et des microbes qu'il contient.

Il faut, bien entendu, la guérir à cause de son caractère pénible, mais pas dans n'importe quelles conditions : par des médicaments qui la feront disparaître lorsqu'elle sera devenue inutile. Le sirop allopathique « contre la toux » est illogique puisque, en stoppant la toux, il bloque le mucus purulent dans les bronches. Le médicament homéopathique renforce dans un premier temps la toux pour l'aider à chasser les sécrétions, puis la fait cesser quand elle est devenue inutile. La méthode est légèrement plus longue, mais beaucoup plus profitable et sans rechute. Prendre trois granules trois fois par jour du médicament sélectionné.

Selon la cause déclenchante

- après un coup de froid sec,
  ACONITUM NAPELLUS 9 CH.
- en avalant,
  BROMIUM 9 CH.
- toux allergique,
  IPECA 9 CH.
- toux nerveuse,
  IGNATIA 9 CH.
- par les vers,
  CINA 9 CH.

- en dormant,
  LACHESIS 9 CH.
- déclenchée en touchant le larynx,
  LACHESIS 9 CH.
- à l'effort,
  PULSATILLA 9 CH.
- au moindre courant d'air frais,
  RUMEX CRISPUS 9 CH.
- en parlant, en riant,
  STANNUM 9 CH.
- pendant les règles,
  ZINCUM METALLICUM 9 CH.

Selon les modalités

Aggravation :

- par le mouvement,
  BRYONIA 9 CH ;
- en entrant dans une pièce surchauffée,
  BRYONIA 9 CH ;
- dès qu'on s'allonge,
  DROSERA 9 CH ;
- en se baignant,
  RHUS TOXICODENDRON 9 CH ;
- en entrant dans une pièce froide,
  RUMEX CRISPUS 9 CH.

Amélioration :

- par l'émission d'un renvoi ou d'un gaz,
  SANGUINARIA CANADENSIS 9 CH ;
- en mangeant, en buvant,
  SPONGIA 9 CH.

Selon les sensations

- toux sèche,
  BRYONIA 9 CH.
- sensation que la toux vient de l'estomac,
  BRYONIA 9 CH.
- sensation de poitrine pleine de mucus par paralysie des bronches, sans qu'aucune expectoration ne sorte,
  CAUSTICUM 9 CH.
- toux incessante, chaque paroxysme suit le précédent,
  DROSERA ROTUNDIFOLIA 9 CH.
- sensation d'irritation, de chatouillement de la trachée,
  IPECA 9 CH.
- toux grasse avec expectoration filante,
  KALIUM BICHROMICUM 9 CH.
- toux avec sensation de miette dans le larynx,
  LACHESIS 9 CH.
- toux grasse le jour, sèche la nuit,
  PULSATILLA 9 CH.
- toux rauque, comme un chien qui aboie,
  SPONGIA 9 CH.

Selon les symptômes concomitants

- toux avec laryngite, voix rauque,
  DROSERA ROTUNDIFOLIA 9 CH.
- avec saignement de nez,
  DROSERA ROTUNDIFOLIA 9 CH.
- avec nausées,
  IPECA 9 CH.
- avec suffocation,
  SAMBUCUS NIGRA 9 CH.
- avec larynx douloureux,
  SPONGIA TOSTA 9 CH.

➲ VOIR ÉGALEMENT **Bronchite, Coqueluche.**

Toxicité des médicaments homéopathiques

➲ VOIR **Danger, Médicaments.**

Toxicose

Ancien nom de l'état de déshydratation aiguë du nourrisson.

Faire boire à l'enfant le plus possible d'eau

TOXICOMANIE

La cure de désintoxication dans un hôpital spécialisé et la volonté du sujet sont les deux conditions indispensables au traitement.
Le traitement homéopathique de fond (établi par un médecin) peut être un appoint à la sortie de l'hôpital pour renforcer la volonté de ne pas rechuter.

sucrée ; le montrer à un médecin au moindre doute (s'il perd du poids d'heure en heure, si ses yeux s'enfoncent, si la diarrhée ne cède pas rapidement, si sa peau garde le pli quand on la pince).

On peut consulter les rubriques **Diarrhées**, **Vomissements** (la posologie est la même pour l'enfant et l'adulte), mais seulement pour l'intervalle de temps qui sépare la constatation de cet état et l'avis autorisé du médecin.

Trac, timidité

Prendre trois granules trois fois par jour de l'un des médicaments ci-dessous. En période d'examen, commencer la veille.

ARGENTUM NITRICUM 9 CH,
si le trac accélère l'esprit, donne envie de tout finir avant d'avoir commencé.

GELSEMIUM 9 CH,
si le trac ralentit l'esprit, donne l'impression d'abrutissement.

Les deux médicaments peuvent convenir pour la diarrhée avant les examens ; choisir celui qui correspond à l'état d'esprit.

Trachéite

L'inflammation de la trachée est principalement caractérisée par de la **toux** (VOIR CE MOT).

Tranquillisant

➲ VOIR **Angoisse, Nervosité.**

Transpiration

Il ne faut jamais supprimer (VOIR **Suppression**) la sueur par des moyens externes : déodorants, antitranspirants, etc. Si l'on transpire beaucoup, c'est simplement que l'organisme en a besoin pour ses éliminations. Supprimer la sueur par des moyens externes peut provoquer des troubles internes. Si l'on est vraiment gêné par la transpiration, il faut agir par voie homéopathique.

Le médicament, pris par la bouche, modifie les réactions de l'organisme et diminue la transpiration uniquement dans la mesure où l'organisme l'accepte et n'a plus besoin de ce symptôme. Prendre trois granules trois fois par jour du médicament sélectionné.

Selon la cause

- transpiration en s'endormant,

  CALCAREA CARBONICA 9 CH.
- par l'obésité,

  CALCAREA CARBONICA 9 CH.
- au moindre exercice,

  CHINA 9 CH.
- après une maladie aiguë,

  CHINA 9 CH.
- pendant la fièvre (sans que la fièvre en soit chassée pour autant),

  MERCURIUS SOLUBILIS 9 CH.
- après les repas,

  NATRUM MURIATICUM 9 CH.

- après une frayeur,
  OPIUM 9 CH.
- sans cause précise,
  PILOCARPUS 9 CH.
- à la ménopause,
  PILOCARPUS 9 CH.
- en se réveillant,
  SAMBUCUS NIGRA 9 CH.
- transpiration émotive,
  SEPIA 9 CH.
- transpiration pendant les règles,
  VERATRUM ALBUM 9 CH.

Selon les modalités
- aggravation la nuit,
  MERCURIUS SOLUBILIS 9 CH.
- aggravation dans une pièce surchauffée,
  PULSATILLA 9 CH.

Selon les symptômes concomitants
- sueurs chaudes,
  CHAMOMILLA 9 CH.
- sueurs qui fatiguent,
  CHINA RUBRA 9 CH.
- de mauvaise odeur (pendant la fièvre),
  MERCURIUS SOLUBILIS 9 CH.
- transpiration avec élimination de sel (trace blanche sur les vêtements au niveau des aisselles),
  NATRUM MURIATICUM 9 CH.
- de mauvaise odeur sous les bras,
  SEPIA 9 CH.
- de mauvaise odeur des pieds,
  SILICEA 9 CH.
- de mauvaise odeur du corps,
  THUYA 9 CH.

➲ VOIR ÉGALEMENT Acidité.

Transports (mal des)

Quels que soient les symptômes (nausées, vomissements, vertiges, sensation de vide, faiblesse), quel que soit le moyen de locomotion, prendre, d'après les modalités, trois granules une demi-heure avant le départ, à répéter pendant le voyage à chaque fois que les symptômes reviennent.

Aggravation :
- en mangeant, en bougeant les yeux, à la vue du mouvement, au grand air (on désire garder les vitres fermées),
  COCCULUS INDICUS 9 CH ;
- avec sueurs froides,
  PETROLEUM 9 CH.

Amélioration :
- en mangeant,
  PETROLEUM 9 CH ;
- au grand air (on baisse les vitres), en se découvrant, en fermant les yeux,
  TABACUM 9 CH.

Traumatismes

Selon la localisation, prendre trois granules trois fois par jour de l'un des médicaments ci-dessous, ce qui évitera les séquelles. Ce traitement peut s'associer à n'importe quelle thérapeutique susceptible d'être effectuée en milieu hospitalier.

Crâne
NATRUM SULFURICUM 9 CH.

Colonne vertébrale
HYPERICUM PERFORATUM 9 CH.

Nerfs (blessure d'un nerf)
HYPERICUM PERFORATUM 9 CH.

Œil
- s'il y a des ecchymoses,
  LEDUM PALUSTRE 9 CH.
- s'il n'y a pas d'ecchymose,
  SYMPHYTUM 9 CH.

Parties molles (peau, muscles)
ARNICA 9 CH.

Seins
BELLIS PERENNIS 9 CH.

➲ VOIR ÉGALEMENT **Blessure, Fracture.**

Tremblement

Le tremblement parkinsonien n'est pas du ressort de l'homéopathie.

Seul le tremblement par anxiété se soigne par l'homéopathie.

➲ VOIR **Angoisse, Trac.**

Triglycérides

Les triglycérides sont des graisses du sang (au même titre que le cholestérol) qui peuvent contribuer à l'obstruction artérielle. Les cas sévères nécessitent un traitement chimique. Dans les cas légers, c'est-à-dire entre 1,70 et 2 grammes par litre, on peut se contenter d'un régime pauvre en graisses animales et n'utilisant que l'huile de tournesol, auquel on adjoindra :

COLCHICUM AUTUMNALE 6 DH,
trois granules trois fois par jour pendant quelques mois.

Consulter de toute manière pour un traitement de fond.

➲ VOIR ÉGALEMENT **Cholestérol.**

Trillium pendulum

Substance de base : la trillie.

Symptômes les plus caractéristiques traités par Trillium pendulum :
Pertes vaginales de sang rouge brillant, aggravées au moindre mouvement, avec malaise et douleurs dans les reins et les cuisses.

Principaux usages cliniques :
Hémorragie utérine ; hémorragie des fibromes ; ménopause ; menace d'avortement.

Trisomie 21

Malheureusement non curable par l'homéopathie, puisqu'il s'agit d'une maladie congénitale. Néanmoins, le patient se trouvera bien de :

BARYTA CARBONICA 30 CH,
une dose par mois pendant plusieurs années,

ce qui le maintiendra en bonne santé physique.

Tropicales (maladies)

Elles sont très souvent dues à des parasites, et donc du ressort de l'allopathie.

On peut cependant s'aider d'un traitement homéopathique pour les séquelles.
Consulter.

➲ VOIR ÉGALEMENT **Choléra, Diarrhée, Paludisme, Parasites.**

TRITURATION

Lorsqu'un produit de base est insoluble (par exemple un métal), on le mélange avec de la poudre de lactose pour obtenir les premières atténuations. C'est l'équivalent des dilutions (qu'on obtient lorsque le produit de base est liquide ou soluble). On va ainsi jusqu'à la 4 ch (un cent-millionième), ensuite le produit devient soluble et l'on peut continuer comme pour tous les autres **médicaments** (VOIR CE MOT).
Lorsque le médecin prescrit une trituration, il porte l'indication « trituration », ou « trit. », sur son ordonnance.

Trousse d'urgence

➲ VOIR **Pharmacie familiale.**

Tuberculinum

Substance de base : la tuberculine.

Convient de préférence :
Au sujet ayant une grande facilité à prendre froid.

Symptômes les plus caractéristiques traités par Tuberculinum :
Inflammation des muqueuses : rhumes, diarrhée, cystites, angines, bronchites ; désir d'air ; variabilité des symptômes ; alternance des troubles ci-dessus.

Principaux usages cliniques :
Tendance aux « coups de froid » ; acné ; eczéma ; hypotension artérielle ; fatigue ; séquelles de tuberculose.

Tuberculose

Il faut un traitement classique, auquel on peut ajouter un traitement homéopathique de terrain. On peut prendre sans risque :

TUBERCULINUM 9 CH,

une dose par semaine pendant toute la durée du traitement allopathique,
et

PULSATILLA 9 CH,

trois granules trois fois par jour pendant le même temps, sauf le jour de la dose.

Tumeurs

Les tumeurs bénignes peuvent être traitées par homéopathie.

➲ VOIR **Seins (mastose), Verrues.**

Les tumeurs malignes ne sont malheureusement pas de notre domaine

➲ VOIR **Cancer.**

Typhoïde

Les anciens homéopathes avaient à leur actif des guérisons de typhoïde. Ils perdaient quelques rares malades, à une époque où

TYPOLOGIE

L'aspect extérieur du patient évoque souvent, dès que le médecin le voit, un médicament homéopathique de fond ; lorsqu'il l'accueille à la porte de sa salle d'attente, il a déjà une idée de ce qu'il pourrait lui prescrire.
Bien sûr, pendant la consultation, le médecin va s'attacher par l'interrogatoire et l'examen à confirmer (ou à infirmer le cas échéant) le diagnostic intuitif initial. Il ne faut pas oublier que l'application du principe de **similitude** (VOIR CE MOT DANS L'ENCADRÉ **Théorie homéopathique**) se fait selon une méthodologie expérimentale. Il est facile de voir que les symptômes peuvent avoir une origine expérimentale, mais que la typologie, l'aspect extérieur, de la personne susceptible de les développer est une constante non modifiable. En cela, elle est moins fiable. La typologie donne une orientation, non une certitude. Si vous voulez essayer de déterminer votre homéotype, faites le test p. 237.
De même, les traits du **caractère** (VOIR CE MOT) ont une valeur indicative, mais peu de chances de se modifier par le traitement.

cette maladie n'avait pas de traitement allopathique et où la plupart des victimes mouraient.

De nos jours, il existe un traitement antibiotique efficace. Il vaut mieux le recevoir dans un service hospitalier spécialisé, et demander ensuite un traitement pour les séquelles à un médecin prescrivant de l'homéopathie.

U

Ulcère

Duodénal ou stomacal

➲ VOIR Estomac.

De la jambe

Traitement général

Prendre trois granules trois fois par jour du ou des médicaments sélectionnés.

- avec sensation de brûlure,
  ARSENICUM ALBUM 9 CH.
- avec tendance à la gangrène,
  ARSENICUM ALBUM 9 CH.
- avec fièvre,
  ARSENICUM ALBUM 9 CH.
- après contusion d'une veine,
  BELLIS PERENNIS 9 CH.
- à bords indurés,
  CALCAREA FLUORICA 9 CH.
- ulcère chronique n'arrivant pas à guérir, la peau autour de l'ulcère est bleuâtre,
  CARBO VEGETABILIS 9 CH.
- de mauvaise odeur,
  HEPAR SULFURIS CALCAREUM 9 CH.
- à bords nets, « à l'emporte-pièce »,
  KALIUM BICHROMICUM 9 CH.
- la peau autour de l'ulcère est violette,
  LACHESIS 9 CH.
- l'ulcère est moins douloureux lorsqu'il coule,
  LACHESIS 9 CH.
- à bords irréguliers,
  MERCURIUS SOLUBILIS 9 CH.
- avec douleurs piquantes,
  NITRICUM ACIDUM 9 CH.
- l'ulcère contient un mélange de pus et de sang,
  PHOSPHORUS 9 CH.

Traitement local

CLEMATIS VITALBA TM,
vingt-cinq gouttes dans un verre d'eau bouillie.

Nettoyage avec cette préparation une fois par jour. Laisser l'ulcère le plus souvent possible à l'air et au soleil ; éviter les pommades, même cicatrisantes.

Urée, urémie

La constatation d'une augmentation de l'urée dans le sang, ou urémie, n'est pas un diagnostic complet. Il faut consulter. Parfois, il s'agit seulement d'une personne qui ne boit pas assez et concentre son sang.

La consommation régulière de liquide est indispensable.

D'autres fois, il s'agira de causes organiques, qui ne sont pas du ressort de l'homéopathie (principalement des maladies des reins et du cœur).

Absorber :

AMMONIUM CARBONICUM 9 CH,
trois granules trois fois par jour,

aidera à tolérer l'urée si le traitement classique n'arrive pas à l'éliminer.

Selon la cause

- par la viande,
  ANTIMONIUM CRUDUM 9 CH.
- au bord de la mer,
  ARSENICUM ALBUM 9 CH.
- par les écrevisses,
  ASTACUS 9 CH.
- par le vin,
  CHLORALUM 9 CH.
- par le lait,
  DULCAMARA 9 CH.
- par le froid,
  DULCAMARA 9 CH.
- par les fraises,
  FRAGARIA 9 CH.
- par le homard ou la langouste,
  HOMARUS 9 CH.
- pendant les règles,
  KALIUM CARBONICUM 9 CH.
- au soleil,
  NATRUM MURIATICUM 9 CH.
- par la viande de porc,
  PULSATILLA 9 CH.
- par les coquillages,
  URTICA URENS 9 CH.
- après le bain,
  URTICA URENS 9 CH.
- après un exercice violent,
  URTICA URENS 9 CH.

Selon les modalités

Aggravation :

- la nuit,
  ARSENICUM ALBUM 9 CH ;
- au toucher,
  URTICA URENS 9 CH.

Amélioration :

- par l'eau froide,
  APIS MELLIFICA 9 CH ;
- par l'eau chaude,
  ARSENICUM ALBUM 9 CH.

Selon l'aspect

- d'aspect rosé,
  APIS MELLIFICA 9 CH.
- d'aspect rouge,
  BELLADONNA 9 CH.

Selon les symptômes concomitants

- avec dérangement gastrique,
  ANTIMONIUM CRUDUM 9 CH.
- avec œdème de Quincke,
  APIS MELLIFICA 9 CH.
- avec agitation et anxiété,
  ARSENICUM ALBUM 9 CH.
- avec dérangement hépatique,
  ASTACUS 9 CH.
- avec constipation,
  COPAÏVA 9 CH.
- avec rhumatisme,
  URTICA URENS 9 CH.

➲ VOIR ÉGALEMENT **Allergie.**

Ustilago maïdis

Substance de base : l'ustilago, champignon parasite du maïs.

Principal usage clinique :
Hémorragie utérine par col mou.

Utérus

Congestion, conscience d'avoir un utérus
HELONIAS 9 CH,
trois granules trois fois par jour.

Descente d'organes, ➲ VOIR **Prolapsus.**

Fibrome, ➲ VOIR CE MOT.

Hémorragies, consulter, ou voir ce mot si le flux est peu abondant et récent.

Métrite,
du domaine du médecin ; si pour une raison exceptionnelle on ne peut le consulter, prendre :

HEPAR SULFURIS CALCAREUM 9 CH.
PYROGENIUM 9 CH
trois granules de chaque trois fois par jour.

Pesanteur vers le bas (sensation de)
SEPIA 9 CH,
trois granules trois fois par jour.

Polypes,
voir le médecin homéopathe.

Règles, ⊃ VOIR CE MOT.

Uva ursi

Substance de base : le raisin d'ours, ou busserole.

Principaux usages cliniques :
Boue urinaire ; cystite chronique.

V

Vaccins

Les accidents graves dus aux vaccins sont rares. Cependant, les vaccins modifient le **terrain** (VOIR CE MOT) et, après leur administration, on éprouve plus facilement les petits maux de la vie de tous les jours. Ce n'est pas une raison pour s'opposer systématiquement à leur pratique.

Arguments « pour »

Le *tétanos* est une maladie souvent mortelle ; il vaut mieux être vacciné que de prendre un risque.

La *poliomyélite* est une maladie très grave, responsable en particulier d'une lourde invalidité ; il vaut mieux être vacciné (**voir Poliomyélite**).

Arguments « contre »

La *rougeole,* sous nos climats, n'est pas une maladie grave. Le vaccin contre la rougeole sert avant tout au confort des directrices de crèche, qui ne veulent pas voir d'épidémie se déclarer dans leur service. De plus, il y a un traitement homéopathique efficace dans les cas de rougeole. Sauf raison particulière, il n'y a pas à vacciner un enfant contre la rougeole[1].

En résumé, quelle est la conduite à tenir ?

Refuser les vaccinations agressives, en particulier la vaccination contre la variole (qui n'est plus obligatoire chez le jeune enfant depuis 1979). Le vaccin contre la tuberculose (qui fragilise l'enfant) sera refusé avant l'âge de 6 ans, sauf raison particulière.

Accepter les vaccins contre les maladies graves, en particulier poliomyélite et tétanos, ainsi que le vaccin contre la rubéole chez la femme non immunisée mais susceptible de devenir enceinte.

Accepter une vaccination en période d'épidémie ou de risque contagieux majeur.

Dans l'ensemble, toujours peser le pour et le contre pour chaque cas particulier.

Prendre systématiquement, le soir de chaque vaccination

THUYA 30 CH, *une dose.*

Curativement, si les complications sont déjà là, prendre trois granules trois fois par jour du médicament indiqué.

Abcès
SILICEA 9 CH.

Amaigrissement
SILICEA 9 CH.

Asthme
ANTIMONIUM TARTARICUM 9 CH.

Convulsions
SILICEA 9 CH.

Diarrhée
THUYA 9 CH.

État général faible

- après une vaccination ancienne,
  SILICEA 9 CH.
- après une vaccination récente,
  THUYA 9 CH.

1. Le raisonnement est le même pour la vaccination contre les oreillons et la rubéole chez l'enfant.

Fièvre
ACONITUM NAPELLUS 9 CH.

Ganglions
SILICEA 9 CH.

Otites à répétition
SILICEA 9 CH.

Réaction locale de la peau

- en cas d'enflure,
  APIS MELLIFICA 9 CH.
- en cas de rougeur,
  BELLADONNA 9 CH.
- en cas de suppuration aiguë,
  MERCURIUS SOLUBILIS 9 CH.
- en cas de croûte,
  MEZEREUM 9 CH.
- en cas de suppuration chronique,
  SILICEA 9 CH.
- en cas de formation d'une pustule,
  THUYA 9 CH.

Rhino-pharyngite à répétition
SILICEA 9 CH.

Vaginisme

Il s'agit d'un spasme du vagin empêchant les rapports sexuels, ou au moins les rendant douloureux.

Prendre
IGNATIA 9 CH,
PLATINA 9 CH,
trois granules de chaque trois fois par jour.

Consulter en cas d'échec.

Vaginite

Infection de la muqueuse du vagin par un microbe ou un parasite.

➲ VOIR ÉGALEMENT **Candidose, Pertes blanches.**

Valeriana officinalis

Substance de base : la valériane, ou herbe aux chats.

Symptômes les plus caractéristiques traités par Valeriana officinalis :
Humeur changeante ; spasmes ; douleurs crampoïdes ; évanouissement à la douleur ; ballonnement abdominal d'origine nerveuse ; rhumatismes améliorés par la marche ; aggravation en position assise.

Principaux usages cliniques :
Rhumatismes nerveux ; malaises nerveux ; asthme spasmodique ; ballonnement abdominal.

Varicelle

Maladie bénigne, que l'on peut soigner soi-même si l'on est sûr du diagnostic (petites vésicules se répartissant sur le corps, avec fièvre). Prendre :

ANTIMONIUM TARTARICUM 9 CH,
RHUS TOXICODENDRON 9 CH,
SULFUR 9 CH,
trois granules de chaque trois fois par jour pendant dix jours.

Varices

Les varices, une fois constituées, ne cèdent pas au traitement homéopathique (non plus qu'à aucun traitement médical). Seuls les symptômes qu'elles engendrent (gonflement, congestion, lourdeur, démangeaisons) peuvent être combattus efficacement. Prendre :

HAMAMELIS COMPOSÉ,
dix gouttes trois fois par jour, vingt jours par mois pendant tous les mois chauds.

La marche est permise ; en revanche le piétinement sur place est déconseillé.

La sclérose des varices est illogique.

➲ VOIR ÉGALEMENT **Sclérose, Suppression d'une maladie, Ulcère de la jambe.**

Varicocèle

Varices des parties génitales. Prendre en cas de gêne :

HAMAMELIS VIRGINICUS 9 CH,
trois granules trois fois par jour.

Végétations adénoïdes

L'hypertrophie des « végétations » de l'arrière-gorge est le signe de **rhino-pharyngites** (VOIR CE MOT) répétées, et peut être responsable d'otites.

Les allopathes recommandent assez souvent l'ablation des végétations à cause de ce risque.

Les homéopathes considèrent les végétations comme un système de défense anti-infectieux à respecter ; les enlever, c'est donner aux microbes la possibilité de descendre plus bas dans l'arbre respiratoire. Le traitement de fond, établi par un médecin homéopathe, permet d'éviter les rhino-pharyngites et les otites sans avoir besoin de passer par l'opération.

Veines

➲ VOIR **Phlébites, Ulcère de la jambe, Varices.**

Vénériennes (maladies)

➲ VOIR **Blennorragie, Syphilis.**

Vent

Pour les troubles dus au vent (coryza, douleurs, etc.), on prendra trois granules trois fois par jour de l'un des médicaments suivants, selon le cas.

- en cas de troubles dus au vent froid et sec,
  ACONITUM NAPELLUS 9 CH ;
- en cas de troubles dus au vent chaud,
  ARSENICUM IODATUM 9 CH ;
- en cas de troubles par vent humide,
  DULCAMARA 9 CH.

Ventre (douleurs du)

Les douleurs du ventre doivent être étudiées de très près par un médecin. On peut essayer trois granules toutes les heures ou trois fois dans la journée de l'un des médicaments ci-après, mais il faudra consulter si le résultat n'est pas rapide.

- si le ventre est chaud et sensible au toucher,
  BELLADONNA 9 CH.
- « point de côté »,
  CEANOTHUS 9 CH.
- pour les douleurs abdominales améliorées quand on se plie en deux, ou que l'on se couche en chien de fusil,
  COLOCYNTHIS 9 CH.
- douleurs abdominales après une colère,
  COLOCYNTHIS 9 CH.
- sensation de crampes,
  CUPRUM 9 CH.
- douleurs abdominales améliorées lorsqu'on se redresse, ou qu'on se penche en arrière,
  DIOSCOREA VILLOSA 9 CH.
- douleurs abdominales après une contrariété ou un chagrin,
  IGNATIA 9 CH.
- douleurs améliorées par une pression forte de la main,
  MAGNESIA PHOSPHORICA 9 CH.
- douleurs améliorées par la chaleur,
  MAGNESIA PHOSPHORICA 9 CH.
- douleurs pendant les règles,
  MAGNESIA PHOSPHORICA 9 CH.
- douleurs abdominales pendant la grossesse,
  NUX VOMICA 9 CH.

➲ VOIR ÉGALEMENT **Colique (abdominale), Diarrhée.**

Veratrum album

Substance de base : l'hellébore blanc.

Symptômes les plus caractéristiques traités par Veratrum album :
Malaise avec prostration ; tendance au délire ; froid glacial généralisé ; sueurs froides ; vomissements ; diarrhée profuse ; douleurs de règles.

Principaux usages cliniques :
Diarrhée ; choléra ; règles douloureuses.

Veratrum viride

Substance de base : le vératre vert.

Principal usage clinique :
Congestion cérébrale avec douleurs de la région de l'occiput, face congestionnée, pouls lent.

Verbascum thapsus

Substance de base : le bouillon blanc.

Principal usage clinique :
Névralgie faciale avec sensation de tenailles, revenant à heure fixe.

Verrues

Il ne faut jamais faire enlever les verrues car elles risquent de repousser (souvent plus nombreuses), de céder la place à un autre trouble, et en tout cas de laisser une cicatrice visible.

Avec l'homéopathie, le traitement est moins spectaculaire, mais lorsque les verrues sont tombées elles ne reviennent pas.

Un cas ancien sera automatiquement montré à un médecin prescrivant de l'homéopathie. Le traitement peut être long (quelques mois si les verrues ont plusieurs années), puis soudain, quand le terrain s'est modifié, elles se mettent à sécher, à noircir et à disparaître (cela en moins de quinze jours) sans laisser de cicatrice.

Si les verrues sont d'apparition très récente, on peut essayer trois granules trois fois par jour du ou des médicaments sélectionnés.

Traitement général

Selon l'aspect des verrues

- en cas d'aspect corné,
  ANTIMONIUM CRUDUM 9 CH.
- pour les verrues plates et lisses,
  DULCAMARA 9 CH.
- pour les verrues jaunes, ou si la peau saine qui les entoure est jaune,
  NITRICUM ACIDUM 9 CH.
- pour les verrues avec pédoncule,
  NITRICUM ACIDUM 9 CH.
- pour les verrues fissurées,
  NITRICUM ACIDUM 9 CH.
- pour les verrues douloureuses,
  NITRICUM ACIDUM 9 CH.
- pour les verrues en forme de chou-fleur,
  STAPHYSAGRIA 9 CH.
- pour les verrues molles,
  THUYA 9 CH.
- pour les verrues rougeâtres ou brunâtres,
  THUYA 9 CH.
- pour les verrues déchiquetées, ou dentelées,
  THUYA 9 CH.
- pour les verrues très grosses,
  THUYA 9 CH.

Selon la localisation

Aisselle : SEPIA 9 CH.

Anus : THUYA 9 CH.

(➲ VOIR **Condylomes.**)

VERTÉBROTHÉRAPIE

Bon complément de l'homéopathie, à faire pratiquer exclusivement par un docteur en médecine qualifié. Une ou deux séances de « manipulation vertébrale » suffisent. Sinon, il faut passer à une autre thérapeutique.

Dos : **NITRICUM ACIDUM 9 CH.**

Face

paupières : **CAUSTICUM 9 CH.**

lèvres : **NITRICUM ACIDUM 9 CH.**

nez : **CAUSTICUM 9 CH.**

menton : **THUYA 9 CH.**

Mains

dos : **RUTA 9 CH.**

paume : **ANTIMONIUM CRUDUM 9 CH.**

Ongles (sous et autour) : **CAUSTICUM 9 CH.**

Organes génitaux : **SABINA 9 CH.**

Plante des pieds : **ANTIMONIUM CRUDUM 9 CH.**

Poitrine : **NITRICUM ACIDUM 9 CH.**

Traitement local

Il n'est pas indispensable, mais peut aider. On a le choix entre une pommade au **THUYA** (une application par jour) et le suc jaune de « l'herbe aux verrues », la grande chélidoine (**CHELIDONIUM MAJUS** en homéopathie), que l'on trouve à la campagne dans les chemins creux ou sur les vieux murs.

Sans résultat au bout d'un mois, consulter un médecin homéopathe. Le remède de fond est nécessaire.

Vers

Pour les symptômes dus aux vers, prendre trois granules trois fois par jour de l'un des médicaments suivants.

- en cas de nervosité par les vers,
  CINA 9 CH.
- en cas de démangeaisons du nez,
  CINA 9 CH.
- en cas de faim canine,
  CINA 9 CH.
- pour les douleurs abdominales par les vers,
  SPIGELIA 9 CH.
- en cas de démangeaisons anales,
  TEUCRIUM MARUM 9 CH.

Mais il faut en plus un traitement allopathique pour tuer les vers, et un traitement homéopathique de fond pour qu'ils ne reviennent pas.

Vertiges

Lorsque tout tourne autour de soi ou qu'on a l'impression de tourner dans le décor, on peut prendre trois granules trois fois par jour de l'un des médicaments ci-après (consulter en cas de persistance des troubles).

- vertige au moindre mouvement,
  BRYONIA 9 CH.
- en remuant les yeux,
  BRYONIA 9 CH.
- à la vue du mouvement,
  COCCULUS INDICUS 9 CH.
- en voiture,
  COCCULUS INDICUS 9 CH.
- au moment où l'on s'allonge,
  CONIUM MACULATUM 9 CH.
- amélioré en fermant les yeux,
  CONIUM MACULATUM 9 CH.

• après les repas,
NUX VOMICA 9 CH.

Le « vertige des hauteurs » est une affection différente et qui n'a rien à voir avec la définition médicale du vertige (voir ci-dessus). Prendre, si l'on doit absolument se rendre en montagne ou se tenir sur un balcon :

ARGENTUM NITRICUM 9 CH,
trois granules toutes les heures ou trois fois par jour, selon les circonstances.

Vésicule biliaire

Douleurs de la vésicule biliaire, prendre :

CHELIDONIUM MAJUS 9 CH,
MAGNESIA PHOSPHORICA 9 CH,
trois granules de chaque en alternance toutes les heures ou trois fois par jour, selon les circonstances.

➲ VOIR ÉGALEMENT **Colique (hépatique).**

Infection de la vésicule biliaire, ou cholécystite, consulter.

Pour les calculs de la vésicule biliaire, ➲ VOIR **Lithiase.**

Vessie

Cystite, ➲ VOIR **Infection urinaire.**

Tumeurs bénignes, polypes, les faire enlever le moins souvent possible car ils repoussent de plus en plus vite. Consulter un médecin prescrivant de l'homéopathie : par un traitement de fond, il parviendra à ce que les interventions s'espacent et finissent par ne plus être nécessaires. En attendant une consultation, on peut prendre :

NITRICUM ACIDUM 5 CH,
THUYA 5 CH,
trois granules trois fois par jour.

Vexation (suites de)

➲ VOIR **Émotion.**

Viburnum opulus

Substance de base : le viorne.

Principal usage clinique :
Règles douloureuses et ne durant que quelques heures.

Vieillesse

Les petits ennuis de l'âge seront maintenus dans des limites acceptables avec :

BARYTA CARBONICA 9 CH,
LACHESIS 5 CH,
trois granules de chaque trois fois par jour, quinze jours par mois en alternance, pendant plusieurs années.

➲ VOIR les rubriques concernées en cas de troubles précis.

VÉTÉRINAIRES HOMÉOPATHES

Il existe des vétérinaires homéopathes, aussi bien pour les animaux de compagnie que pour les animaux de la ferme.
Ils utilisent soit les mêmes médicaments que leurs confrères de médecine humaine, soit des formules **complexes** (VOIR CE MOT) à usage vétérinaire. En effet, il est difficile d'individualiser un cas pathologique (une vache ne peut décrire ses sensations, et son propriétaire ne vit pas en permanence avec elle pour observer son comportement).

Vinca minor

Substance de base : la petite pervenche.

Symptômes les plus caractéristiques traités par Vinca minor :
Éruption du cuir chevelu avec peau rouge, sensible au toucher ; suintement qui colle les cheveux ; perte des cheveux par plaques rondes ; les cheveux qui repoussent sont gris.

Principaux usages cliniques :
Eczéma du cuir chevelu ; croûte de lait.

Viola odorata

Substance de base : la violette odorante.

Principal usage clinique :
Sensation de brisure des os, spécialement au niveau du poignet.

Viola tricolor

Substance de base : la pensée sauvage.

Symptômes les plus caractéristiques traités par Viola tricolor :
Éruption purulente ; énurésie avec urines à odeur forte.

Principaux usages cliniques :
Eczéma ; impétigo ; croûte de lait ; énurésie.

Vipera redi

Substance de base : le venin de vipère.

Symptômes les plus caractéristiques traités par Vipera redi :
Inflammation des veines superficielles ; enflure des membres ; douleurs aggravées quand les jambes sont pendantes.

Principaux usages cliniques :
Varices ; périphlébite.

Vipère (morsure de)

En cas de morsure de vipère, les gestes élémentaires habituels s'imposent (en particulier, glace au siège de la morsure). Se rendre au plus vite dans un centre hospitalier ou chez un médecin pour recevoir le traitement classique.

Pendant le transport, dans la mesure du possible, sucer en alternance de deux en deux minutes :

LEDUM PALUSTRE 9 CH,
VIPERA REDI 9 CH,
trois granules de chaque.

Viscum album

Substance de base : le gui.

Principaux usages cliniques :
Hypotension ; pouls lent ; vertige ; essoufflement ; fatigue.

Vision

La myopie, l'hypermétropie, la presbytie et l'astigmatisme ne sont pas du domaine de l'homéopathie.

La fatigue visuelle pourra être évitée avec :

RUTA GRAVEOLENS 30 CH,
une dose par semaine.

Vitiligo

Cette décoloration de la peau (qui perd son pigment) est bénigne, mais désagréable sur le plan esthétique.

Attention ! ne vous exposez pas intempestivement au soleil, vous ne feriez qu'aggraver le vitiligo.

L'homéopathie n'offre malheureusement pas de traitement efficace. Il semble que la réputation d'**AMNI MAJUS 3 DH** (trois granules trois fois par jour pendant plusieurs mois) soit usurpée.

Volonté

Volonté de guérir

La volonté de guérir est une condition de base pour se soigner par l'homéopathie, médecine exigeante. On ne peut l'utiliser valablement sans don d'observation de soi (pour trouver les symptômes qui permettront au médecin de prescrire le traitement adéquat), prudence (il faut respecter les lois de la nature, éviter les gestes intempestifs comme les interventions non indispensables) et patience (un cas ancien ne peut être guéri de façon spectaculaire).

Maladies de la volonté

Absence de volonté, ➲ VOIR **Aboulie.**

Sensation de posséder deux volontés contradictoires

ANACARDIUM ORIENTALE 9 CH,
trois granules trois fois par jour.

Vomissements

Prendre trois granules tous les quarts d'heure, toutes les heures ou trois fois par jour (selon l'intensité des symptômes) du médicament sélectionné. Consulter si l'on n'obtient pas de résultat rapide.

- si le nourrisson vomit le lait,
  AETHUSA CYNAPIUM 9 CH.
- vomissements avec langue très chargée, recouverte d'un enduit blanc et épais,
  ANTIMONIUM CRUDUM 9 CH.
- vomissements sentant très mauvais,
  ARSENICUM ALBUM 9 CH.
- vomissement de l'eau dès qu'on l'a bue,
  ARSENICUM ALBUM 9 CH.
- vomissement de mucus, de glaires,
  IPECA 9 CH.
- vomissements avec langue propre,
  IPECA 9 CH.
- vomissements avec vertiges,
  COCCULUS INDICUS 9 CH.
- vomissements de bile,
  IRIS VERSICOLOR 9 CH.
- vomissements avec langue chargée seulement dans sa moitié postérieure,
  NUX VOMICA 9 CH.
- vomissement de l'eau au bout d'un moment, lorsqu'elle est réchauffée,
  PHOSPHORUS 9 CH.
- vomissements de la grossesse,
  SEPIA 9 CH.
- vomissements après absorption de gras,
  PULSATILLA 9 CH.

➲ VOIR ÉGALEMENT **Nausées.**

Voyage (l'homéopathie en)

Préparation du voyage

ARGENTUM NITRICUM 9 CH,
trois granules trois fois par jour, en commençant quelques jours auparavant, si l'on a peur en voiture ou en avion.

➲ VOIR ÉGALEMENT **Vaccinations.**

Pendant le trajet, ➲ VOIR **Transports.**

Pendant le séjour

Les divers maux qui peuvent survenir seront traités à l'aide de la rubrique qui leur correspond. En cas d'intolérance au climat local, on prendra pendant toute la durée du séjour trois granules trois fois par jour du médicament sélectionné.

- dans un pays chaud,
  ANTIMONIUM CRUDUM 9 CH.
- en montagne,
  COCA 9 CH.
- dans une région humide,
  DULCAMARA 9 CH.
- en cas d'intolérance au climat marin.
  NATRUM MURIATICUM 9 CH.

YZ

Yeux

Cataracte

La cataracte ne peut régresser par l'homéopathie ; cette dernière peut seulement freiner l'évolution ; le médicament le plus fréquemment apte à cela, et qui doit être très longtemps poursuivi, est :

SECALE CORNUTUM 5 CH,
trois granules trois fois par jour.

Chalazion

➲ VOIR **Paupières.**

Conjonctivite

Traitement général (trois granules trois fois par jour du médicament choisi)

- conjonctivite après coup de froid sec sur l'œil,

  ACONITUM NAPELLUS 9 CH.
- conjonctivite avec larmoiement non irritant,

  ALLIUM CEPA 9 CH.
- si les conjonctives sont enflées (on voit un bourrelet surélevé autour de l'iris),

  APIS MELLIFICA 9 CH ;
- conjonctivite d'une rougeur sombre,

  BELLADONNA 9 CH ;
- conjonctivite rouge clair,

  EUPHRASIA 9 CH ;
- conjonctivite avec larmoiement irritant la paupière inférieure,

  EUPHRASIA 9 CH ;
- conjonctivite avec pus irritant,

  MERCURIUS CORROSIVUS 9 CH ;
- conjonctivite avec pus non irritant,

  PULSATILLA 9 CH.

Traitement local

Instiller trois fois par jour une goutte de collyre réalisé avec :

CALENDULA 3 DH, *vingt gouttes,*
EUPHRASIA 3 DH, *vingt gouttes.*

Sérum physiologique q.s.p. 15 ml.

Décollement de rétine

PHOSPHORUS 5 CH,
trois granules trois fois par jour, en plus du traitement classique prescrit par l'ophtalmologiste.

Dégénérescence maculaire liée à l'âge (DMLA)

Outre les conseils de l'ophtalmologiste, qui a peut-être un traitement classique à proposer (cela dépend du cas), prendre :

NAPHTALINUM 9 CH,
PHOSPHORUS 9 CH,
trois granules de chaque trois fois par jour.

Glaucome

➲ VOIR CE MOT.

Iritis (inflammation de)

RHUS TOXICODENDRON 9 CH,
trois granules trois fois par jour.

Consulter en cas de persistance.

Lentilles cornéennes

Si on ne les supporte pas, faire préparer un isothérapique 9 CH (VOIR CE MOT) avec le produit de base de la lentille.

Mouches volant devant les yeux

(il s'agit en général d'un trouble nerveux sans conséquence grave)

PHOSPHORUS 9 CH,
trois granules trois fois par jour dans les périodes où l'on est gêné.

Orgelet

➲ VOIR CE MOT.

Strabisme

➲ VOIR CE MOT.

Traumatisme de l'œil

LEDUM PALUSTRE 9 CH,
trois granules trois fois par jour, en cas de coup sur l'œil avec ecchymose des parties molles environnantes.

SYMPHYTUM OFFICINALE 9 CH,
même posologie, en cas de coup sur le globe oculaire sans ecchymose.

Vision (troubles de la)

➲ VOIR CE MOT.
➲ VOIR ÉGALEMENT **Ophtalmologistes homéopathes.**

Zincum metallicum

Substance de base : le zinc.

Convient de préférence :
Aux cas où il y a peu de réaction ; aux maladies éruptives qui n'arrivent pas à sortir, avec troubles nerveux de remplacement.

Symptômes les plus caractéristiques traités par Zincum metallicum :
Agitation continuelle, spécialement des pieds ; fourmillement général ; convulsion ; dépression nerveuse pendant les maladies aiguës ; intolérance au vin.

Principaux usages cliniques :
« Jambes sans repos » ; varices ; mauvaise sortie des maladies éruptives.

Zona

Il s'agit d'une série de petites vésicules douloureuses qui se situent le long du trajet d'un nerf, le plus souvent au thorax. Le traitement homéopathique du zona est très efficace, à condition d'être commencé dès la sortie de l'éruption. Au stade des séquelles douloureuses, le résultat n'est que partiel.

Au stade de l'éruption, prendre

ARSENICUM ALBUM 30 CH,
une dose dès que possible, à ne pas renouveler ; puis
MEZEREUM 9 CH,
RANUNCULUS BULBOSUS 9 CH,
RHUS TOXICODENDRON 9 CH,
trois granules trois fois par jour pendant trois semaines.

Au stade des séquelles

(qu'on ne verra pas si on a pris d'emblée un traitement homéopathique), trois granules trois fois par jour du ou des médicaments sélectionnés.

- en cas de sensation de brûlure à l'emplacement du zona, améliorée par la chaleur,
  ARSENICUM ALBUM 9 CH.
- douleurs en éclair le long du nerf lésé,
  KALMIA LATIFOLIA 9 CH.
- douleur violente,
  MEZEREUM 9 CH.
- sensation de brûlure aggravée par la chaleur,
  MEZEREUM 9 CH.
- douleurs aggravées par le toucher, le bain ou la nuit,
  MEZEREUM 9 CH.

Profil homéopathique de la famille

VOTRE PROFIL HOMÉOPATHIQUE

Votre profil homéopathique, autrement dit votre « homéotype », c'est aussi ce qu'on appelle le « terrain ». Il se situe au carrefour de la morphologie et du caractère, et détermine, du moins en partie, votre comportement dans la vie et vos tendances pathologiques.

À chaque homéotype correspond un médicament homéopathique de fond, que seul votre médecin peut déterminer avec de bonnes chances de réussite. On pourrait dire que ce qui suit n'est qu'un jeu, mais un jeu sérieux bien sûr.

« Jouez le jeu » : le résultat que vous obtiendrez vous aidera à mieux vous connaître, à mieux vous soigner en lien permanent avec votre médecin traitant.

Essayez de déterminer votre homéotype grâce au test que nous vous proposons. Soyez sincère. Ne réfléchissez pas. Choisissez de façon aussi spontanée que possible les propositions qui vous correspondent. Si vous hésitez sur un point, demandez-vous : « Qu'est-ce que mon mari (ma femme, mon partenaire, ma mère, un de mes enfants, un de mes amis, etc.) dirait de moi à ce propos ? »

MODE D'EMPLOI DU TEST

Afin que ce test puisse servir à tous les membres de la famille, photocopiez-le pour chaque homéotype que vous souhaitez déterminer.

Dans un premier temps, de la page 238 à la page 255, entourez chacune des propositions vous correspondant. Vous trouverez de la page 256 à la page 263 les éléments vous permettant de déterminer parmi les homéotypes qui vous sont proposés celui qui vous paraît convenir le mieux.

LISTE DES PROPOSITIONS

1 J'ai souvent des bleus sans vraiment me taper au coin des meubles.
2 Je me sens en moins bonne forme au bord de la mer.
3 Certains parfums me gênent.
4 J'ai souvent besoin de savoir que l'on m'aime.
5 J'ai souvent besoin qu'on me laisse dans mon coin.
6 J'ai souvent des bouffées de chaleur émotives.
7 J'ai souvent la sensation de marcher comme si j'étais ivre.
8 J'ai souvent peur d'avoir peur.
9 J'ai souvent peur de voleurs.
10 J'ai souvent tendance à aller à l'essentiel.
11 J'ai souvent tendance à m'infecter facilement.
12 J'ai souvent trop chaud.
13 J'ai souvent une révolte rentrée.
14 J'ai souvent une sensation de boule dans la gorge.
15 J'ai souvent tendance à manger beaucoup de fromage.
16 J'ai souvent une transpiration d'odeur forte.
17 J'ai une très bonne mémoire.
18 J'aime tout ce qui est artistique.
19 J'oublie tout.
20 Je m'habille toujours bien.
21 Je prends souvent des risques.
22 Je suis d'un naturel méfiant.
23 Je suis du genre anxieux.
24 Je suis irritable.
25 Je suis mal réveillé(e) le matin (il ne faut pas qu'on me parle).
26 Je suis ménopausée, ou en passe de l'être.
27 Je suis plutôt du genre extraverti.
28 Je suis toujours prêt(e) à revendiquer pour les autres.
29 Je suis un adulte frileux malgré mes joues rouges.
30 Je suis un adulte qui a souvent des faux besoins d'aller à la selle.

31 Je suis un adulte qui a souvent tendance à se sentir plus intéressant que les autres.

32 Je suis un enfant de petite taille.

33 Je suis une mère de famille nombreuse.

34 Je transpire souvent en mangeant.

35 Je suis un adulte qui ne tolère pas la contradiction.

36 J'ai souvent besoin d'ouvrir les fenêtres.

37 J'ai souvent besoin de café (qu'en fait je ne supporte pas).

38 J'ai souvent besoin que l'on me protège.

39 J'ai souvent des crises de foie.

40 J'ai souvent des vertiges aux changements de position.

41 J'ai souvent la figure congestionnée.

42 J'ai souvent le sentiment de vivre dans un rêve.

43 J'ai souvent le trac car je pense ne pas être à la hauteur.

44 Je pense souvent que la vie est inutile.

45 J'ai souvent le vertige des hauteurs.

46 J'ai souvent les lèvres couleur lilas.

47 J'ai souvent peur d'une maladie grave quand j'ai un simple bobo.

48 J'ai souvent peur de l'échec.

49 J'ai souvent tendance à prendre froid.

50 J'éprouve souvent de l'angoisse au crépuscule.

51 Je cache souvent l'essentiel.

52 Je claque souvent les portes.

53 Je me sens en meilleure forme quand je m'occupe.

54 Je pense que l'on doit toujours se contrôler.

55 Je regarde souvent sous les lits ou derrière les rideaux pour vérifier qu'il n'y a personne.

56 Je suis capable de détecter le mauvais temps à l'avance ou à distance.

57 Je suis d'humeur variable.

58 Je suis impressionnable.

59 Je suis mal à l'aise dans les embouteillages.

60 Je suis parfois content(e) de savoir que les autres souffrent.

61 Je suis perfectionniste.

62 Je suis plutôt du genre dépensier.

63 Je suis toujours à la recherche de l'absolu.

64 Je suis un adulte qui a souvent des crampes musculaires.

65 Je suis un enfant opposant.

66 Je suis un enfant qui raconte peu ce qu'il a fait en classe.

67 Les gens me déçoivent en général.

68 On m'a souvent dit que je pourrais être mannequin.

69 J'ai souvent besoin d'encouragements.

70 J'ai souvent besoin du regard des autres.

71 J'ai souvent de la méfiance pour la nouveauté.

72 J'ai souvent des boutons de fièvre.

73 J'ai souvent le sentiment de m'ennuyer.

74 J'ai souvent les ongles mous.

75 J'ai souvent les paupières enflées.

76 Je suis du genre trop confiant.

77 J'ai souvent peur de traverser les places désertes.

78 J'ai souvent tendance à bloquer mes émotions.

79 J'ai souvent une indigestion après un repas très simple (les jours de contrariété).

80 J'aime beaucoup la danse.

81 J'éprouve souvent un désir sexuel intense.

82 Je jette souvent un objet par terre.

83 Je laisse facilement tomber les objets.

84 Je m'obstine dans mes réalisations.

85 Je me fatigue vite.

86 Je me perds souvent dans les rues que je connais bien.

87 Je me sens souvent mieux quand je prends une tasse d'eau chaude avec du citron et du sucre.

88 Je passe facilement du rire aux larmes.

89 Je suis du genre émotif.

90 Je suis en train de perdre mes cheveux sur le devant de la tête.

91 Je suis mal à l'aise sur les autoroutes (sauf dans la file de droite).

92 Je suis parfois cleptomane.

93 Je suis toujours dans les extrêmes, pour moi tout est blanc ou noir.

94 Je suis très méthodique.

95 Je suis un adulte qui a souvent des maux d'estomac.

96 Je suis un adulte toujours à l'heure.

97 Je suis un enfant chef de bande.

98 J'ai souvent des éructations nerveuses.

99 Je suis une femme qui dort souvent sans draps ni couverture.

100 J'ai souvent une attirance pour l'alcool.

101 J'achète souvent les produits haut de gamme.

102 J'ai souvent besoin d'être le meilleur (la meilleure), le premier (la première) en tout.

103 J'ai souvent besoin de faire faire ce que je veux à mon entourage.

104 J'ai souvent besoin de la présence de quelqu'un.

105 J'ai souvent des difficultés à cicatriser.

106 J'ai souvent des nausées ou des vomissements incoercibles quand je suis enceinte.

107 J'ai souvent des tumeurs bénignes de la peau.

108 J'ai souvent du mal à boucler ma ceinture de sécurité.

109 J'ai souvent tendance à laisser parler les autres.

110 J'ai souvent une transpiration des pieds d'odeur forte.

111 J'ai un strabisme (ou bien on m'a opéré d'un strabisme).

112 J'ai souvent besoin de rendre service.

113 Je me laisse difficilement photographier.

114 J'ai souvent le trac par peur de ne pas être à la hauteur.

115 J'ai souvent des transpirations émotives.

116 Je rumine souvent mes problèmes en silence.

117 Je suis de nature indépendante.

118 Je suis du genre conciliant.

119 Je suis égoïste malgré moi.

120 Je suis le confident (la confidente) de tous.

121 Je suis toujours en train de prévoir ce qui peut m'arriver.
122 Je suis toujours en train de ranger quelque chose dans la maison.
123 Je suis un adulte qui a souvent la figure congestionnée.
124 Je suis un enfant adopté.
125 Je suis un enfant attiré par les enfants plus grands que moi.
126 Je suis un enfant au comportement parfois méchant.
127 Je suis une femme qui a souvent tendance à parler beaucoup.
128 L'orage m'attire.
129 J'aime particulièrement les crèmes glacées.
130 J'ai souvent besoin de chocolat.
131 J'ai souvent de fausses cystites nerveuses.
132 J'ai souvent des nausées en me brossant les dents.
133 J'ai souvent des petits bobos qui ont tendance à s'infecter.
134 J'ai souvent du mal à embrasser les gens que je rencontre.
135 J'ai souvent l'impression que mes os vont se casser.
136 J'ai souvent la peau grasse.
137 J'ai souvent le trac aux examens (avec envie de passer le premier).
138 J'ai souvent le vin triste.
139 J'aime la charcuterie, le gras en général.
140 J'éprouve souvent le besoin de téléphoner à quelqu'un.
141 J'éprouve souvent une fascination pour ce qui est morbide.
142 Je contrarie souvent mon entourage.
143 Je n'aime pas attendre.
144 Je prends souvent du plaisir à faire du mal aux autres.
145 Je suis d'un naturel pessimiste.
146 Je suis du genre désordonné.
147 Je suis peu porté(e) sur le sexe en période de fatigue.
148 Je suis plutôt du genre introverti.
149 Je suis serviable.
150 Je suis toujours prêt(e) à réagir s'il m'arrive un ennui.
151 Je suis un adulte qui aime les beaux vêtements.
152 Je suis un enfant à la figure plutôt ronde.

153 Je suis un enfant qui s'intéresse à la conversation des adultes.

154 Je suis un enfant qui suit sa mère partout.

155 Quand je parle, une idée en entraîne souvent une autre.

156 J'agresse souvent en paroles.

157 J'ai souvent besoin d'acide (citron, pamplemousse, vinaigre).

158 J'ai souvent besoin de me réfugier chez les voisins pour parler.

159 J'ai souvent besoin de resaler sans goûter.

160 Je parcours tous les ans 10 000 kilomètres à vélo (ou plus).

161 J'ai souvent des idées de suicide.

162 J'ai souvent envie d'agacer les animaux.

163 J'ai souvent envie d'avoir fini avant de commencer ce que j'ai à faire.

164 J'ai l'esprit de compétition.

165 J'ai souvent l'impression que quelque chose remue dans mon ventre.

166 J'ai souvent la sensation d'une petite goutte dans l'urètre.

167 J'ai les cheveux gras.

168 J'ai souvent peur dans les tunnels.

169 J'ai tendance à partir battu(e) d'avance.

170 Je suis du genre distrait.

171 Je suis du genre enveloppé.

172 J'ai souvent les yeux cernés.

173 Je suis plutôt autoritaire.

174 Je suis plutôt maigre.

175 Je suis très maquillée.

176 Je suis très sensible aux odeurs de cuisine.

177 Je suis un adulte qui a souvent tendance à éternuer au réveil.

178 Je suis un enfant qui reste toujours dans les jupes de la maîtresse.

179 Je suis un enfant turbulent.

180 Je suis une femme qui a souvent des transpirations soudaines.

181 Je suis une personne sûre d'elle, du moins en apparence…

182 Mon apparence m'indiffère.

183 J'ai souvent les ongles tachetés de blanc.

184 Boire du café me donne souvent des nausées.

185 J'ai (ou j'ai eu) des problèmes de vaccination.

186 J'ai souvent des saignements de nez.

187 Je fais souvent de l'allergie au soleil.

188 J'ai souvent envie de m'habiller avec de vieilles fripes.

189 J'ai souvent envie de rester au lit.

190 J'ai souvent l'impression que ma famille ne s'intéresse pas à moi.

191 J'ai peur de lever les yeux vers les hautes montagnes.

192 J'ai tendance à baver sur mon oreiller.

193 J'ai tendance à manger beaucoup de pain.

194 J'ai tendance à penser que je suis le meilleur (la meilleure).

195 J'ai tendance à ressasser mes problèmes en silence.

196 J'ai souvent une colère rentrée.

197 Je doute souvent.

198 Je m'obstine dans mes réalisations.

199 Je rougis facilement.

200 Je suis capable de retenir des mots compliqués.

201 Je suis d'avis qu'il faut être bien « cadré(e) » pour agir.

202 Je suis féministe.

203 Je suis souvent en vêtements noirs ou sombres.

204 Je suis un adulte qui a souvent la langue chargée vers l'arrière.

205 Je suis un enfant fusionnel avec sa mère.

206 Je laisse facilement tomber les objets.

207 Je suis une femme qui fait souvent des rêves de mort.

208 J'ai souvent besoin de me faire des reproches.

209 J'ai souvent envie de rester à la maison.

210 Je suis partisan de l'ordre social.

211 J'ai souvent besoin de me rabaisser.

212 J'ai souvent envie d'uriner avant de sortir, ou en arrivant chez le médecin.

213 J'ai souvent peur d'avoir un malaise.

214 J'ai souvent des vertiges en marchant dans la rue.

215 J'ai horreur du gras dans ma nourriture.

216 J'ai souvent besoin de me tenir aux murs pour marcher.

217 J'ai souvent besoin de rituels.

218 J'ai souvent besoin de sécurité.

219 J'ai souvent des ganglions dans le cou.

220 J'ai souvent des impulsions bizarres (peur de me jeter à l'eau, de crier au théâtre, etc.).

221 J'ai souvent du mal à supporter mes enfants.

222 J'ai souvent l'esprit de répartie.

223 J'ai souvent la figure congestionnée.

224 J'ai souvent la poitrine serrée.

225 La nuit, j'ai souvent peur des bruits de la maison.

226 Je suis un adulte qui a souvent tendance à parler de sexe.

227 J'ai souvent besoin d'avoir le dernier mot.

228 Je digère souvent difficilement.

229 Je fais souvent des hémorragies.

230 Je ne tolère pas la contradiction.

231 Je suis chasseur.

232 Je suis du genre impatient.

233 Je suis en meilleure forme quand je fais de l'exercice.

234 Je suis épris(e) de justice.

235 Je suis insomniaque au bord de la mer.

236 Je suis plutôt docile.

237 Je suis plutôt du genre extraverti.

238 Je suis plutôt susceptible.

239 Je suis toujours tiré(e) à quatre épingles.

240 Je suis très timide.

241 Je suis un adulte qui a souvent tendance à penser qu'il est le meilleur.

242 Je suis un enfant intelligent.

243 Je suis un enfant très populaire dans ma classe.

244 Je suis un enfant trop sage.

245 Je suis un peu plus jeune que je ne parais.

246 Je supporte mal la fumée de tabac (surtout celle des autres !).

247 Je transpire souvent de la tête en m'endormant.

248 Les vêtements violets ou mauves m'attirent, ainsi que les améthystes.

249 Je suis un enfant petit et un peu à la traîne sur le plan des acquisitions intellectuelles (j'ai marché tard, j'ai parlé tard).

250 J'ai beaucoup d'amis.

251 J'ai des gestes pressés.

252 J'ai horreur de me fâcher avec quelqu'un.

253 J'ai souvent besoin d'écarter les jambes en marchant.

254 J'ai souvent besoin de rituels.

255 J'ai souvent de l'oppression respiratoire.

256 J'ai souvent des aliments qui restent longtemps dans l'estomac.

257 J'ai souvent des démangeaisons après la douche (ou le bain).

258 J'ai souvent des tremblements émotifs.

259 J'ai souvent du mal à supporter les contraintes.

260 J'ai souvent envie de manger des œufs.

261 J'ai souvent le regard brûlant d'angoisse.

262 J'ai souvent le souci du détail.

263 J'ai souvent mauvaise haleine.

264 J'ai souvent peur de perdre mon sang-froid.

265 J'ai souvent trop chaud.

266 J'ai souvent une rougeur émotive sur la poitrine quand je me déshabille chez le médecin.

267 J'aime les morceaux de sucre.

268 Je me lie difficilement, le nombre de mes amis est restreint.

269 Je ne tolère pas la contradiction.

270 Je suis du genre à aimer tout le monde.

271 Je suis du genre révolté.

272 Je suis dyslexique.

273 Je suis plus mal par temps neigeux.

274 J'ai des phobies.

275 Je suis pointilleux (pointilleuse) sur la tenue de mes dossiers.

276 Je suis rarement dans le juste milieu.

277 Je suis très compatissant(e).

278 Je suis un adulte qui a souvent le regard provocant.

279 Je suis un adulte qui a souvent le souci du détail.

280 Je suis un enfant à l'œil vif.

281 Je suis une femme qui supporte très mal de vieillir.

282 Je suis une personne hyperactive.

283 L'énervement me rend maladroit(e).

284 J'ai souvent besoin de quelqu'un à côté de moi pour marcher.

285 J'ai souvent des difficultés à passer l'heure du repas sans manger.

286 Je suis un enfant qui dirige les autres enfants.

287 J'ai souvent envie de dire zut à tout le monde.

288 J'ai souvent la langue enflée qui garde l'empreinte des dents sur les bords.

289 J'ai souvent peur du manque.

290 J'ai tendance à couper la parole (dès que j'ai compris ce que mon interlocuteur veut dire).

291 J'ai tendance à manger n'importe quoi, y compris des choses indigestes.

292 J'ai tendance à me déconsidérer.

293 J'ai tendance à oublier très vite les griefs que j'ai contre les autres.

294 J'ai souvent une tristesse profonde que je cache sous ma jovialité.

295 J'aime la philosophie.

296 J'éprouve souvent un sentiment d'indifférence pour ceux que j'aime le mieux.

297 Je cours tout le temps.

298 Je fais souvent des rêves prémonitoires.

299 Je m'exprime de façon précise.

300 Je suis constipé(e) en voyage.

301 Je suis d'un naturel doux, mais à l'intérieur ça bouillonne.

302 Je suis d'un naturel optimiste.

303 Je suis du genre très câlin.

304 Je suis toujours en train de faire deux choses à la fois.

305 Je suis maladroit(e) en paroles quand je suis intimidé(e).

306 Je suis plutôt du genre orgueilleux.

307 Je suis plutôt médium.

308 Je suis toujours en train de ranger quelque chose dans la maison.

309 Je suis très impressionné(e) quand je rends visite à quelqu'un à l'hôpital.
310 Je suis un adulte qui a souvent besoin de dominer.
311 Je suis un enfant en retard pour apprendre à marcher.
312 Je suis un enfant prématuré.
313 Je suis un enfant surdoué.
314 Je suis une femme volubile.
315 Je supporte difficilement la chaleur des pièces trop chauffées.
316 Je traverse souvent la rue pour éviter de rencontrer une connaissance.
317 Quand je lis longtemps, j'ai souvent des maux de tête.
318 J'ai de la détermination dans ce que j'entreprends.
319 J'ai souvent besoin de contredire.
320 J'ai souvent besoin de grand air.
321 J'ai souvent besoin de m'appuyer sur un parapluie, même quand il fait beau.
322 J'ai souvent besoin de manger du beurre.
323 J'ai souvent du mal à digérer les huîtres (ou horreur d'en manger).
324 J'ai souvent du mal à supporter le maquillage.
325 J'ai souvent envie de commencer mes phrases par : « Et si… ».
326 J'ai souvent l'impression qu'il y a trop de monde à la mer.
327 Je fais souvent des rêves de serpent.
328 J'ai souvent le regard triste.
329 J'ai tendance à me vanter.
330 J'ai tendance à ne pas croire à mes possibilités de guérison.
331 J'ai une attirance pour le mysticisme.
332 J'ai un secret que je n'ai jamais dit à personne.
333 Je cherche toujours à être consolé(e).
334 Je me lance à fond dans ce que je fais.
335 Je suis d'humeur variable.
336 Je suis d'un naturel jovial (et ça se voit).
337 Je suis d'un naturel réservé.
338 Je suis défaitiste.
339 Je suis du genre inquiet avant mes rendez-vous.
340 Je suis mal à l'aise à l'idée de faire une psychothérapie ou une psychanalyse.

341 Je suis plutôt masochiste.
342 Je suis souvent pâle.
343 Je suis toujours en train de téléphoner à mon médecin.
344 Je suis très compétent(e) en mathématiques et en physique.
345 Je suis très critique sur mes contemporains.
346 Je suis très sensible aux odeurs.
347 J'ai souvent une colère rentrée.
348 Je suis un adulte qui a tendance à trop manger.
349 Je suis un enfant intelligent.
350 Je suis une femme jalouse.
351 J'ai tendance à vouloir que tout soit logique.
352 Je suis une personne âgée qui a perdu un peu le sens du réel.
353 La plupart du temps, je me cache quand j'ai envie de pleurer.
354 J'ai une attirance pour l'ésotérisme.
355 J'ai souvent besoin de me racler la gorge.
356 J'ai souvent besoin de pousser des soupirs.
357 J'ai souvent des bouffées de chaleur.
358 J'ai souvent des peurs irraisonnées.
359 Je suis plutôt facile à vivre.
360 J'ai souvent du mal à digérer les oignons.
361 J'ai souvent envie de faire des cadeaux.
362 J'ai souvent les traits tirés.
363 J'ai tendance à tout faire passer par le mental.
364 J'ai toujours une demi-heure d'avance à mes rendez-vous.
365 Je bois mon café très brûlant.
366 Je me décourage vite.
367 Je raconte souvent des choses qui ne sont pas vraies.
368 Je suis casse-cou.
369 Je suis de grande taille.
370 Je suis du genre sentimental mais peu démonstratif.
371 Je suis du genre très généreux.
372 Je suis hépatique.

373 Je suis maigre du haut du corps.

374 Je suis malade depuis une affaire où j'ai dû me taire sans pouvoir répliquer.

375 Je suis parfois comme un enfant qu'il faut guider.

376 Je suis parfois euphorique.

377 Je suis plutôt du genre ambitieux.

378 Je suis maniaque.

379 Je suis toujours au bord des larmes.

380 Je suis très pudique.

381 Je suis un adulte qui a souvent sommeil après les repas.

382 Je suis un adulte qui a tendance à mépriser les autres.

383 Je suis un enfant à l'œil vif.

384 Je supporte mal qu'on me console.

385 Je vais souvent directement à la solution d'un problème sans passer les étapes intermédiaires du raisonnement.

386 La fatigue me donne mal au dos.

387 J'ai souvent besoin de bâiller, spécialement en cas d'énervement.

388 Je jette souvent un objet à la figure de qui m'offense.

389 J'ai besoin de tout expliquer (ou me faire expliquer).

390 J'ai souvent besoin du regard des autres.

391 J'ai (ou j'ai eu) des problèmes de vaccination.

392 J'ai souvent du mal à digérer le chou ou la choucroute.

393 J'ai souvent envie de passer des radiographies ou des examens de laboratoire.

394 J'ai la diarrhée avant un événement important.

395 J'ai tendance à chercher une explication à tout.

396 J'ai tendance à parler vite.

397 J'ai tendance à penser que je suis le meilleur (la meilleure).

398 J'ai un masque de grossesse quand je suis enceinte.

399 J'ai souvent une tristesse profonde.

400 J'aime le sport.

401 J'aime les huîtres.

402 Je fais souvent des reproches à mon entourage.

403 Je m'intéresse aux organisations humanitaires.

404 Je me console vite.

405 Je cache souvent mes sentiments.

406 Je ne gaspille pas mon argent.

407 Je suis claustrophobe.

408 Je suis du genre « faux calme ».

409 Je suis du style discret.

410 Je suis exigeant(e) avec mon entourage familial et professionnel.

411 Je suis plutôt du genre bon vivant.

412 Je suis plutôt du genre introverti.

413 Je suis souvent sensible aux odeurs.

414 Je suis un adulte qui a souvent besoin de donner de soi une image aussi parfaite que possible.

415 Je suis un adulte qui fait souvent la sieste car cela me fait du bien.

416 Je suis un enfant en avance pour mon âge.

417 Je suis un enfant qui a tendance à se cacher quand une personne vient rendre visite à ses parents.

418 Je suis une femme qui a souvent trop chaud.

419 Je supporte mal la pilule.

420 Les voyages me passionnent.

421 J'ai besoin de dormir la plupart du temps de 2 heures à 10 heures du matin.

422 J'ai souvent besoin d'une présence silencieuse à côté de moi.

423 J'ai besoin de beaucoup de lumière.

424 J'ai besoin de porter beaucoup de bijoux.

425 J'ai souvent envie de bouder.

426 J'ai souvent le poing dans la poche.

427 J'ai le souci du détail.

428 J'ai souvent les seins gonflés avant les règles.

429 J'ai souvent peur d'être en retard.

430 J'ai souvent sommeil après les repas.

431 J'ai tendance à manger n'importe quoi, y compris des choses indigestes, comme mes cheveux.

432 J'ai souvent une sorte de douleur morale.

433 J'aime ce qui est amer.

434 J'éprouve souvent une gêne visuelle quand la lumière est forte.

435 Je bois en général de cinq à dix tasses de café par jour.

436 Je me déconsidère souvent.

437 Je me sens fatigué(e) dès le réveil.

438 Je me sens mal à l'aise dans les grands magasins, dans le métro.

439 Je n'oublie jamais ce qu'on m'a fait.

440 Je ne tolère pas la contradiction.

441 J'ai souvent des cystites.

442 Je pleure souvent chez le médecin.

443 Je ressens souvent de l'angoisse au crépuscule.

444 Je suis adolescent et je viens de faire une grosse poussée de croissance.

445 Je suis de grande taille.

446 Je suis plus âgé(e) que je ne parais.

447 Je suis plutôt enveloppé(e), surtout au niveau des cuisses.

448 Je suis souvent triste.

449 Je suis toujours prêt(e) à refaire le monde.

450 Je suis un enfant à forte personnalité.

451 Je supporte mal les odeurs de peinture.

452 Je supporte mal qu'on me console (en fait, cela dépend de qui ça vient).

453 Mon état s'aggrave souvent quand mes règles ne reviennent pas régulièrement.

454 Je suis toujours ponctuel(le).

455 Je suis un adulte facilement irritable, « soupe au lait ».

456 J'ai souvent besoin de préparer deux ou trois réveils quand je dois prendre le train le lendemain.

457 J'ai souvent besoin qu'on s'intéresse à moi.

458 J'ai de grosses amygdales.

459 J'ai souvent des fringales.

460 J'ai souvent l'impression d'être seul(e) contre tous.

461 J'ai souvent le bas-ventre lourd.

462 J'ai le sentiment d'avoir été échangé(e) à ma naissance et d'appartenir à une famille plus distinguée.

463 J'ai souvent le sentiment de percevoir les contours de mon cœur.

464 J'ai souvent les paupières lourdes.

465 J'ai souvent peur des maladies (même celles des autres).

466 J'ai tendance à méjuger mes performances.

467 J'ai tendance à redresser les tableaux, les couverts, les nappes.

468 J'ai souvent un manque de confiance en moi.

469 J'aime arriver à l'heure précise.

470 Je fume deux à trois paquets de cigarettes par jour.

471 Je me sens en meilleure forme quand j'ai agi un moment.

472 Je me sens plus mal par temps neigeux.

473 Je me vexe souvent.

474 Je préfère éviter la sieste sinon je me réveille de mauvaise humeur.

475 Je suis d'un naturel méticuleux.

476 Je suis dépressif (dépressive) depuis un deuil qui n'a jamais cessé (c'est comme si on en était encore au premier jour).

477 Je suis hépatique.

478 Je suis communique peu, sauf avec les personnes que j'apprécie.

479 Je suis très sensible à l'humidité.

480 Je suis très sensible au temps orageux.

481 Je suis un enfant fragile.

482 Je suis un enfant qui participe peu à la vie de la classe.

483 Je suis un enfant raisonneur.

484 Je suis une femme aux joues souvent congestionnées, violacées.

485 Je supporte mal l'odeur du café.

486 Je vérifie souvent plusieurs fois que ma porte est bien fermée (ou le gaz, ou la voiture).

487 Les ascenseurs me paniquent.

488 Les belles théories me fascinent.

Maladies diagnostiquées chez moi

489 abcès chronique
490 acétone
491 anémie
492 angine de poitrine
493 angines à répétition
494 anxiété d'anticipation
495 artérite
496 arthrose du pouce
497 asthme depuis une grippe (ou une bronchite)
498 asthme sévère
499 attaques de panique
500 calculs dans la vésicule biliaire
501 cirrhose du foie
502 crises de migraine
503 croûte de lait
504 cystite nerveuse
505 décollement de rétine
506 dépression mélancolique
507 dépression nerveuse
508 dépression nerveuse (après une grosse contrariété ou un deuil)
509 dermographisme
510 diabète
511 eczéma
512 eczéma atopique
513 eczéma sec
514 eczéma nerveux
515 faible poids de naissance
516 furoncles à répétition
517 gastrite
518 gastrite nerveuse
519 goutte

520 hémorroïdes

521 hépatite virale (ou séquelles d'hépatite)

522 hernie hiatale

523 hernie inguinale (opérée ou non)

524 herpès

525 herpès menstruel

526 hypocondrie

527 hypertension artérielle

528 hypotension artérielle

529 infections urinaires à répétition

530 insuffisance ovarienne

531 kyste de l'ovaire

532 maladie auto-immune

533 maladie de Gibert

534 maladie de la glande thyroïde

535 maladie gynécologique

Solution du test

Photocopiez la grille (pages 256 à 263). Surlignez ou soulignez les lignes correspondant aux numéros des propositions que vous avez choisies précédemment, et reportez-vous à la page 263.

PROPOSITIONS	HOMÉOTYPES
1	⅄ ⊙
2	⬢ ✱
3	☘
4	◌
5	✱
6	☆
7	◎
8	◎
9	✱ ⊙
10	⊗
11	⊞
12	⅄ ◌ △
13	⁘
14	☘
15	◌
16	✖ ⊞
17	⊗
18	⊙
19	✱ △
20	⬢ ⌖
21	✹
22	⬢ ⅄ ⊗
23	◎ ⬢ ✹ ☘ ✱
24	✹ ☘ ●
25	⊗
26	⅄
27	⊙ ◌
28	⊗
29	●
30	●
31	⌖
32	⊞
33	☆
34	✿
35	●
36	⅄ ◌
37	☘
38	◌
39	☆
40	☆
41	✹ ⅄ ● △
42	✱
43	⊗ ⊞
44	✹
45	◎
46	✖
47	⊙
48	⊗ ⌖ ⊞
49	✺
50	✱
51	☘ ✱ ⁘
52	⁘
53	☆
54	⊗ ✱ ⁘
55	⬢ ✱ ⊙
56	⊙
57	◌
58	◌
59	◎
60	⬢
61	⬢ ✱
62	△
63	✱
64	●
65	⊗
66	✱
67	⌖
68	⌘
69	⊞
70	⊙ ◌
71	⊗ ☆
72	✱ ☆
73	✹
74	✖
75	⬢
76	◌
77	◎
78	☘ ⁘
79	☘
80	☆
81	⌖
82	⁘
83	⊗ ✱
84	⊗
85	⊙
86	✺
87	☆
88	◌
89	◌
90	✱
91	◎
92	△
93	✱

PROPOSITIONS	HOMÉOTYPES
94	⬡ ⚙
95	●
96	◍ ●
97	✖
98	◍
99	⅄
100	⬡ ⅄ ● ⟁
101	✛ ⟁
102	⊗
103	☘
104	⊙
105	⊞
106	☆
107	✘
108	◍
109	☆
110	✹ ⊞
111	✱
112	⊙
113	✱
114	⊗ ⊞
115	☆
116	☘
117	⊗
118	◌
119	✛ ⟁
120	✱
121	◍
122	⬡
123	✹ ⅄ ● ⟁
124	◌
125	⊗
126	✖
127	⅄
128	☆

PROPOSITIONS	HOMÉOTYPES
129	◌
130	☆
131	⁘
132	☆
133	⊞
134	✱
135	✘
136	✱
137	◍
138	⬡
139	● ⟁
140	⊙
141	✹
142	☘
143	◍
144	✖
145	⬡
146	⟁
147	☆
148	✱
149	◌
150	⊗
151	✛
152	⚙
153	⊗
154	⊗ ◌
155	⅄
156	☘
157	☆
158	⊙
159	✱
160	✱
161	✹
162	✖
163	◍

PROPOSITIONS	HOMÉOTYPES
164	⊗
165	✘
166	⁘
167	✱
168	◍
169	⊞
170	✱
171	⚙
172	☆
173	✹ ⊗ ✖ ●
174	⬡
175	✛
176	☆
177	●
178	◌
179	⊗
180	⅄
181	⊗
182	⟁
183	⊞
184	☘
185	✘
186	⊙
187	✱
188	⟁
189	◍
190	✹
191	◍
192	✖
193	✱
194	⊗ ⟁
195	✱
196	⁘
197	✱
198	⚙

PROPOSITIONS	HOMÉOTYPES
199	◌
200	⊗
201	⬡
202	✛
203	☆
204	●
205	◌
206	✱
207	⅄
208	✸
209	◎
210	⬡
211	✸
212	◎
213	◎
214	◎
215	◌
216	◎
217	⬡ ✱
218	⬡ ☆
219	✖
220	◎
221	☆
222	⊗
223	✸ ⅄ ● ⟁
224	✸ ♣
225	✱
226	✛
227	⊗
228	⊗ ●
229	⊙
230	✸ ♣ ⊗
231	●
232	◎ ●
233	⊗
234	✱ ✣
235	✱
236	◌
237	⊙ ◌
238	✣
239	⬡
240	✸ ◌ ⊞
241	✛
242	⊗ ✖ ⊞
243	⊙
244	☆
245	⊗
246	♣
247	✿ ⊞
248	⅄
249	✸
250	⊙
251	◎
252	◌
253	◎
254	⬡ ✱
255	♣
256	⊗
257	⟁
258	◎
259	⊗
260	✿
261	⊙
262	⬡ ☆
263	✖
264	✣
265	⅄ ◌ ⟁
266	✱
267	⊗ ⟁
268	✱
269	✸ ♣ ⊗
270	⊙
271	✣
272	⊗
273	☆
274	◎ ⊙
275	⬡
276	✱
277	⊙
278	✛
279	⬡ ●
280	⊗ ⊞
281	⅄
282	✸ ⊗
283	✱
284	◎
285	⊗
286	⊗
287	♣
288	✖
289	⬡
290	⊗
291	✿
292	☆
293	●
294	⟁
295	✱ ⟁
296	☆
297	◎
298	⊙
299	⬡
300	♣ ✛
301	✣
302	⟁
303	◌

PROPOSITIONS	HOMÉOTYPES
304	✸
305	✱
306	⊗ ✛
307	⊙
308	☆
309	⊙
310	⊗ ✛
311	✸
312	⊞
313	⊗
314	⅄
315	◌
316	✱
317	✤ ✱
318	⊗
319	♣
320	◌
321	◎
322	✖
323	⊗
324	☆
325	◎
326	✱
327	◎ ⅄
328	☆
329	⟑
330	⬢
331	⊙
332	⁜
333	◌
334	✱ ⊙
335	♣ ◌
336	⟑
337	✤ ✱ ☆
338	⊞
339	◎
340	✱
341	✸
342	☆
343	⊙
344	⊗
345	⬢
346	♣ ⊙
347	⁜
348	●
349	⊗ ✖ ⊞
350	⅄
351	✱
352	✸
353	✱
354	⊙
355	◎
356	♣
357	⅄ ☆
358	◌
359	◎ ⊙
360	⊗ ✕
361	◌
362	☆
363	✱
364	◎
365	⬢
366	⊞
367	⟑
368	✸
369	✤ ⊙
370	✱
371	⊙
372	☆
373	✱
374	⁜
375	✸ ◌
376	⟑
377	⊗ ● ✛
378	⬢
379	◌
380	✱
381	●
382	✛
383	⊗ ⊞
384	♣ ✱ ☆
385	⊗
386	☆
387	♣
388	⁜
389	⊗
390	⊙ ◌
391	⊞
392	⊗
393	⊙
394	◎
395	✱
396	◎
397	⊗ ⟑
398	☆
399	✸
400	✱ ⊙
401	✱
402	⬢ ♣ ✱ ●
403	⊙
404	◌
405	✱
406	⬢
407	◎
408	⁜

PROPOSITIONS	HOMÉOTYPES
409	✱
410	⊗ ●
411	● ⅄
412	✱ ☆
413	♣
414	✛
415	●
416	⊗
417	✹
418	⋏
419	☆
420	⌘ ✱
421	✱
422	⊗
423	☆
424	✛
425	♣
426	⁘
427	⬡
428	☆
429	◎
430	⊗ ●
431	✹
432	✹
433	✱
434	⊙
435	●
436	✹ ⊞
437	☆
438	◎
439	✱
440	✹ ♣ ⊗
441	☆
442	◌ ☆
443	⊙

PROPOSITIONS	HOMÉOTYPES
444	⌘
445	⌘ ⊙
446	◌
447	✖
448	⬡ ✹ ☆
449	⅄
450	⊗
451	♣
452	✱
453	⋏
454	⬡
455	✹ ♣ ●
456	◎
457	◌
458	✹
459	♣
460	✹
461	☆
462	✛
463	⊙
464	☆
465	⊙
466	⊞
467	⬡
468	⊗ ✱ ☆ ⊞
469	⬡
470	●
471	☆
472	⌘ ☆
473	⁘
474	⊗
475	⬡ ● ☆
476	✱
477	⊗ ☆
478	✱

PROPOSITIONS	HOMÉOTYPES
479	✖
480	⊙
481	◌
482	✱
483	⊗
484	⋏
485	♣
486	✱
487	◎
488	⅄

Maladies diagnostiquées chez moi

489	⊞
490	⊗ ⊙ ☆
491	✱
492	✹
493	✹ ✖
494	◎
495	⊗
496	⅄
497	⋏
498	⬡
499	⊙
500	⚙
501	⊙
502	☆
503	⚙
504	⁘
505	⊙
506	✹

PROPOSITIONS	HOMÉOTYPES
507	⬡ ✹ ✱
508	♣
509	✱
510	⅄
511	⬡ ⊗ ⁘ ⅄
512	⊗
513	⬡
514	⁘
515	⊞
516	⅄
517	◎ ●
518	◎
519	⊗ ●
520	●
521	⬡ ☆
522	◎
523	●
524	✱ ☆
525	☆
526	✱ ⊙ ♣
527	✹ ✸ ⊗ ● ⅄
528	☆
529	☆
530	✺
531	人 ☆
532	✱
533	☆
534	✱
535	☆

Vos résultats

Comptez le nombre de fois où chacun des vingt symboles apparaît dans vos réponses. Reportez ce chiffre dans la case correspondant à chacun d'eux dans le tableau ci-contre. Repérez les trois symboles ayant le nombre le plus élevé, lisez les portraits correspondants, que vous trouverez des pages 264 à 269, et choisissez parmi ces trois portraits celui qui vous correspond le mieux.

Argentum nitricum

Les *Argentum nitricum* sont impatients. Quand ils commencent quelque chose, ils voudraient déjà avoir terminé. Ils sont toujours en train de courir, comme s'ils avaient peur d'être en retard, et prévoient sans cesse ce qui pourrait arriver.

Leurs gestes sont vifs et rapides. Ils ont tendance à parler vite, et ils se raclent la gorge avant de parler, en tremblant d'émotion.

Ils vivent toujours leurs angoisses par anticipation. Par exemple, ils sont très inquiets avant un rendez-vous chez le médecin, ou ont le trac avant un examen, avec l'envie de passer le premier à l'oral. Ils ont de la diarrhée avant un événement important. Ils ont envie d'uriner avant de sortir de chez eux. Quand ils doivent prendre l'avion ou le train, ils sont anxieux à l'idée de ne pas se réveiller à l'heure.

Atteints de claustrophobie et du vertige des hauteurs, ils n'aiment pas les petites pièces fermées, les grands magasins, les ascenseurs. Ils marchent comme s'ils étaient ivres, avec le besoin de se tenir aux murs. Ils ont peur de traverser les places désertes, peur dans les tunnels. Ils ont du mal à boucler leur ceinture de sécurité. Ils préfèrent rester au lit ou à la maison. En fait, ils ont « peur d'avoir peur ». L'estomac est leur point faible.

Arsenicum album

Les *Arsenicum album* sont inquiets, méticuleux, perfectionnistes. Très méthodiques, ils ont toujours un détail à préciser au cours d'une conversation. L'imprévu les dérange. En revanche, le rangement, les événements bien organisés, l'ordre social leur plaisent. Ils aiment les tenues strictes, le français correct, la ponctualité. Ils n'hésitent pas à dire aux autres ce qu'ils pensent d'eux. Ils sont méfiants, enclins au pessimisme. Ils recherchent la sécurité. Ils aiment redresser les tableaux quand ceux-ci ne sont pas droits. D'un point de vue médical, ils ont tendance à être allergiques.

Aurum metallicum

Les *Aurum metallicum* sont anxieux. Plutôt autoritaires, irritables, ils n'aiment pas la contradiction. Ils sont hyperactifs et prêts à prendre des risques. Derrière cette attitude générale dans la vie, ils cachent leur douleur morale et l'impression qu'ils ont d'être seul contre tous. Ils ont parfois des idées de suicide, avec une approche très particulière de la mort, qui ne leur fait pas peur. Ils ont tendance à se faire des reproches et à penser que leur famille et leurs amis ne s'intéressent pas à eux.

Baryta carbonica

Les personnes *Baryta carbonica* ont des difficultés intellectuelles, et elles ont parfois un peu perdu le sens du réel. Elles ne reconnaissent pas toujours la rue où elles habitent. Elles sont comme des enfants qu'il faudrait guider. Elles ont des angines à répétition.

Calcarea carbonica

Les *Calcarea carbonica* se caractérisent par le calme et la lenteur. Ils sont placides, plutôt petits et trapus, avec une tendance à l'embonpoint. Ils aiment manger des aliments lourds à digérer. Ils adorent les œufs.

Cette lenteur se constate aussi sur le plan psychique. Leurs capacités à apprendre et à mémoriser sont limitées, même si leur intelligence est tout à fait normale : elle fait d'eux des êtres méthodiques, allant jusqu'au bout de leurs réalisations.

Ils transpirent fréquemment, surtout de la tête. Le froid les rend avares de mouvements, et ils s'enrhument.

Calcarea phosphorica

Calcarea phosphorica correspond généralement à une personne de grande taille, souvent un adolescent qui vient de faire une poussée de croissance. Ses traits sont réguliers comme ceux des mannequins. Il est plutôt réservé et aime beaucoup voyager.

Ignatia

Les *Ignatia* sont irritables et d'humeur changeante, avec une petite tendance à vouloir contrarier leur entourage. Très réceptifs à ce qui les entoure, ils sont souvent perçus comme des êtres imprévisibles et paradoxaux. Ils ont tendance à bouder dans un coin et à revenir dans le cercle de la famille après un long moment de rumination. Ils n'aiment ni la contradiction ni la consolation. Ils supportent mal les parfums, les odeurs de tabac et de café. Ils ressentent souvent une boule dans la gorge ou de l'oppression respiratoire. Ils poussent facilement de longs soupirs.

Lachesis mutus

Les *Lachesis mutus* sont souvent des femmes chez qui la ménopause est en train de s'installer, ou des femmes qui n'ont jamais été en forme depuis leur ménopause. Elles ont des bouffées de chaleur intense, qui les poussent à ouvrir les fenêtres ou à retirer une partie de leurs vêtements. Elles tolèrent mal les colliers, les vêtements étroits ou serrés. Elles ont les joues très congestionnées, tirant sur le violet. Elles sont mal à l'aise quand leurs règles sont en retard, et soulagées quand elles arrivent enfin. Leurs vaisseaux sont fragiles, et elles se font facilement des bleus.

Elles ont besoin de passer une partie de leur énergie dans la parole. Hypersensibles, elles sont méfiantes, plutôt jalouses et mécontentes de prendre de l'âge.

Lycopodium clavatum

Les *Lycopodium clavatum* ont une forte personnalité. Plutôt autoritaires, connaissant leur valeur, hyperactifs, ils sont très déterminés dans ce qu'ils entreprennent. Exigeants avec eux-mêmes, ils sont toujours en train de se contrôler, et ils attendent de leur entourage le même comportement. De nature indépendante, ils vont toujours à l'essentiel. Ils sont mal réveillés le matin. Ils mangent volontiers des morceaux de sucre. Leur digestion est faible et lente : à cinq heures de l'après-midi, ils ont l'impression que leur repas de midi est encore dans l'estomac.

Mercurius solubilis

Ce qui caractérise les *Mercurius solubilis* est leur facilité à s'enrhumer et à avoir des angines. Leurs rhumes s'aggravent rapidement. Ils présentent des sécrétions purulentes et des congestions des muqueuses. Leur langue est enflée. Ils ont une haleine généralement fétide, et l'odeur de leur transpiration est forte. Ils ont tendance à avoir des aphtes.

Les *Mercurius* aiment commander et sont difficiles à contrôler. Intelligents, vifs, précipités, ils ne dédaignent pas de faire souffrir les autres, et même parfois les animaux.

Ils ont un goût prononcé pour le beurre.

Natrum muriaticum

Les *Natrum muriaticum* sont réservés, peu communicatifs, sauf avec les personnes en qui ils ont confiance. Solitaires et taciturnes, ils taisent leurs chagrins car ils ne supportent pas la consolation. En revanche, ils sont discrets, prêts à écouter autrui, et servent souvent de confident. Le doute les habite fréquemment, et ils ont tendance à ruminer leurs problèmes.

Ils ont parfois un horaire de sommeil décalé par rapport à la normale : ils dormiraient volontiers de 2 heures à 10 heures du matin. Ils aiment le sel et ont toujours soif. Les séjours au bord de la mer ne leur sont pas du tout profitables.

Nux vomica

Les *Nux vomica* sont des meneurs exigeants. Hyperactifs et organisés, ils aiment l'ordre. Impatients, toujours prêts à imposer leur point de vue, ils ne tolèrent pas la contradiction, et leur entourage craint leurs colères. Ils apprécient la bonne chère, les bons vins, les apéritifs, la chasse, la musique de Wagner, et sont portés sur les excitants pour compenser la fatigue et le surmenage. Irritables, ils font facilement des reproches à leur entourage, mais ils oublient vite leurs griefs. Le bruit les insupporte, de même que les odeurs fortes.

Sédentaires intoxiqués, ils sont sujets à des constipations. Ils doivent surveiller leur tube digestif et leur tension artérielle. Un courant d'air les enrhume.

Phosphorus

Charmeurs d'une élégance décontractée, les *Phosphorus* aiment tout ce qui est beau. Ils sont très anxieux, et même parfois enclins à la panique : ils ont peur du crépuscule, de la solitude, de la maladie. Sociables et extravertis, ils sont tournés vers les autres, pour lesquels ils éprouvent une compassion jamais démentie. Très généreux, artistes, ils aiment leurs amis et leurs amis les aiment. Ils sont intéressés par tout ce qui est mystère et religion. L'ésotérisme les attire, et certains d'entre eux font des rêves prémonitoires. Ils se lancent à fond dans ce qu'ils entreprennent, mais se fatiguent vite. Cependant, au moindre bobo, ils ont peur d'être gravement malade. Ils doivent surveiller leur système circulatoire et leur pancréas.

Platina

Les *Platina* sont assez contents d'eux-mêmes. Ils aiment les beaux habits et les grands restaurants. Dans la mesure du possible, ils aiment s'acheter des objets haut de gamme. Ils sont assez souvent déçus par les autres personnes. Ils éprouvent le besoin de dominer afin de donner d'eux une image aussi parfaite que possible.

Pulsatilla

Les *Pulsatilla* sont des êtres doux et timides. Ayant gardé en partie leur visage d'enfant, ils ne paraissent pas leur âge. Impressionnables, passifs, influençables, d'humeur changeante, ils rougissent facilement. Ils aiment rendre service, faire des cadeaux. Ils adorent les témoignages d'amitié et d'amour. Ils pleurent facilement, mais sont vite consolés. Ils doivent surveiller leurs oreilles car ils sont sujets aux otites et aux infections ORL. Ils ont du mal à supporter la chaleur.

Sepia

Les *Sepia* sont souvent pâles, avec les yeux cernés. Le matin, ils se réveillent fatigués et vont mieux quand ils sont allés et venus pendant un moment. L'activité, les exercices physiques et la distraction leur font du bien. Ils connaissent assez souvent la tristesse. Ils aiment l'ordre, et sont appliqués dans leur travail. La danse les détend. Ils sont attirés par la lumière, l'orage, le chocolat. Ils doivent surveiller leur foie et leur circulation sanguine.

Silicea

Même si les *Silicea* sont physiquement un peu faibles, ils réussissent très bien dans la vie car ils sont intelligents. Cependant, ils sont vite découragés ou fatigués, et un petit coup de pouce de l'entourage les aide souvent à effacer leur peur de l'échec. Ils doivent se méfier des vaccinations. Ils sont généralement déminéralisés, et doivent renforcer leurs défenses face aux maladies.

Staphysagria

Les *Staphysagria* sont révoltés intérieurement depuis une injustice dont ils n'ont jamais parlé. Plutôt calmes et doux, ils ont souvent le poing dans leur poche et ne disent rien de ce qui leur déplaît. Ils intériorisent tout et rentrent leur colère. Leur imagination transforme souvent les événement en agressions, mais la douleur ressentie, elle, est authentique. Quand ils sont vexés, il leur arrive de claquer les portes ou de jeter un objet par terre dans un brusque accès d'indignation.

Sulfur

Bons vivants qui inspirent confiance, les *Sulfur* sont de nature joviale, avec une petite attirance pour la philosophie. Ils pensent : « La vie est trop triste pour qu'on la prenne du mauvais côté. » Derrière cette allure enjouée et leur bonne vitalité, ils cachent parfois une nature un peu dépressive. Leur aspect vestimentaire est très décontracté, voire négligé. Leur attitude engageante cache un caractère brouillon, désordonné et quelque peu égoïste. Ils aiment dépenser leur argent pour acheter des belles choses. Ils doivent se méfier du gras, du sucre, de l'alcool, qu'ils consomment en trop grande quantité. Ils doivent également surveiller leur tension artérielle et leur peau.

Thuya occidentalis

Les *Thuya occidentalis* sont très sensibles à l'humidité et souffrent de rhumatismes à chaque fois qu'il pleut. Ils ont la sensation que leurs os sont de verre et vont se briser, que leurs intestins bougent comme s'il y avait quelque chose de vivant dans leur ventre. Leur peau est grasse, et ils ont tendance à prendre du poids. Ils doivent se méfier des vaccinations.

INDEX

Table des encadrés

Table des médicaments homéopathiques

Index général

Notes

Dépôt légal : août 2003
23.25.6685.04.4
ISBN : 2.01.23.6685.6
Imprimé en France par Mame, à Tours